Handbook of MRI Technique（Fourth Edition）

磁共振成像技术手册

（第 4 版）

主　编　〔英〕凯瑟琳·韦斯特布鲁克

主　译　王　骏　李秀娟　刘小艳

主　审　林海霞

天津出版传媒集团

天津科技翻译出版有限公司

著作权合同登记号：图字：02-2015-79

图书在版编目（CIP）数据

磁共振成像技术手册/（英）凯瑟琳·韦斯特布鲁克（Catherine Westbrook）主编；王骏等译. —天津：天津科技翻译出版有限公司，2016.10
书名原文：Handbook of MRI Technique
ISBN 978-7-5433-3622-3

Ⅰ.①磁… Ⅱ.①凯… ②王… Ⅲ.①核磁共振成像-手册 Ⅳ.①R445.2-62

中国版本图书馆 CIP 数据核字（2016）第 156728 号

授权单位：John Wiley & Sons, Ltd.
出　　版：天津科技翻译出版有限公司
出 版 人：刘 庆
地　　址：天津市南开区白堤路 244 号
邮政编码：300192
电　　话：(022)87894896
传　　真：(022)87895650
网　　址：www.tsttpc.com
印　　刷：高教社(天津)印务有限公司
发　　行：全国新华书店
版本记录：787×1092　16 开本　19 印张　460 千字
　　　　　2016 年 10 月第 1 版　2016 年 10 月第 1 次印刷
　　　　　定价：98.00 元

（如发现印装问题，可与出版社调换）

译者名单

主　译　王　骏　南京军区南京总医院(南京大学附属金陵医院)

　　　　李秀娟　郑州大学第一附属医院

　　　　刘小艳　南通大学附属医院

副主译　陈　峰　海南省人民医院

　　　　胡玉川　第四军医大学唐都医院

　　　　赵海涛　第四军医大学西京医院

　　　　吴虹桥　南京医科大学附属常州市妇幼保健医院

　　　　张文杰　中国人民解放军第八一医院

主　审　林海霞　南通大学外国语学院

译　者　(按姓氏拼音排序)

　　　　郭　然　南方医科大学

　　　　黄嘉欣　南方医科大学

　　　　李健文　南方医科大学

　　　　吕桑英　南方医科大学

　　　　马天悦　南方医科大学

　　　　牟薪砚　南方医科大学

　　　　汪星月　南方医科大学

　　　　王伟男　南方医科大学

　　　　肖俊豪　南方医科大学

谢斯敏　南方医科大学

叶耀超　南方医科大学

曾　辉　南方医科大学

张　航　南方医科大学

张晶晶　南方医科大学

钟绍斌　南方医科大学

编者简介

凯瑟琳·韦斯特布鲁克(Catherine Westbrook),理学硕士,临床医学研究员,政策指导委员会助理,高等教育学院 CT 应急响应小组研究员。

凯瑟琳是健康与社会保健专业的高级讲师,同时负责研究生课程。她毕业于剑桥安格利亚鲁斯金大学,取得磁共振专业硕士学位。

凯瑟琳也是一位独立的教学顾问,提供磁共振方面的教学和评估,学员遍布世界各地。

凯瑟琳自 1990 年开始从事磁共振成像工作,是世界上第一位获得磁共振专业理学硕士学位的学者。在学术研究和教学中,她不但拥有研究生文凭,而且因推进磁共振技术的发展获得过诸多学术奖项。她目前正在攻读博士学位,专注于研究磁共振成像技术。凯瑟琳是高等教育学院的一名称职的临床教师。

凯瑟琳于 1992 年开设了"磁共振实践"课程,并一直在教授这门课程。她进行跨国性的临床教学,使"磁共振实践"成为面向本科生和研究生的国际化课程。更为出色的是,凯瑟琳参与发展了第一个面向磁共振医师的报告书写课程和第一个磁共振技师本科课程。

凯瑟琳的著作包括《磁共振实践》《磁共振成像技术手册》《浅谈磁共振》,并参编了其他著作中的许多章节,发表了大量论文。

凯瑟琳一直担任英国磁共振技师联合协会主席、磁共振临床教育协会主席、英国放射学会名誉秘书长。

约翰·塔尔伯特(John Talbot),理学硕士,临床医学研究员,政策指导委员会助理,高等教育学院研究员。

约翰是剑桥安格利亚鲁斯金大学医学成像专业的一名高级讲师。他早期在牛津大学磁共振部门面向放射技师教授课程。在 1977 年毕业时,他就对磁共振萌发了最初的兴趣,1997 年获得了理学硕士学位,他是世界上在医学成像领域最早获得此学位的放射技术人员之一。

他目前在世界各地讲授"磁共振实践"课程,每年多达 800 个团体代表听取他的讲座,显然,他的授课已经成为世界上最受欢迎的磁共振课程。

就教学而言,约翰对安格利亚鲁斯金大学本科生和研究生的磁共振课程做出了一定的贡献。他是一位带教磁共振专业研究生的高级讲师,指导研究生完成这方面的论文。他也是一位致力于教学方法研究的导师,并且正在进行将触摸屏移动设备作为教学工具的研究(如苹果开发者)。

约翰是第4版《磁共振实践》(Wiley Blackwell 出版公司出版)、第4版《磁共振成像技术手册》(Wiley Blackwell 出版公司出版)的编者和图作者,并且合著了《医学成像——技术、成像和诊断》(Elsevier 出版公司出版)。

约翰的主要兴趣是利用技术和教学之间的对应性,将新的教育观念用于实际学习环境中。他早先的贡献领域包括为学习和教学以及其他基于网络系统的交互式学习而开发的一个"模拟现实"磁共振扫描仪。最近以来,约翰一直在研发电脑高清电影和三维立体磁共振图像,这是《磁共振实践》中的全新章节。这些计算机生成图像(CGI)资料涵盖了《磁共振实践》最新版本的网络教学内容以及为苹果设备而设置的磁共振教学应用程序。

威廉·福克纳(William Faulkner),理学学士,放射技师(X线、MRI、CT),FSMRT。

威廉·福克纳目前正在自己的公司——威廉·福克纳集团担任独立顾问,提供 MRI 和 CT 教学以及磁共振技术操作咨询。他的客户包括卫生保健机构、主要设备供应商、制造商和许多公司,如通用电气、飞利浦、西门子、东芝、美敦力公司、博莱科诊断有限公司以及其他一些医学成像领域的公司。他一直在查塔努加指导磁共振技术程序员,至今已有20多年了。而他本人15年前即已通过磁共振技术程序员考试认证。他曾获得磁共振技术(SMRT)协会的 Crues-Kressel 奖,被 AuntMinnie.com 授予"最具影响力的放射技术教育家"的称号,威廉作为磁共振技术协会第一任主席,积极地参与并组织各种学习活动。

约瑟夫·卡斯蒂略(Joseph Castillo),理学硕士(医疗服务管理),理学硕士(磁共振成像)。

约瑟夫是医学影像服务部门的管理者,此部门隶属于马耳他国际卫生服务部。约瑟夫也是马耳他大学的客座讲师,从事磁共振教学以及对磁共振技术硕士学位进行评估。约瑟夫自从1995年投身于磁共振工作以来,获得了磁共振理学硕士学位和医疗服务管理理学硕士学位。他目前正在攻读博士学位,专注于磁共振技术教育和医疗服务管理。2005年,约瑟夫成立了马耳他磁共振技师学会,这是一个身体力行、无私奉献于磁共振教育事业的团体。学会至今已经组织了多场磁共振座谈会和专题讨论会。

埃里克·范·兰代特(Erik Van Landuyt),EVL, MC。

埃里克是比利时阿尔斯特 ASZ 学校 CT 和 MRI 的管理者。作为比利时的普通公民,埃里克1987年成为首批训练有素、专攻 CT 技术的护士。他从比利时 UZA/VUB 获得放射摄影专业研究生证书,担任西门子和通用电气医疗集团的应用程序专家很多年。他目前操作西门子 1.5T 和通用电气 3.0T 磁共振系统。埃里克的临床研究方向包括肌肉骨骼系统、神经系统和磁共振血管成像。埃里克教育职责是在布鲁塞尔大学和阿尔斯特大学指导放射技师和护士。他也是比利时"磁共振实践"课程的组织者。

中文版前言

在医学影像学检查方法中,磁共振成像(MRI)因软组织分辨率高、无辐射等优点而受到医务人员及患者和家属的青睐。随着对 MRI 技术的研究进一步加深,磁共振(MR)扫描几乎可覆盖全身各种组织、结构和器官,并随着水抑制、脂肪抑制、血管成像等诸多成像技术的开展,为病变的特点、境界提供了丰富信息。加之,高场强 MR 扫描仪及线圈等硬件系统的引入,伴随其软件的开发与应用,使得 MR 检查如虎添翼,可利用 3D 成像全方位、深层次地快速显示病灶,并步入分子与功能成像,出现了 MR-PET,为疾病发生、发展及更加合理地判断预后奠定了基础。

MR 检查费用高,影响图像质量的参数较多(相比于其他成像方式),如 TR、TE、翻转角、脉冲序列的组成等。然而,任何一项检查都得讲个体化,这就如同患者服药,存在个体差异。总的来讲,X 线、CT 检查可以通过增大 X 线剂量提高图像质量(当然,还有诸多其他因素),但有可能对受检者造成不必要的 X 线辐射。为此,需要做到 X 线剂量个体化,在医学影像诊断价值与受检者损伤之间求得平衡。而 MR 检查在目前尚未发现其对人体有太大的损伤(与 X 线、CT 检查相比),正因如此,很少有放射师对其成像质量进行个体化研究,大都采用随机配备的相关软件,不做任何修改便应用于不同体质的受检者,也正是这种"统一性"造成了图像质量大幅度下降。我想,这正是放射师需要学习的地方。

很荣幸,天津科技翻译出版有限公司向我推荐了全球著名放射专家凯瑟琳·韦斯特布鲁克所著的磁共振成像技术手册(第 4 版)[*Handbook of MRI Technique*(*Fourth Edition*)]一书,我所兼职教学的南方医科大学的学生们积极参与该书的翻译工作。

透过原著作者的简历,我们很能体会作者为 MRI 技术的发展所做出的艰辛努力。凯瑟琳·韦斯特布鲁克自 1990 年便开始从事 MRI 工作(几乎与我同年,我是 1989 年从事 X 线工作,备感亲切),她同时也是世界上第一位获得磁共振专业理学硕士学位的学者。认真阅读作者的团队简历以及前言,就有诸多值得同行效仿之处。该书由来自美国、英国以及欧洲一些国家的磁共振成像的技术专家所组成的国际研究小组编写而成,他们不仅仅从事临床一线工作,还将其临床实践与科研成果到世界各地进行宣讲与推广。简直不敢想象,每年有 800 多个团体代表听取了他们的讲座!很显然,他们的授课已经成为世界上最受欢迎的磁共振课程。团队成员撰写了诸多的著作与科研论文,他们的客户甚至涉及全球所有著名的医学影像制造商,拥有诸多行业学会的闪耀光环,有的甚至被誉为"最具影响力的放射技术教育家"。

《磁共振成像技术手册》(第4版)纳入了磁共振成像的新技术和新进展,是实现优质工作所必不可缺少的。本书论述精辟,可以引导初学者直接了解扫描技术,帮助更多有经验的放射技师提高图像质量。该书详细介绍了与扫描相关的主要理论,同时也包括操作技巧、门控技术、设备的使用、患者的防护与安全以及对比剂的应用等。循序渐进地指导操作者如何对每个解剖部位进行检查,包括检查的适应证、患者的定位、脉冲序列、伪影和优化图像质量的技巧等。

然而,再好的专著因语言不同而无法享用与推广,这就需要大批放射技师自己组成的精英团队在其自身经过长期的临床、教学、科研一线的自我培养与造就之后,才能把当今世界上最优秀的文化成果加以汲取、消化、演绎、反馈给我们的同行。其中,刘小艳主任就是我国医学界精英团队里的一分子,她年轻、充满活力,是一位经验丰富的磁共振成像技术专家。她的翻译准确无误,让我几乎没有落笔修改的地方。林海霞作为专业英语老师修改得很具体、到位,连一个标点符号都不放过,被动语态的处理更是淋漓尽致。她们的突出贡献在于将技术的发展和自身的经验展现于世,进行二次创作,正是由于她们的才干与敬业精神为该书尽早面世奠定了坚实的基础。这是同行的万幸,也是患者的福分。然而,我们这个团队成员有的彼此还未谋面,但无论如何,这个团队能拥有你们——真棒!透过字里行间,我们可以感受到这是一部不可多得的磁共振成像技术的专著与教材,也必须为这部具有国际水准的专著配上一篇情深意切的翻译感受,是为中文版前言。

这恰恰应验了一句古话:好马配好鞍、英雄相惜!更何况,中国本来就是礼仪之邦,否则对不起原创国际团队的磁共振技术学界的顶级大师们。然而,由于时间紧、任务重,我们在翻译过程中定有不少考虑不周或欠佳的地方,敬请各位同仁通过 E-mail:yingsong@sina.com 发给我们,也可登录<医学影像健康网>(www.mih365.com)把您的高见反馈给我们,以利再版,我们将不胜感激。最后,感谢天津科技翻译出版有限公司编辑们的辛苦工作,感谢广大参译人员的无私奉献!

全军医学影像中心

南京军区南京总医院

南京大学附属金陵医院

王　骏

2016 年 6 月

前　言

　　《磁共振成像技术手册》已成为当今众多磁共振从业人员的教科书。《磁共振实践》(也由 Wiley Blackwell 出版公司出版)旨在指导放射技师和放射科医师如何将磁共振成像理论更好地应用于临床实践。而这本《磁共振成像技术手册》一书的宗旨是:一方面通过扫描技术的讲解指导行业新人的工作,另一方面帮助有经验的从业者提高成像质量,识别和纠正常见的伪影。在许多国家,由于缺乏教育设施和资金,以及社会环境的复杂性,导致从业人员学习磁共振技术变得困难重重。该书正好填补了这一空白,并已被证明是一本行之有效的临床教材。由于伴随新技术的发展,读者需求的提高,我一直打算在以往版本的基础上继续出版第 4 版。本书参编者是一批经验丰富的磁共振技术专家,他们来自英国、美国和欧洲其他国家,他们的突出贡献在于将技术的发展和自身的经验展现于世。

　　本书分为两部分,第 1 部分重点讲述了与扫描技术相关的理论知识,还包括设备使用的实用技巧、患者防护和安全,以及对比剂信息。第 2 部分循序渐进地指导读者如何对每个解剖部位进行检查,涵盖了磁共振成像中最常用的技术。针对每个检查部位,编者又从常见适应证、患者定位、设备应用、推荐扫描方案、常见伪影和优化图像质量技巧等方面展开论述,并且提供了技术指导和方法对照。每个部分还列出重要实例,以及使用复杂的数字图像加以体现的解剖学基本知识。本书附有网址,网站备有多项选择题和图像卡片,读者可以对其掌握程度进行测试。

　　本书为磁共振操作者提供指导,进一步加强了对磁共振用户的教学。它有别于市场上大量的临床专业书籍。因为示意图和图像着意于关注扫描层面的设置和序列的选择,从而体现了技术在本书中的重要性。无论读者是为了取得学会证书还是硕士学位,是想成为医师助理、放射科技师,还是希望加强磁共振技术学习的放射学专家,该版本将一如既往地有助于所有技术人员对磁共振技术的学习。所有这些,正是所有为本书撰写做出贡献的编者们不断努力的目标。

凯瑟琳·韦斯特布鲁克

致 谢

衷心地感谢所有为本书编写做出贡献的作者:约翰·塔尔伯特、威廉·福克纳、约瑟夫·卡斯蒂略和埃里克·范·兰代特,如果没有他们,这本书不可能再版发行。我一如既往地铭记他们的敬业精神和无私的奉献,非常感谢他们珍贵的建议和大力支持!

凯瑟琳·韦斯特布鲁克

目　录

在线内容

本书配套网站：

www.wiley.com/go/westbrook/mritechnique

网站内容包括：
- 互动 MCQ 自我评估
- 交互式图像卡片

第 1 部分　概述

第 1 章

使用说明

引言

本书旨在详细介绍当前磁共振成像(MRI)最常用的检查方法。本书内容分为三部分。

第 1 部分为概述。第 2 部分主要介绍一些理论性和实用性的概念,这些概念将在第 3 部分进行详细论述。具体如下:

- 参数及其利弊
- 脉冲序列
- 流动现象和伪影
- 门控和呼吸补偿(RC)技术
- 患者关怀和安全
- 对比剂

上述内容只是对一些定义和用法进行简要介绍,并不是那么全面。读者若想深入探讨这些概念,可参考其他 MRI 原理书。由 C.威斯特布鲁克(C. Westbrook)、C.考特·罗斯(C. Kaut Roth)和约翰·塔尔伯特 (John Talbot) 编写的 *MRI in Practice*(Wiley Blackwell,2011,第 4 版)更深入地阐述了这些概念。

第 3 部分包含以下几个检查部位:

- 头颈部
- 脊柱
- 胸部
- 腹部
- 盆腔
- 上肢
- 下肢

每个解剖部位又包括多个独立的检查。例如,头颈部检查包括颅脑、颞叶、垂体窝等部位成像方法。每个检查又根据以下内容进行描述:

- 基础解剖
- 常见适应证
- 设备
- 患者定位
- 推荐扫描方案
- 图像优化
- 患者关怀
- 增强扫描

基础解剖

为帮助读者理解,许多检查部位都配有简单的解剖示意图。

常见适应证

尽管偶尔涉及一些罕见的适应证,但各部位扫描多是最常见的适应证。

设备

此部分包含了各种检查所需设备的一览表,

包括线圈类型、门控通路、球囊和固定装置。门控及呼吸补偿的应用在第 2 部分进行讨论(见"门控和呼吸补偿技术")。介绍的线圈类型都是当前最常用的,具体如下。

• 容积线圈:可以发射和接收射频 (RF)脉冲,也称为收发器。这类线圈大多是正交线圈,即用两对线圈来发射和接收信号,从而改善信噪比(SNR)。其优势在于:能包绕较大的解剖部位,并在整个视野(FOV)内产生均衡的信号。体线圈就属于这类。

• 线型相控阵线圈:包含大量的线圈和接收器。来自每个接收线圈的信号可以合成一幅图像。这类图像的优势在于既包含小线圈 (提高 SNR),又包含较大的体线圈(增加覆盖范围)。因此,线型相控阵线圈既可以用于检查较大的部位,如脊髓全长;也可以用于检查较小的部位来提高信号的均衡性和强度,如乳腺。线型相控阵线圈常用于脊柱成像。

• 容积相控阵列线圈(平行成像):运用排列在检查部位周围的大量的线圈和通道的数据来减少扫描时间或提高分辨率。附加的软件和硬件是必需的。硬件包括几个相互垂直的线圈或者是一个线圈有多个通道。线圈/通道的数量不同,但常用范围是 2~32。采集期间,每个线圈填充 K 空间的一条线(例如,如果 2 个线圈同时使用,一个线圈填充 K 空间的偶数线,而另一个线圈则填充奇数线)。因此,在相同的扫描时间,K 空间填充速度加倍或相位分辨率加倍)。所用线圈及通道数被称为降低因子,类似于快速自旋回波(FSE)(见第 2 部分中的"脉冲序列")中的快速因子/回波链长度(ETL)。每个线圈产生一幅图像通常会产生混淆伪影(见第 2 部分中的"伪影")。软件可以去除混淆伪影,还能整合每个线圈产生的图像,从而形成 1 幅独立的图像。很多厂家都提供该技术,该技术可以用于任何检查部位,可以在任何序列中使用。

• 表面线圈/局部线圈:当对靠近体表的结构成像时,传统上用于提高 SNR。为适应某些部位,它们常常需要特殊设计,通常仅用于接收信号。当使用这种线圈时常用体线圈来发射 RF。与容积线圈相比,表面线圈提高了 SNR。这是因为检查时它们放置得更贴近检查部位,从而增加了线圈内产生信号的幅度,同时只接收来自线圈附近的噪声。然而,表面线圈只能接收线圈边缘和相当于线圈半径深度的信号。为了显示患者深部结构,无论是容积、线型或容积相控阵列线圈以及局部线圈必须采用插入孔(例如,直肠线圈)。

对于任何检查,线圈的选择是决定图像最终 SNR 的最重要的因素之一。无论使用何种类型的线圈均需注意:

• 检查电缆是否完好。

• 检查线圈是否插入适当以及连接器部分是否使用正确。

• 确保线圈的接收面朝向患者。线圈常常都有标志。注意:线圈两面都能接收信号,但是线圈被设计得只有一面能接收最佳信号。一定形状的线圈适合一定的解剖部位,这是毋庸置疑的事实。如果线圈错误的一面朝向患者,那么信号将缺失,图像的质量也将受损。

• 检查时,放置线圈要尽可能地贴近检查部位。线圈不能直接接触患者的皮肤,因为检查时线圈会发热,导致不适。在皮肤表面和线圈之间放置一个小的泡沫垫或纸板是常用的解决方法。

• 确保线圈放置在患者身体上不会移动。在采集数据时,移动的线圈就意味着会得到移动的图像!

• 确保线圈的接收面要始终平行于磁场的 Z 轴(长轴)。这就保证横向磁化部分垂直于线圈,从而诱发最强信号。如果放置线圈时与 Z 轴成角,或是平行于 X 轴或 Y 轴,则会导致信号的丢失(图 1.1)。

患者定位

此部分包含对患者正确体位的描述,即在线圈和适当的固定装置之间患者的摆放体位。中心

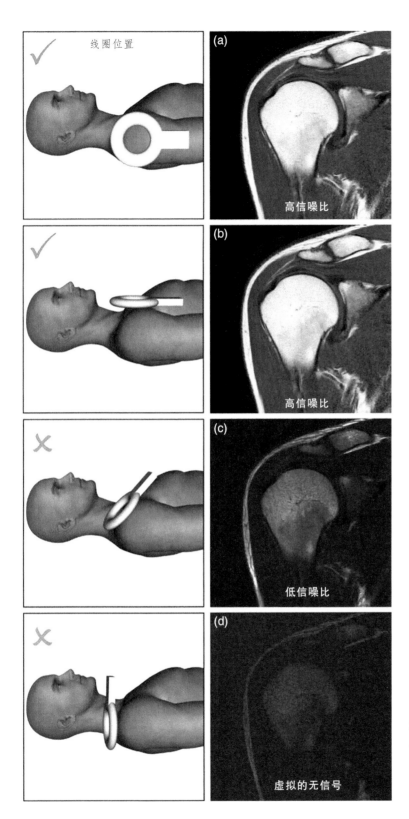

图 1.1　将扁平的表面线圈正确摆放在磁体孔内。线圈的表面(遮盖肩关节部分)必须平行于 Z 轴来接收信号。线圈如此摆放以便在 X 轴和 Y 轴方向产生的横向磁化垂直于线圈。

和边界标记是和激光系统相关的,如下(图1.2):

　　• 纵向定位线指的是平行于Z轴方向磁体孔的光束。

　　• 横向定位线指的是从磁体左侧到右侧沿X轴方向的光束。

　　• 垂直定位线指的是沿Y轴方向从磁体的顶部到底部的光束。

　　第3部分中以下各部位的检查均采用头先进入磁体进行检查,具体如下:

　　• 头颈部(所有部位)

　　• 颈椎、胸椎和整个脊柱

　　• 胸部(所有部位)

　　• 腹部(从上腹部到髂嵴)

　　• 肩部和上肢(除了规定部位)

　　其余的解剖部位则是采用足先进入磁体进行检查,包括:

　　• 盆腔

　　• 髋关节

　　• 下肢

推荐扫描方案

　　这部分仅仅是作为指南。几乎不同的成像中心采用不同的扫描方案,取决于扫描系统的类型和放射技师的偏好。然而,这部分对于那些没有

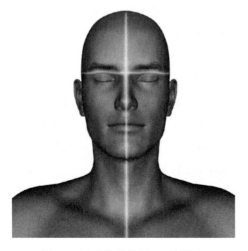

图1.2　定位灯的位置。(见彩图)

放射学家指导扫描的实习医师,甚至是一些无论是放射学家还是实习医师都不知道如何操作的罕见病变检查,都是很有帮助的。给出的扫描方案主要限于扫描平面、加权、建议的脉冲序列的选择和层面定位。

　　这里必须强调的是所有列出的方案只是作者的实践和研究的总结,并不是一成不变的。

　　如果你现在采用的方案是令人满意的,那么这部分可仅仅作为兴趣来了解。如果你对某些检查不满意,建议扫描方案应该是很有用的。

　　这部分需要精确描述的层面坐标用粗体表示(单位mm)(主要用于定位像)。图中的坐标不能给出,因为它取决于患者在磁体中的精确位置和兴趣区(ROI)的大小。精确的坐标均以下面形式描述:

　　• 左到右　　L to R

　　• 下到上　　I to S

　　• 后到前　　P to A

　　在推荐扫描方案中,当一些参数保持不变而改变其他参数时会采用固定的描述方式。例如,下文中颅脑的冠状位自旋回波 (SE), 质子密度(PD)/T2序列扫描方案。

冠状位 SE/FSE PD/T2

　　同轴位 PD/T2 序列, 小脑到额叶的层面除外。

　　这就表明,除了规定层面不同之外,脉冲序列、时间参数、层厚和矩阵与轴位扫描一样。这种模式是为了避免重复。在很多检查中,都会有预留的区域,以便于使用附加序列。这里有些额外的序列,虽然不作为常规序列,但可能在检查时加用。当然,一些实习医师可能会将我们所说的"附加的"认为是"常规的",或者反之亦然。

图像优化

　　这部分又分为:

　　• 技术问题

• 伪影问题

技术问题：这部分主要讨论每个检查中SNR、空间分辨率和扫描时间的相互关系。关于如何优化这些参数的建议也有描述(见第 2 部分中"参数及其利弊")。正确使用脉冲序列和不同的成像参数的选择也有讨论(见第 2 部分中的"脉冲序列")。

伪影问题:这部分描述了常见伪影以及消除和减少这些伪影的方法(见第 2 部分中的"流动现象和伪影")。

患者关怀

这部分描述的是患者的状态,包括症状和幽闭恐惧症,还有克服这些问题的建议(见第 2 部分中的"患者关怀和安全")。

增强扫描

这部分讨论了每个特定的部位注射对比剂的原因。另外,不同的放射医师使用的对比剂不尽相同。这部分只是一个参考(见第 2 部分中的"对比剂")。

根据以下 10 点可以得到更好的影像图像:

1. 认真分析各个病例,并选择合适的方案。

2. 制订能反映每个病例的灵活的方案。

3. 定期检查操作步骤,并以目前最好的方法为基准进行测试。

4. 有明确的诊断目标,即使用最少的检查序列获得有用的诊断/临床结果。

5. 定期检查扫描方案和步骤。

6. 熟悉操作系统的功能。

7. 认识到自己的不足,如果有必要转诊其他科室,而不冒险使用不合理的或者是诊断上不接受的检查。

8. 如扫描技术和(或)操作系统升级时,应对所有的工作人员进行培训。

9. 尤其重视安全问题,确保不要发生可怕的MRI 事件。

10. 最重要的是要视患者为亲人,并尽可能地给予他们最大程度的关怀。

第 3 部分中常用的术语和缩写

书中尽可能使用常用术语来描述脉冲序列和成像选择。对这些术语的解释将在第 2 部分不同章节描述。为了避免模棱两可,应用一些特定的术语,具体如下:

• 组织抑制:包括所有的抑制技术,例如脂肪饱和技术(FAT SAT)、光谱选择性反转恢复序列(SPIR)、Dixon 方法。

• 梯度力矩消除(GMN):梯度磁矩相位重聚(GMR)和流动补偿(FC)。

• 过采样:无相位重叠、抗混叠和抗重叠现象。

• 矩形/不对称 FOV:矩形 FOV。

• 呼吸补偿(RC):相位重新排序和呼吸触发技术。

为了简单化,整本书都用了缩写词。对缩写词的总结见下一部分——缩写词。此外,在第 2部分"脉冲序列"中的表 3.1 给出了不同厂家的脉冲序列和成像选择的缩写词比较。

小结

本书使用方法:

• 确定需要检查的解剖部位,然后选择检查方法。

• 学习掌握每部分的每个类别的知识点。如果是第一次做检查,那么可能所有的步骤都相关联。然而有时可能只有一项是适用的。例如,有一种特殊的伪影常见于胸部的检查,或腰椎的图像质量未达到标准。在这些情况下,请阅读"图像优化"部分。

• 如果对第 3 部分中所用的术语或者所讨论的概念不熟悉,可以查阅第 2 部分相关内容。

缩写词

MRI 常用缩写词以及本书中所用缩写词如下：

A	前面的	fMRI	功能磁共振成像
AC	采集次数	FOV	视野
ADC	表观弥散系数	FSE	快速自旋回波
ADEM	急性弥散性脑脊髓炎	GFE	梯度回波
ASIS	髂前上棘	GMN	梯度力矩消除
AVM	动静脉畸形	GMR	梯度磁矩相位重聚
AVN	缺血性坏死	GRASS	稳态梯度恢复采集
BFFE	平衡式快速场回波	GRE	梯度回波
BGRE	平衡梯度回波	GRE-EPI	梯度回波–平面回波成像
BOLD	血氧水平依赖性	HSATE	半傅里叶采集单次激发快速
CE-MRA	对比增强 MRA		自旋回波
CNR	对比噪声比	I	下方的
CNS	中枢神经系统	IAM	内听道
CSE	常规自旋回波	IM	肌内注射
CSF	脑脊液	IR	反转恢复
CT	计算机断层成像	IR-FSE	快速自旋回波反转恢复
CVA	脑血管意外	IR prep	反转恢复磁化准备
DEprep	驱动平衡磁化准备	IV	静脉注射
DTI	弥散张量成像	IVC	下腔静脉
DWI	弥散加权成像	L	左
ECG	心电图	MP RAGE	磁化准备快速梯度回波
EPI	平面回波成像	MR	磁共振
ETL	回波链长度	MRA	磁共振血管成像
FA	翻转角	MRCP	磁共振胰胆管成像
FAT SAT	脂肪饱和	MRI	磁共振成像
FC	流动补偿	MS	多发性硬化
FDA	食品和药物监督局	MT	磁化强度传递
FFE	快速场回波	NEX	激励次数
FID	自由感应衰减信号	NSA	信号平均次数
FIESTA	自由感应回波激励采集	P	后面的
FISP	稳态进动快速成像	PC	相位对比
FLAIR	液体衰减反转恢复	PC-MRA	相位对比磁共振血管成像
FLASH	快速小角度激发	PD	质子密度

Pe	周围的	SS	单次激发
PEAR	相位编码伪影消除	SS-EPI	单次激发平面回波成像
PSIF	反转稳态进动快速成像	SSFP	稳态自由进动
R	右	SS-FSE	单次激发快速自旋回波
RC	呼吸补偿	STIR	短时间反转恢复
REST	局部饱和技术	SW	磁化率加权
RF	射频	TE	回波时间
ROI	兴趣区	TFE	快速梯度回波
RR	RR 间期	TI	反转时间
S	上方的	TIA	短暂性脑缺血发作
SAR	特殊吸收率	TLE	颞叶癫痫
SAT	饱和	TMJ	颞下颌关节
SE	自旋回波	TOF	时间飞跃
SE-EPI	自旋回波–平面回波成像	TOF-MRA	时间飞跃磁共振血管成像
SNR	信噪比	TR	重复时间
SPAMN	磁化空间调制	True FISP	西门子版本的 BGE
SPGR	扰相稳态梯度恢复采集	TSE	快速自旋回波
SPIR	光谱选择性反转恢复	VENC	速度编码

（汪星月　王骏　李秀娟　陈峰　赵海涛　刘小艳　林海霞　　译）

第 2 部分　理论性和实用性概念

第 **2** 章

参数及其利弊

引言

这部分主要是关于图像优化的技术性问题，是第 3 部分中每个检查需要考虑的问题。这里仅做简要回顾。如要详细了解，请参阅 *MRI in Practice* 一书第 4 章或者相关文章。

影响图像质量的主要因素有：

- SNR
- 对比噪声比(CNR)
- 空间分辨率
- 扫描时间

每个因素都由特定参数控制，每个参数的"利弊"则依赖于其他一些因素(见表 2.2)。这部分总结了一些可用的参数及其利弊。建议的参数在表 2.1 中列出，这些参数将在第 3 部分每个解剖部位开始时出现。这些给出的参数可被大多数系统普遍接受。然而，加权参数特别依赖于场强，因此，如果在很低或很高场强下操作时，有必要进行适当地修改。

信噪比

SNR 定义为线圈接收的信号强度与噪声强度之比。信号是指接收线圈上感应的电压；噪声是一个固有参数，取决于检查部位和系统的电噪声。SNR 可用以下方法提高：

- SE 和 FSE 脉冲序列
- 长的重复时间(TR)和短的回波时间(TE)
- 90°翻转角
- 完全调谐和正确尺寸的线圈
- 小矩阵
- 大 FOV
- 厚的层厚
- 窄接收带宽
- 高频信号平均值[激励次数(NEX)/信号平均次数(NSA)]

在第 3 部分中，当讨论到信号平均值(NEX/NSA)时，建议使用下面术语和相近的参数(见表 2.1)：

- 短 NEX/NSA 是指 1 或者更少(部分平均)。
- 中等 NEX/NSA 是指 2~3。
- 长或多 NEX/NSA 是指 4 或者更多。

对比噪声比

CNR 定义为两个相邻区域间 SNR 的差异。CNR 的影响因素与 SNR 相同。所有检查都应获得这样的图像：病变与其周围正常解剖结构间有良好的 CNR。这样，病变组织得以更好地显现。病变组织和其他结构间的 CNR 可通过以下方法提高：

- 注射对比剂。

表 2.1 参数总结

1.5T		3.0T	
SE		SE	
短 TE	Min~30ms	短 TE	Min~15ms
长 TE	70ms+	长 TE	70ms+
短 TR	600~800ms	短 TR	600~900ms
长 TR	2000ms+	长 TR	2000ms+
FSE		FSE	
短 TE	Min~20ms	短 TE	Min~15ms
长 TE	90ms+	长 TE	90ms+
短 TR	400~600ms	短 TR	600~900ms
长 TR	4000ms+	长 TR	4000ms+
短 ETL	2~6	短 ETL	2~6
长 ETL	16+	长 ETL	16+
IR T1		IR T1	
短 TE	Min~20ms	短 TE	Min~20ms
长 TR	3000ms+	长 TR	3000ms+
TI	200~600ms	TI	短或组织的零值
短 ETL	2~6	短 ETL	2~6
STIR		STIR	
长 TE	60ms+	长 TE	60ms+
长 TR	3000ms+	长 TR	3000ms+
短 TI	100~175ms	短 TI	210ms
长 ETL	16+	长 ETL	16+
FLAIR		FLAIR	
长 TE	80ms+	长 TE	80ms+
长 TR	9000ms+	长 TR	9000ms+(TR≥4TI)
长 TI	1700~2500ms(取决于TR)	长 TI	1700~2500ms(取决于TR)
长 ETL	16+	长 ETL	16+
稳态相干 GRE		稳态相干 GRE	
长 TE	15ms+	长 TE	15ms+
短 TR	<50ms	短 TR	<50ms
翻转角	20°~50°	翻转角	20°~50°
稳态不相干 GRE		稳态不相干 GRE	
短 TE	最小值	短 TE	最小值
短 TR	<50ms	短 TR	<50ms
翻转角	20°~50°	翻转角	20°~50°

（待续）

表 2.1(续)

1.5T		3.0T	
平衡 GRE		平衡 GRE	
TE	最小值	TE	最小值
TR	最小值	TR	最小值
翻转角	>40°	翻转角	>40°
SSFP		SSFP	
TE	10~15ms	TE	10~15ms
TR	<50ms	TR	<50ms
翻转角	20°~40°	翻转角	20°~40°

1.5T 和 3.0T

2D 层厚		3D 层厚	
薄	2~4mm	薄	<1mm
中等	5~6mm	厚	>3mm
厚	8mm		
FOV		矩阵	
小	<18cm	小	256×128/256×192
中等	18~30cm	中等	256×256/512×256
大	>30cm	大	512×512
		极大	>1024×1024
NEX/NSA		3D 层数	
少	1	少	<32
中等	2~3	中等	64
多	>4	多	>128
2D 和 3D PC-MRA		2D TOF-MRA	
TE	最小值	TE	最小值
TR	25~33ms	TR	28~45ms
翻转角	30°	翻转角	40°~60°
静脉 VENC	20~40cm/s	3D TOF-MRA	
动脉 VENC	60cm/s	TE	最小值
		TR	25~50ms
		翻转角	20°~30°

注:Min,最小值。

　给出的数值是针对 1.5T 和 3.0T 系统的。参数取决于磁场强度,当磁场很低或很高时需要调整。

　• 使用 T2 加权序列。

　• 通过组织抑制或某些组织信号为零的序列来抑制正常组织:短 TI 反转恢复序列(STIR)、液体衰减反转恢复序列(FLAIR)和磁化准备序列。

　• 使用增强流动的序列,例如,时间飞跃序列(TOF)。

组织抑制技术要点

可通过抑制一些不重要的组织信号来提高CNR，从而增加某些组织的清晰度。除了一些脉冲序列，比如 STIR 和 FLAIR（见"脉冲序列"），还有几个序列可以使用。

化学预饱和：在激发脉冲发射前，在 FOV 内施加一个频率为脂肪或是水的特定进动频率的 90°饱和脉冲，从而形成饱和状态。因此，当接收回波时没有信号产生。

光谱预饱和：使用高于 90°的更高级别的饱和脉冲，使组织的磁化强度反转，就像反转恢复脉冲序列(IR)（见"脉冲序列"）。

Dixon 技术（2 点或 3 点）：一幅重建的图像仅仅从水中的质子获得。这种"仅来自水"的图像不包含脂肪中质子的成分。这种图像看起来类似于上面预饱和技术所描述的图像，但是它取决于脂肪和水的化学位移（它们的进动频率不同）。获得的图像取决于脂肪和水的磁矩彼此处于同相位还是反相位。不像饱和技术，这种技术可以用在注射钆对比剂后和任何磁场强度，是一种非常强健的组织抑制方法。一些厂家用这种技术实现利用一种序列获得 4 种图像（水、脂肪、水和脂肪同相位或反相位）。

组织抑制最常用于在 T1 加权序列中辨别脂肪和增强的病变组织，而在 FSE T2 加权序列中脂肪和病变组织强度相等。在第 3 部分中，以上描述的所有技术统称为组织抑制。

空间分辨率

空间分辨率是指能够区分两点之间不同差别的能力。它是由体素尺寸控制的。可通过以下方法提高空间分辨率：

- 薄的层厚
- 大矩阵
- 小 FOV

以上标准假定 FOV 是正方形的，像素是矩形的，如果矩阵不规则，那么分辨率将下降。有些系统应用正方形像素，因此相位矩阵决定相位编码轴上的 FOV 的尺寸。通过这种方法，分辨率得以维持，因为像素总是正方形的。这种系统的不足之处就是 FOV 的大小可能不足以覆盖相位编码方向上的解剖结构，但 SNR 常常会降低，归咎于使用了小的正方形的像素。因此，在所需覆盖范围或 SNR 低的情况下，这些系统常选择应用正方形 FOV。为了简化，在第 3 部分中假定 FOV 是正方形的，因此相位矩阵大小决定图像分辨率，而不是 FOV 的大小。

在第 3 部分，当讨论空间分辨率时，建议使用下面的术语和参数。最先介绍的是频率矩阵，其次是相位矩阵（见表 2.1）。

- 小矩阵是指 256×128/256×192。
- 中等矩阵是指 256×256/512×256。
- 大矩阵是指 512×512。
- 特大的矩阵是指 1024×1024 或者更大。
- 小的 FOV 常小于 18cm。
- 大的 FOV 是指大于 30cm。
- 总而言之，FOV 要与 ROI 相匹配。
- 薄的层厚/层间距是指 1mm/1mm~4mm/1.5mm，或者更小。
- 中等层厚/层间距是指 5mm/2.5mm~6.0mm/2.5mm。
- 厚的层厚/层间距是指 8mm/2mm 或者更大。

扫描时间

扫描时间是指完成数据采集所需要的时间。减少扫描时间可采用：

- 短 TR
- 小的相位编码矩阵
- 尽可能最小的 NEX/NSA

除了 SNR、CNR、空间分辨率和扫描时间之外，下面的成像选择也在之前的"技术问题"章节中提及。

- 矩形/不对称 FOV：矩形/不对称 FOV 的应用常在第 3 部分讨论。它使好的矩阵采集成为可能，但在扫描时间方面则与小矩阵相关。当解剖部位的形状恰好是矩形时最有用，例如，矢状位的脊柱。矩形的长轴与频率编码轴一致，较短的轴为相位编码轴。这是特定相位编码方向上伪影产生的重要因素，比如 Ghost 伪影和混淆伪影，常发生于矩形的短轴方向。相位编码轴的长度常表示为频率编码轴的一部分或是百分比，例如 75%。在有些系统中，矩形/不对称 FOV 和过采样是不兼容的。如果是这样的话，那么在较短的相位编码轴方向上，FOV 以外的解剖部位所产生的信号将会卷积到图像中。这种现象可通过增大 FOV 来降低，或采用空间预饱和带使得不想要的组织信号为零；如果这种功能可用，可通过延长短轴的长度来包含所有的产生信号的解剖部位（见"流动现象和伪影"）。

- 容积成像：容积成像和 3D 采集是收集来自成像容积或是层块的数据，然后沿着选层轴方向施加额外的相位编码。用这种方法，可获得无间距的薄层图像，数据也可以在任一层面显示出来。然而，容积成像扫描时间不仅取决于 TR、相位矩阵和 NSA，也取决于成像容积内的层数。因此，可以认为扫描时间比 2D 成像更长。由于这个原因，常应用快速序列，如稳态相干序列和 FSE 序列（见"脉冲序列"）。为了维持所有显示平面的分辨率，体素应该是各向同性的，即它们在三个平面的长度是相等的。这可以通过选择相同的矩阵和层厚来实现，其大小等于或小于像素尺寸。例如，如果选择的矩阵的尺寸为 256×256、FOV 为 25cm，那么 1mm 的层厚就可以获得所要求的分辨率。若用较大的 FOV，则可以使用稍厚的层厚。然而，使用各向同性体素的代价是 SNR 降低，归咎于应用了较小的立方形的体素。此外，可能需要更多的层数覆盖成像容积，导致扫描时间延长。这将在一定程度上得到补偿：由于无间距扫描，激励大的容积组织时，获得的信号更多。虽然如此，当应用容积成像时，各平面的分辨率必须要和 SNR 的降低及更长的扫描时间进行权衡考虑。因为在传统的数据采集中，各层面的激励不是独立的，而是通过一个额外的相位编码梯度来定位的，所以沿着层面选择轴上将出现混淆伪影。这将引起位于线圈内的解剖（因此产生信号）及沿层面编码轴上容积以外的组织都产生信号。从而成像容积内前面的和后面的几个层面相互卷积，很可能会遮蔽重要的解剖结构。为了避免这种现象，我们总是采用大于规定尺寸的容积线圈，使得 ROI 及周围任一方向的解剖都被包括在内。通过这种方法，使得任何层面的卷积不再干扰 ROI（见"流动现象和伪影"）。容积成像常用于大脑和关节解剖检查，尤其当要求很薄层的扫描时。在第 3 部分，当讨论容积成像时，建议使用下面术语和参数（见表 2.1）：

- 薄层是指 1mm 或更小。
- 厚层是指大于 3mm。
- 小的层面数大约为 32。
- 中等层面数大约为 64。
- 大的层面数指 128 或更多。

容积成像中，下面参数的结合常可优化 SNR 和扫描时间，然而这将依赖于线圈的类型、检查部位质子的密度、层厚和磁场强度：

- 32 层使用 2 个或更多的 NEX/NSA。
- 64 层使用 1 个 NEX/NSA。
- 128 层使用小于 1 个 NEX/NSA（部分平均）。

抉择策略

为了优化图像质量，要求扫描数据要有高的 SNR 和高的空间分辨率，同时能在较短扫描时间内获得，但这通常是不可能的。然而，当必须增加 SNR 时，则获得图像的空间分辨率就可能会有所下降。矩阵的选择就是很好的例子。选择小的矩阵获得大体素，因而得到高 SNR。而大矩阵意味着小体素和低 SNR，不仅维持了高的空间分辨率,也增加了扫描时间,因为要进行更多的相位编码。操作者必须要决定哪个因素(SNR、相位编码方向的分辨率或是扫描时间中的任一个)是最重要的,继而优化这个因素。其他的一个或两个因素可能会因此而有所损失。

当在第3部分讨论这些问题时,会着重强调高 SNR 的重要性,因为在我们看来,获得一幅高空间分辨率的图像,如果 SNR 很低,这是没有意义的。结合检查部位的质子密度,选择适当大小的调谐线圈也是很重要的。例如,当检查 SNR 较低的胸部时,则所选择的参数必须要尽可能地优化 SNR,此时就要损失空间分辨率和扫描时间。在第3部分中,考虑到患者的耐受性,因此对限制扫描时间的重要性进行了讨论。如果扫描时间

较长,患者会感到不适,甚至会移动。不管 SNR 或是分辨率特点如何,任何运动伪影都会降低图像质量。因此,缩短扫描时间到可以接受的水平是很重要的。如果患者有疼痛或是不合作,这个方法甚至更重要。

小结

MRI 参数的使用也许常常会让人不知所措,但是它们的重要性是不容置疑的,尤其是在决定图像质量方面。掌握这些参数的作用及其相互联系,对确保一个优化的检查是必需的。表2.2 总结了这些参数的利弊。脉冲序列的选择在决定图像的对比度方面也是很重要的,这些将在下一章节进行概述。

表2.2　参数及其利弊

参数	优点	缺点
增加 TR(SE 中>2000ms)	SNR 增加	扫描时间增加
	每次采集的层数增加	T1 加权降低
减小 TR(SE 中<2000ms)	扫描时间减少	SNR 降低
	T1 加权增加	每次采集的层数减少
增加 TE	T2 加权增加	SNR 降低
减小 TE	SNR 增加	T2 加权降低
增加 NEX	所有组织 SNR 增加	扫描时间成倍增加
	运动伪影减少,因为信号平均	
减少 NEX	扫描时间成倍减少	所有组织 SNR 降低
		运动伪影增加,因为较少信号平均
增加层厚	所有组织 SNR 增加	空间分辨率降低
	覆盖的解剖范围增加	选择层面内出现部分容积效应
减小层厚	空间分辨率增加	所有组织 SNR 降低
	选择层面内部分容积效应减少	覆盖的解剖范围减少
增加 FOV	SNR 增加	空间分辨率降低
	覆盖的解剖范围增加	混淆伪影减少
减小 FOV	所有组织的 SNR 降低	空间分辨率增加
	覆盖的解剖范围减少	混淆伪影增加

(待续)

表 2.2(续)

参数	优点	缺点
增大矩阵	空间分辨率增加	若像素减小,SNR 降低。若像素不变, SNR 增加,因为相位编码增加,扫描时间增加
减小矩阵	若像素增大,SNR 增加。若像素不变,SNR 减低,因为相位编码减少	空间分辨率降低
增加接收带宽	最小 TE 减少 化学位移减小	SNR 降低
减小接收带宽	SNR 增加	最小 TE 增加 化学位移增加

(曾辉 王骏 李秀娟 陈峰 赵海涛 刘小艳 林海霞 译)

第 **3** 章

脉冲序列

引言

这部分主要是关于第 3 部分中每个检查的"推荐扫描方案",不过脉冲序列有时是在"图像优化"中的"技术问题"中被提及。这里阐述了这些脉冲序列的原理以及最常用的脉冲序列。所有的脉冲序列都用其通用名称进行描述。表 3.1 提供了一些主要厂家对各自脉冲序列的描述以及成像选择的比较。表 2.1 中的参数普遍地被大多数磁场强度为 1.5T 和 3.0T 的系统使用。然而,加权参数比较特殊,它依赖于磁场强度,因此,当在极高或是极低场强下进行操作时,则有必要进行一些改动。这里仅仅是一个简单的回顾。要想了解更详细的阐述,请参阅 *MRI in Practice* 一书的第 2 章和第 5 章,或是相关的文章。

自旋回波

SE 脉冲序列[也称传统自旋回波(CSE)]是先施加 90° RF 激励脉冲,继而施加 180°相位重聚脉冲产生 SE。一些 SE 序列使用不同的翻转角,但传统的激励脉冲采用的是 90°角。在推荐扫描方案中也强烈推荐使用这个角度。SE 序列可产生一个或多个 SE。单回波 SE 用于 T1 加权,双回波 SE 用于质子密度加权(PD)和 T2 加权。SE 脉冲序列是最常使用的脉冲序列,因为它们会产生优

化的 SNR 和 CNR。

快速自旋回波

快速自旋回波(FSE)采用 90°翻转角,继而在给定的 TR 内施加多个 180°相位重聚脉冲,以产生多个 SE 脉冲序列。每个回波有不同幅度的梯度斜率进行相位编码,所以每个回波被收集并填充 K 空间的不同的线。通过这种方法,每个 TR 内,K 空间内一条以上的线被填充,则扫描时间也相应地缩短。回波链长度(ETL)(也称快速因子)指的是每个 TR 内 180°相位重聚脉冲的数目,也可理解为每个 TR 填充 K 空间的线数。ETL 越长,扫描时间越短,因为每个 TR 内填充 K 空间的线数越多。

FSE 可以用来产生一个或两个回波,就像 SE 一样。回波链可能是分开的,因此收集的第 1 个回波是来自最初半个回波链的数据,第 2 个回波则来自后半个回波链。这种方法常用于生成类似于 SE 中的 PD 和 T2 加权图像。然而,没有 PD 加权图像时,也可以获得 T2 加权图像。单独的 T2 加权图像,而不是双回波,常在第 3 部分获得。如果有需要的话,使用双回波序列将更合乎情理。若想了解更多信息,见第 3 部分中"颅脑"一节的"技术问题"。

FSE 序列已经被修饰用于包括 3D 采集和单

表 3.1　不同厂家首字母对比(见"使用说明"中的缩写词)

脉冲序列/成像选择	通用电器	飞利浦	西门子
SE	SE	SE	SE
FSE	FSE	TSE	TSE
相干 GRE	GRASS	FFE	FISP
BGRE	FIESTA	BFFE	真实 FISP
不相干 GRE	SPGR	T1 FFE	FLASH
稳态自由进动(SSFP)	SSFP	T2 FFE	PSIF
IR	IR	IR	IR
STIR	STIR	STIR	STIR
流动衰减反转恢复(FLAIR)	FLAIR	FLAIR	FLAIR
预饱和	SAT	REST	SAT
梯度瞬间为零	FC	FC	GMR
RC	RC	PEAR	RC
信号平均	NEX	NSA	AC
部分平均	部分 NEX	半扫描	半傅立叶
过采样	无相位卷积	折叠抑制	过采样
矩形/不对称 FOV	矩形 FOV	矩形 FOV	扫描 FOV

次激发技术。单次激发 FSE (SS-FSE)，也称为 HASTE(半傅立叶采集单次激发快速自旋回波序列)，结合了单次激发填充整个 K 空间的长 ETL 技术和半傅立叶采集技术，然后再用数据变换处理另一半。这种技术允许快速采集，可实现 1 次屏气采集多层数据和实时成像。

下面是 FSE 与传统 SE 的一些不同点。脂肪在 T2 加权图像中呈高信号，需要脂肪抑制技术来补偿。FSE 脉冲采用多个 180° RF 脉冲导致 T2 衰减时间加长，因此 T2 加权图像中脂肪的信号强度在 FSE 中比在 SE 中高。这有时会使骨髓病变诊断困难。因此，当对转移性疾病进行椎体成像时，应采用短时间反转恢复(STIR)序列。肌肉显示的信号更暗，尤其是在 T2 加权图像中。这也是由多个 180°脉冲导致的 MT 效应。

此外，有某些伪影在 FSE 序列中更明显。图像模糊是长 ETL 序列中的常见问题。发生这种现象是因为填充 K 空间的每一条线的数据来自不同 TE 的回波。在长 ETL 序列中，比较靠后的回波有较低的信号强度，而这些回波又填充的是 K 空间外面的线，数据不足以提供足够的分辨率。图像模糊最常见于有不同 T2 衰减时间的组织边缘。通过减小相位编码方向上 FOV 的大小(取决于厂家怎样实施快速 FSE 序列)或是选择一个宽的接收带宽，可以减少这种模糊。然而，后者虽然通过减少模糊确实提高了整个图像的质量，但也降低了 SNR。最后，FSE 并不是总与所有的选择相容，例如相位编码 RC，因此，当呼吸伪影成为问题时，常选择传统 SE 或呼吸控制序列。

反转恢复序列(IR/IR-FSE)

IR 脉冲序列首先施加一个 180°脉冲，将净磁化强度矢量反转并达到完全饱和。当反转脉冲去除后，磁化强度开始恢复并返回到 B_0。经过一个特定的时间 TI(反转时间)后，再施加一个 90°激励脉冲，使得部分返回到 B_0 的磁化强度翻转到横断面上。这些横断面上的磁化强度再被一个 180°复相位脉冲重聚,从而产生一个回波。在 IR-FSE 中,如同 FSE,多个 180°复相位脉冲被使用,因此在每个 TR 内能填充 K 空间的多条线,因而减少了扫描时间。

传统的 IR 最常用于产生重 T1 加权图像。然而,当某些组织的磁化强度已经恢复到横断面上时,传统 IR 和 IR-FSE 也可用 90°激励脉冲来消除来自于这些组织信号,因此没有纵向的磁化强度残余。这样,通过激励脉冲可使得来自某些组织的信号为零。这种技术有两种主要用途。STIR 使用的是与脂肪的零点一致的短 TI,因而激励脉冲可使得来自脂肪的信号为零。在第 3 部分中,STIR 常作为一种脂肪抑制技术,通过使用长 TE 和 ETL,并结合 FSE 序列产生 T2 加权图像。FLAIR 使用了与脑脊液 (CSF) 的零点一致的长 TI,因此激励脉冲可特定地将来自 CSF 的信号变为零。此外,长 TE 和 ETL 增强 T2 加权的比重,常常用于增强来自病变组织的信号,尤其是室周的病变。

在所有的 IR 序列中,TI 是由磁场强度决定的。在 FLAIR 序列中,结合 FSE 中长 ETL,如果 TR 不够长,使得在回波链的最后一个回波被采集后,磁化强度矢量未能完全恢复到 Z 轴,有必要用一个短的 TI 使得 CSF 信号充分地变为零。这是因为如果在一个 TR 结束后仅有部分 Z 轴磁化强度矢量恢复,反转后仅转变为部分 Z 轴磁化强度,因此,CSF 的磁化强度不需要很长时间就能达到零点。

相干梯度回波(T2*)

相干梯度回波(GRE)脉冲序列使用不同的翻转角,继而通过梯度相位重聚产生 GRE。这个序列使用稳定状态,使得在连续的重复时间内,横向磁化强度可以被建立。这可以通过在每次重复之前,施加一个使得横向磁化强度重聚的反转的相位编码梯度来实现。这样,就维持了相位重聚的横向磁化强度,因此,主要来自含水高的和长

T2 的组织信号在图像中呈现出来。它们常显示出血管造影、骨髓造影和关节造影的效果,因为血液、CSF 和关节液是亮信号。因为 TR 很短,这些序列主要用于呼吸控制或容积采集。然而,也可加长 TR,实现能显示出优良对比度的多层采集。这种方法在脊柱和关节成像中是常见的。

这个序列的快速模式能实现多层呼吸抑制、动态和实时成像。扫描时间也因部分 RF 脉冲、部分傅立叶采集和 K 空间中心填充而减少。由于这个序列缺乏固有的对比度,有时需要使用磁化强度预脉冲,要么是使来自特定组织的信号变为零,从而增加这些组织和周围结构的 CNR;或是增加整个 T2 图像的对比度。

平衡梯度回波(T2*)

平衡 GRE(BGRE)是一个稳态序列,为了快速采集数据使用了非常短的 TR,为了增加 SNR 使用了大的翻转角。这种结合将最终导致饱和或是 T1 加权。因此,每个激励脉冲的相位是交替的,这样横向磁化强度不会有所增加,从而在没有饱和的情况下,允许使用大的翻转角或短 TR 的结合。短 TR 值减少流动效应的时间,同时在三个轴上使用零平衡梯度也用于减少流动伪影。这是一个"纯粹的"稳态序列,因为信号是从纵向和横向磁化强度都是稳态的磁场中得到的。这些特点以及超短 TR 和 TE,导致图像的特性由 T2/T1 比来衡量。有高 T2/T1 比(近似值)的自旋是亮的,那些有低 T2/T1 比(不同的值)的是黑的。最常见的高 T2/T1 比的组织是血液、CSF 和脂肪,而肌肉 T2/T1 比较低。

扰相(不相干)梯度回波(T1/PD)

扰相(不相干)GRE 序列也使用变化的翻转角和梯度相位重聚来产生 GRE。它们常被用于稳态中,因而剩余的磁化强度在横断面内建立。然而,这些序列可通过相位移动 RF 脉冲毁损这个磁化强度,不允许剩余的横向磁化强度被接收。因此,T2* 加权图像的对比度不像相位重聚 GRE 脉冲

序列那么好,且图像主要是 T1/PD 加权。由于是短 TR,这些序列可用于呼吸抑制、动态成像、电影和容积采集。因为它们主要用于 T1/PD 加权,结合增强扫描会更有效,更能显示解剖结构。

和相位重聚 GRE 一样,这也有快速模式,实现多层呼吸抑制、注射对比剂后动态成像和实时成像。扫描时间通过部分 RF 脉冲、部分傅立叶采集和 K 空间中心填充有所减少。由于这个序列缺乏固有对比,有时需要使用磁化强度预脉冲,要么是使来自特定组织的信号变为零,从而增加这些组织和周围结构的 CNR;或是增加整个 T1 图像的对比度。

稳态自由进动(T2)

这是一个稳态序列,使用了中等大小的翻转角和短 TR 来维持稳态,从而使得剩余的磁化强度在横断面内建立。这些序列通过采集这些横向磁化强度而产生对比度,主要是 T2 加权。T2 加权回波被一个梯度脉冲复位,因此 TE 比 TR 更长。真实的 T2 加权可结合短 TR 实现。操作台选择真实有效的 TE 是 2 倍 TR 减去回波和下一个 RF 脉冲间的时间(通常称作 TE,很容易混淆)。因此,操作台选择的 TE 越短,真实有效的 TE 就越长,因而得到更好的 T2 加权图像。

平面回波成像

平面回波成像(EPI)序列通过使用非常长的回波链填充 K 空间,1 次重复(称为单次激发)或多次重复(称为多次激发)。回波是由交替的频率编码梯度场产生的,还有填充 K 空间的回波是梯度回波(如果回波是由重复应用 180°复相位脉冲形成的自旋回波,那么这个序列称为快速自旋回波)。平面回波成像序列的类型取决于何种回波链先于填充 K 空间。如果序列是以 90°/180°脉冲开始,那么此序列称为自旋回波–平面回波成像(SE-EPI)。如果序列是以 180°/90°/180°脉冲开始,此序列称为反转恢复–平面回波成像(IR-EPI)。如果序列是以任意翻转角的单一射频脉冲(没有

180°射频复相位脉冲),那么此序列称为梯度回波–平面回波成像(GE-EPI)。

如果所有 K 空间被一次性填满,那么此序列被称为单次激发–平面回波成像(SS-EPI)。SS-EPI 产生图像远比 SS-FSE 快速,因为它使用的是 GRE 回波链而不是 SE 回波链,因此能在不到 1 秒钟内填充 K 空间。然而,SS-EPI 序列非常容易产生伪影,例如化学位移伪影、失真和模糊。这些伪影相对增加了回波间隔,因此回波链时间也增加了。因为这个原因,EPI 序列经常在多次激发模式下使用,多次激发模式是指每个 TR 周期内 1/4 或 1/2 的 K 空间被填充,从而减少回波链时间。采用以下几条中的任何一条或者全部都可以最小化回波时间:

- 增大 FOV
- 增加接收带宽
- 减小频率编码矩阵
- 减小相位 FOV

EPI、BGRE 以及快速相干和快速非相干(扰相)梯度回波序列代表着目前最快的 MRI 信号获取模式。实时动态和功能研究可以使用这种技术。其中一些在第 3 部分已讨论过,所以在此简要总结。

- 实时动态成像:非常快速的序列,例如平面回波成像序列,可以对移动结构实时成像。现已证明其在使用细针活检、激光探测或者其他实时可视化工具进行介入手术时是非常有用的。活检、热消融肿瘤、血管成形术、内镜检查和视野局限的外科手术应用这种技术是最有前景的(见下面的"动态成像")。

- 动态成像:动态成像是指增强后快速采集图像,或者用于动态观察。它可用于观察移动关节(例如膝关节),或者颈椎、盆底等结构。在不同程度的运动中,采用 GRE 或 EPI 序列可获得单一图像。或者,在采集数据时,多层图像可以覆盖更多的解剖结构或显示不同位置的结构。当使用 EPI 序列时,每秒采集 20 帧图像是可行的,因此这项技术被称为实时成像。如果联合使用 GRE

序列,数据采集非常慢,因此,这些技术也叫准适时。根据被检结构的时间分辨率,发现准实时技术并不总是提供准确的运动图像。结合增强扫描,动态成像显示对比剂摄取速度,这可以确定病变的性质。这项技术可以用在许多领域,包括颅脑、胰腺、肝脏和前列腺。一个最重要的动态成像应用就是在乳房,增强扫描对于确定病变的性质具有价值。良性病变相对于恶性病变需要更长的时间来增强,瘢痕组织可能完全不增强。注射钆后,T1 序列是必需的,由于该序列的动态特性,采集时间必须尽可能短。不相干(扰相)梯度回波或快速自旋回波序列对于这类检查是理想的。整个乳腺可以显示,而不是仅仅通过病变部位的几层图像来显示(有些系统现在具有超快速容积采集)。对于可疑的多病灶疾病,这种方法显得非常重要。在前列腺,通过测量组织对比剂摄取特性也是一项非常有用的技术。

• 功能成像[功能性磁共振成像(fMRI)]:fMRI 是一个快速获得颅脑在活动、刺激或休息状态的图像技术。然后两幅图像相减以显示由于大脑皮层血流增加导致的大脑功能性活动。fMRI 的机制源于血氧水平依赖(BOLD),利用氧合血红蛋白和脱氧血红蛋白的磁化率差异。这导致含有较低水平脱氧血红蛋白的大脑皮层激活区信号比灭活区信号强。对应的解剖学图像显示为高信号。fMRI 在评估颅脑激活区一系列功能障碍如癫痫、脑卒中和行为问题方面具有价值。

• 弥散加权成像(DWI):DWI 显示出某些细胞外的水扩散受限区域,例如梗死组织。在正常组织中,细胞外的水随机扩散,而在缺血性组织中,细胞肿胀和吸水从而使得平均扩散减少。在弥散加权成像中,通过在 180° 射频脉冲两边应用相等的梯度使得序列对于扩散敏感。因此,弥散加权图像是最有效使用自旋回波类型序列采集图像的方法,如 SE 或者 SE-EPI 序列。这些梯度脉冲的设计是为了抵消固态自旋及运动自旋的相位位移。因此,信号衰减发生在随机运动的正常组织,而扩散受限的组织则产生高信号。衰减的量取决于梯度振幅,通过选择 b 值来改变(表示为 s/mm^2)。梯度脉冲可以沿 X、Y、Z 轴进行,从而确定扩散受限的轴。各向同性扩散这一术语可以用于描述扩散梯度在 3 个轴上的应用。弥散加权成像主要用于区分脑卒中后的可抢救和不可抢救的脑组织。在肝脏、前列腺、脊椎和骨髓同样适用。

• 灌注成像:灌注成像是指当钆第 1 次通过毛细血管床时的微观灌注改变。主要用于评估脑血流动力学,当对比剂第 1 次通过被检的毛细血管床时,磁共振序列对于短暂的 T2* 改变非常敏感。因此,GRE 序列总是经常使用,SS-GE-EPI 序列也是最常用的。在肘窝注射小剂量对比剂的过程之前、之中和之后图像采集非常迅速。然后对图像进行后处理,产生灌注图像和血流动力学图像。

磁共振血管造影

磁共振血管造影(MRA)的原理是流动的细胞核产生高信号,静止的细胞核产生低信号,由此获取图像。用这种方法使血管和背景组织之间产生对比。还有几种方法也可以获得这种对比。黑血成像结合 SE 或 FSE 序列与空间预饱和脉冲产生的图像中流动的血管呈现黑色。高信号出现在这种类型的序列中可能表明血管狭窄或闭塞(见"流动现象和伪影")。亮血成像结合含有 GMN 的 GRE 序列产生的图像中流动血管呈现明亮信号。低信号出现在这种类型的序列中可能表明血管狭窄或者闭塞(见"流动现象和伪影")。

还有几种专门为了血管成像而研发的技术,都能够采集二维或者三维数据。每种技术都有各自的优点和缺点,因此,目的不同,采用的方法也不同。这两种类型的磁共振血管造影概括起来称为时间飞越法(TOF)和相位对比法(PC)。

• 时间飞越法:通常采用非相干(扰相)GRE 序列与 TR、翻转角相结合,使背景组织饱和,但允许运动质子进入新的层面/体层从而产生高信号。空间预饱和脉冲放置在流体的起源和FOV之间，使饱和运动质子进入FOV，从而提高动脉或静脉循环的显示。这些脉冲通常连接在2D信号的采集过程中，这样空间预饱和脉冲就可以在每个薄层内叠加，而不是整个成像层。这种策略提高了预饱和的效率。不必要的信号有时由一些短T1恢复时间的组织产生（如脂肪），当它们恢复每个脉冲之间的纵向磁化时，信号由此产生。通常为了减少此类问题，光谱/化学预饱和脉冲利用TE成像时，是利用脂肪和水之间存在相位差，磁化传递（MT）不同而收集回波。在容积成像中，流动质子常常因射频脉冲而饱和，由此产生信号衰减。这类问题可以利用翻转角角度最小化，开始时采用小的翻转角，然后在数据采集过程中逐步增加角度。用这种方法，流动原子核的饱和会被延迟，从而维持血管信号。然而，在2D信号采集过程中，时间飞越法磁共振血管造影能提供较好的血管对比，因为原子核不能在成像层面内停留足够久而总是不被饱和。最常应用的是用来显示头部的动、静脉血流，颈部和外周血管。

• 相位对比法：这通常由一个使用或者都不使用双梯度脉冲的相干GRE序列获得。该相位由流动质子产生，基于减法，应用双梯度产生图像。对流速的敏感性由一个叫作速度编码（VENC）的参数控制，它能够应用在一个或所有的三个正交平面。PC-MRA提供了良好的背景抑制和避免内层流量饱和。然而，PC-MRA的扫描时间往往很长，扫描时间不仅依赖于TR、矩阵大小和平均激励次数/信号平均次数，还与流量的编码轴数量有关。最常见的应用是用来显示头部动脉血流和主要血管。

• 对比增强磁共振血管成像（CE-MRA）：在肘窝注射小剂量钆或者类似的对比剂，然后扫描病变区域来显示对比增强血管。通常，静脉结构的显现比动脉要稍微迟一点。在动脉成像过程

中，必须选用快速序列以确保正确显示出动脉相。通常情况下，T1加权梯度回波序列提供最佳的时间分辨率、图像质量和对比。如果兴趣区是胸部或者腹部，那么患者在扫描过程中就需要屏息。CE-MRA对于常规MRA来说有一个优势，CE-MRA在血管成像方面对于流体和方向效应更敏感、更准确。然而，CE-MRA必须注射对比剂。肾脏、颈动脉和外周动脉检查常使用这项技术。

• 磁化传递（MT）对比：MT是一项常用来抑制背景组织的技术，从而更好地显示出血管和凸显某些疾病的过程。它的功能是基于不同环境下水质子弛豫时间的差异。水质子大致分为两类：一类是自由水质子，一类是固定环绕在大分子旁的结合水质子。MT包括自由水和结合水质子之间的磁化交换。预饱和偏共振脉冲应用在射频激励脉冲饱和固定质子，并促进部分饱和磁化质子与自由质子之间的交换。此脉冲旨在激励蛋白质等大分子内的氢质子。这些比较大的分子有非常短的T2，通常不会有利于磁共振图像。然而，因为磁化传递，一些质子传递它们的磁化率到更多的自由水质子上。这导致了从自由质子返回的信号减少了。例如，当利用磁化传递脉冲序列时，30%~40%的灰质和白质信号会丢失。MT序列普遍应用于增强显示某些疾病的进程，如多发性硬化症、出血和AIDS等，并且通过抑制背景组织来提高TOF-MRA图像的血管对比。

小结

脉冲序列的选择是首要决定，通常是由放射学家或技师确定，因为它决定图像的权重和对比特性。表3.2总结了病理组织与正常解剖组织的特性比较。为了达到最佳检查，需要仔细考虑图像质量和所需扫描时间。在检查过程中，流体和伪影现象也必须纳入考虑范围，一些补偿技术可以补偿某些脉冲序列的不足。这些现象将在第4章讨论。

表 3.2   病理组织与正常解剖组织的特性比较

	T1	T2
高信号	脂肪	脑脊液
	血管瘤	滑膜液
	骨内脂肪瘤	血管瘤
	辐射改变	感染
	退行性脂肪沉积	炎症
	高铁血红蛋白	水肿
	蛋白液性囊肿	某些肿瘤
	顺磁性对比剂	出血
	低速血流	低速血流
		囊肿
低信号	皮质	皮质
	股骨头缺血性坏死	骨岛
	梗死	脱氧血红蛋白
	感染	含铁血黄素
	肿瘤	钙化
	硬化	T2 顺磁剂
	囊肿	
	钙化	

	T1 和 T2
无信号	空气
	快速血流
	韧带
	肌腱
	骨皮质
	瘢痕组织
	钙化

（肖俊豪 王骏 李秀娟 陈峰 赵海涛 刘小艳 林海霞   译）

第 4 章

流动现象和伪影

流动现象

引言

这部分主要讨论第 3 部分各部位检查中"图像优化"中的"伪影问题"。最主要的流动现象总结在表 4.1 中。在这里只作简单的概述。更详细的描述请参照 *MRI in Practice* 一书第 6 章或其他的相关内容。

几种最主要类型的流动现象：

- 时间飞跃现象(不要与 TOF-MRA 混淆)
- 进入成像层现象
- 体素内移相

时间飞跃现象

时间飞跃现象的发生是因为原子核通过成像层时只接收一部分射频脉冲。在 GRE 序列中，梯度复相位不是层面选择,在某种程度上,只要原子核被激励和被梯度场复相位, 就能产生信号。在 SE 序列中,原子核可以接收激励脉冲并在 180°复相位脉冲应用之前退出成像层。相反,当应用激励脉冲时原子核有可能不出现在成像层,然后进入成像层面正好接收 180°脉冲。在这些情况下,原子核不产生信号。在 SE 序列中,时间飞跃现象的影响要么导致信号的丢失,要么导致流动

原子核信号的增强，它们主要对在流体源头和 FOV 之间使用预饱和脉冲进行补偿。

进入成像层现象

这种现象基于血管内流动原子核的受激史,它主要由受激层的流体方向控制。与受激层面运动方向相同的原子核接收多次激励脉冲然后迅速饱和。朝相反方向运动的原子核不接收重复的激励脉冲,因为它们总是进入新的成像层面。因此它们并不像与受激层面运动方向相同的原子核那样迅速饱和。这导致与成像层平面垂直的动、静脉信号有所不同,这种区别在成像层的最开始和最末端最为突出。进入成像层现象作为对在流体源头和 FOV 之间使用预饱和脉冲的补偿。

体素内移相

这是由于梯度场的存在而导致的,使得流动原子核沿梯度场朝不同的区域加速或减速移动。由于这种加速或减速运动,流动原子核要么获得固定匹配相,要么丢失固定匹配相。这种相同体素内静止或流动原子核的相位差导致失相位或信号丢失。体素内移相作为对使用 GMN 的补偿。

表 4.1　伪影及纠正措施

伪影	纠正措施	缺点
截断伪影	增加相位编码	增加扫描时间
	采用 1 个以上的 NEX/NSA	增加扫描时间
相位图像错位伪影	呼吸补偿	可能损失层数
	门控	TR 改变
	预饱和	可能损失层数
	梯度矩阵补偿	增加最小 TE
	固定患者	无
	使用解痉剂	费用昂贵,有创
	镇静	有创,需监控
化学位移伪影	增加带宽	减少 TE
	减小 FOV	信噪比降低
	使用化学饱和法	信噪比降低
化学配准不良伪影	选择适当 TE	无
混淆伪影	过采样(频率)	无
	过采样(相位)	无或增加扫描时间(因系统而异)
	扩大 FOV	降低分辨率
拉链伪影	通知工程师	紧急通知工程师
磁化率伪影	使用自旋回波	无流动敏感性
	去除金属	无
遮蔽伪影	正确使用线圈	无
串扰伪影	无	无
交叉激励伪影	层面间隔采集	扫描时间加倍
	正确使用射频脉冲	信噪比降低

流体伪影的纠正措施

两种主要的流体相关伪影纠正措施:

- 空间预饱和脉冲
- 梯度瞬间归零

空间预饱和脉冲:通过在脉冲序列开始之前使用 90°射频脉冲,原子核产生无效信号或伪影。因此,原子核的磁矩受 180°脉冲激励后被反转,然后不产生信号。

空间预饱和技术:

- 流体原子核产生低信号。
- 如果带宽置于产生信号的解剖部位,则减少运动和混淆伪影。

- 增加特殊吸收率(SAR),减少每个 TR 周期内的层数。
- 主要减少时间飞跃现象和进入成像层现象。

梯度瞬间归零:利用额外的梯度去复相位流体原子核磁矩可以使它们有类似的固定匹配相。

梯度瞬间归零:

- 流体原子核产生高信号。
- 提高最小 TE 并尽可能减少层数。
- 主要减少体素内移相现象。

梯度瞬间归零和空间预饱和脉冲都能减少图像上的流体伪影,同样也能减少相位配准不良伪影和运动伪影。

伪影

引言

这部分主要讨论第 3 部分各部位检查中"图像优化"中的"伪影问题"。最主要的伪影总结在表 4.1 中。在这里只作简单的概述。更详细的描述请参照 *MRI in Practice* 一书第 7 章或其他相关内容。

MR 图像中最常见的几种伪影类型：

- 相位图像错位(运动)伪影
- 混淆伪影(卷积)
- 化学位移伪影
- 化学配准不良伪影
- 截断伪影
- 磁化率伪影

相位图像错位伪影

相位图像错位伪影或鬼影(ghost)是由于在相位编码梯度运用的过程中解剖学结构移动或在相位编码梯度采集数据的过程中运动所致。血管的搏动、呼吸时胸壁的起伏和心脏的跳动是此类伪影产生的几个最主要原因。不自主运动例如心脏的跳动也可导致相位图像错位伪影。有关如何减少自主运动的方法将在"患者关怀和安全"的章节讨论。

采用下列方法可减少相位图像错位伪影：

- 交换相位轴以使伪影不干扰检查部位(仅仅能把伪影移至别处)。
- 将空间预饱和脉冲置于伪影和 FOV 之间。
- 采用门控补偿技术(见"呼吸门控补偿技术")。
- 采用心电门控(ECG)技术或外围(Pe)门控技术(见"呼吸门控补偿技术")。
- 选择 GMN 技术。

混淆伪影

混淆伪影的发生是因为位于接收线圈边缘内的解剖结构出现在 FOV 以外(也可产生信号)。如果系统对接收信号的数据采样不足,那么就会出现频率和相位值的重复,以致于 FOV 以外的解剖结构被编入 FOV 以内的像素位置上。解剖结构因此被"卷积"进图像中。

混淆伪影可同时沿着频率编码轴（频率卷积）和相位编码轴(相位卷积)出现。使用数字滤过器可以滤过 FOV 以外的原始信号从而大大消除频率卷积。相位卷积可以通过以下方法减少：

- 增大接收线圈边界内的 FOV。
- 在相位编码方向过采样。
- 对产生有效信号的解剖结构施加空间预饱和脉冲。

化学位移伪影

化学位移伪影是由于脂肪和水的化学环境不同所致。脂肪和水的磁矩不同,而进动频率也不相同,这称为化学位移。在较高的磁场强度下化学位移大小显著增加。化学位移伪影导致了脂肪和水沿频率轴的信号错位。此现象可以通过以下方法减少：

- 采用主磁场较低的设备进行扫描。
- 通过使用组织抑制技术消除脂肪或水的信号(见第 2 章)。
- 增大接收带宽。
- 减小 FOV。

化学配准不良伪影

化学配准不良伪影同样是由脂肪和水的磁矩不同、进动频率不同所致。然而,因为脂肪和水以不同的频率进动，它们在某一时刻同相或反相。当信号是由脂肪和水产生时,它们互相消减彼此信号以致信号丢失。这类伪影主要沿着相位轴发生,同时导致了脂肪和水周围的结构产生黑色边缘。在应用梯度回波序列时最为普遍,如果

正确利用此现象的话可以抑制脂肪信号(Dixon技术,见第2章"组织抑制技术")。可以通过以下方法降低化学配准不良伪影:

- 使用 SE 或 FSE 序列。
- 使用与脂肪和水同相周期的 TE,便于回波产生。这个周期基于磁场强度 (1.5T 时约 4.2ms,0.5T 时约 7ms)。

截断伪影

截断伪影是由于在高信号和低信号交界处数据采样不足所致。它沿着相位轴发生,表现为在高信号区域产生黑色条带。截断伪影主要见于颈髓,以 Gibbs 伪影为大家所熟知。截断伪影可以通过增加相位编码次数而减少。

磁化率伪影

磁化率伪影是基于组织的磁化特性,因为所有组织磁化不同。磁化率导致了不同组织间的进动频率和相位不同。这种相位差异导致具有不同磁化率组织间的界面上产生失相位,并导致信号丢失。主要见于 GRE 序列检查时患者身上或体内带有金属假体,也可见于不相干(扰相)GRE 图像上岩骨与颅脑冠状缝之间。磁化率有助于检查出血疾病和血液制品,这类伪影的出现往往预示着近期内有活动性出血。磁化率伪影可以通过以下方法减少:

- 使用 SE 或 FSE 脉冲序列。
- 在检查之前去除患者身上的所有金属物品。

小结

MRI 检查中主要有以上几种伪影。此外,相位类的伪影是由于血管的搏动引起的,脑脊液的流动、心脏搏动和呼吸运动可以通过使用合适的软件进行补偿,这类问题将在下一部分进行讨论。表4.1 总结了相关的伪影及其纠正措施。

(李健文 王骏 李秀娟 陈峰 赵海涛 刘小艳 林海霞 译)

第 **5** 章

门控和呼吸补偿技术

引言

这部分主要论述各类门控原理以及正确放置门控导线和呼吸球囊。这些技术的基本概念将在下文总结。在这里只作简要的概述。更详细的描述请见 *MRI in Practice* 一书第 8 章或其他相关内容。

心脏门控(心电门控)

心脏门控通过放置在患者胸部的电信号探测器来激发每个射频脉冲。用这种方法,采集的每幅图像都是在心脏周期的相同相位上,减少了心脏搏动所致相位错位。当使用心电门控时有许多因素需要考虑。

导线放置

为了便于使用,通常使用 4 根不同颜色标记的导线。有些系统只使用 3 根导线。此外,并不是所有系统都使用相同的颜色标记,不过它们放置的原则是一样的。导线可以预先放置在患者胸前或后背。胸前的放置通常更简单,因为这些标记更容易被发现。此外,如果导线后置,患者在检查过程中需要躺在导线上面,这可能使患者不舒适。这里所述的导线置于患者前方,不过如果心电图轨迹监控欠佳,导线可置于前面的镜像位置。这可以改善心电轨迹。让患者仰卧在检查床

上。患者最好穿前开衫的衣服便于检查。然后将导线贴纸与患者皮肤贴紧。导线通常由以下颜色标明:

- 黑色(基线或者地线)
- 白色
- 红色(生命线)
- 绿色(基线或地线)

白色和红色导线放置在心脏两侧,测出两条心电图轨迹的电压差。绿色和黑色(作为基线)导线最好放置得越靠近越好,不过不要彼此接触,放置在胸部的正中位置。有些系统没有颜色标记,不过导线放置方向通常由厂商给出。只要条件符合,导线放置的方法可以有多种。下列导线的放置方法是最简单的(图 5.1)。

- 黑色导线:胸部正中
- 白色导线:在胸骨正中的最上方
- 红色导线:在左侧乳头下的肋间隙
- 绿色导线:黑色导线上方但不可与之接触

如果系统不支持的话,黑色导线可以忽略。一旦导线与系统接通,检查心电图轨迹是否符合要求。轨迹与心率、心律和心脏输出息息相关。这种交替基于心脏活动,某些疾病的进展会改变此轨迹。心律失常和心输出功能弱(可能就是患者为什么做检查的原因)是最常见的问题。一个好

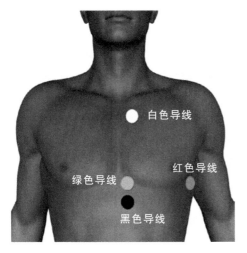

图 5.1 门控导线的正确放置。(见彩图)

的心电轨迹如下。

- 常规速率:PQRST 波群均匀分布。

- R 波明显大于 T 波。

- PQRST 波群振幅正常(图 5.2)。

如果心电轨迹符合要求，将患者送入磁体内。这导致了心电轨迹的频繁改变，不断重复直至心电轨迹符合要求。最普遍的问题是 T 波高尖导致系统无法将其与 R 波相鉴别。如果发生此类现象，或者初始心电轨迹不符合要求，可以进行多次测试。

如何改善心电轨迹质量

- 确保电极被牢牢固定在患者胸壁。如果是男性患者，剔除胸部放置电极处的毛发，然后用乙醇清理皮肤。这有助于清理那些妨碍电极黏附的油脂。待皮肤干燥后，电极便可放置。

- 确保导线与贴纸牢牢贴合在正确位置。

- 导线可以互换或者置于背部以便改善心电轨迹。首先，交换黑色和白色导线，或红色和绿色导线。如果这不能改善心电轨迹，可以尝试其他导线不同的放置方法。

- 患者以足先置于磁体内。检查胸部的患者通常头先进入磁体内;然而,以足先进更好,尤其是发生 T 波高尖问题时。

- 导线电缆的移动会导致心电轨迹的不规则。确保它们被固定(见"导线安全")并嘱咐患者在检查过程中不要触碰导线。此外,咳嗽和打喷嚏会干扰心电轨迹,所以嘱咐患者在数据采集过程中尽量不要移动。

- 换至外周门控或伪门控(执行门控并设定与 RR 间隔相同时间的 TR 周期)。

如果采取上述方法后心电轨迹仍然不好的话，问题可能出现在显示器上或者是软件问题。门控技术并不可靠,所以操作者有时必须想办法让心电轨迹显示。根据我们的经验,糟糕的心电轨迹可能会产生优质图像,反之亦然。

已经证明心脏矢量触发法作为描述心脏循环周期的可能性比现在的方法更准确。用这类门控,触发基于心脏运动,许多传统的心电门控技术缺陷已经被克服,甚至心律失常的患者也有可能被诊断。

导线安全

连接系统的导线是导电的,因此带着相当大的电流。在检查过程中,主要的导线处于射频脉冲区域中,因此导线内将诱发强电流。这种电流潜在地导致导线损坏并传递热量给患者。虽然每

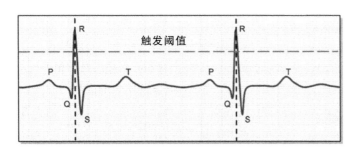

图 5.2 正常心电图轨迹和正确放置导线的触发阈值与 R 波相关。

根导线是相当隔热的，但仍可能有热量累积，如果电缆直接与皮肤接触的话，有可能导致轻微的烧伤。此外，如果绝缘层被破坏的话，强电流可能传递给患者。为了避免这些情况：

- 经常检查电缆的绝缘层是否损坏，而不是只在使用门控技术时检查。如果它们已经磨损或者裂开，任何情况下都不能使用。

- 放置导线时，避免成环及交叉，因为这样会诱发额外的热量。

- 当患者在磁体内，确保导线不要接触腔体。导线沿患者身体通过。在检查过程中，将导线缠绕在患者脚上以防它们滑向一边。

- 在导线与患者胸部之间放置泡沫衬垫，确保在导线与患者皮肤之间有一层衣服或毯子。

- 用胶布将导线和衬垫固定在检查床一边，确保它们在检查过程中不会滑开。此外，还能防止电缆的移动干扰轨迹。

外周门控(Pe门控)

外周门控是将图像传感器系在手指或者脚趾上，监测心脏收缩期间毛细血管床体积的增加。这影响大量的光返回传感器，同时形成了波形图。波形图没有心电图轨迹的特性，不过波形的最高峰大致与 R 波相符（相当于 R 波之后250ms）。波形图会显示在显示器上。好的波形图轨迹具有：

- 相同的空间最高峰
- 明显的振幅

如果轨迹不符合要求：

- 确保图像传感器与光源紧紧固定在皮肤上。
- 确保手指和脚趾温暖且灌注良好。将手指或脚趾放在温水里浸泡或者相互摩擦通常会取得较好的效果。
- 将传感器换至左手，因为左手是直接由主动脉供血的(而不是无名动脉)，同时左手有时具有较大的灌注压。

门控参数

使用 T1 加权和心电/外周门控：使用 1 个 RR 间期。

使用 PD/T2 加权和心电/外周门控：使用 2~3 个 RR 间期。

注：对于门控其他参数的使用基于系统。然而，下列参数可以使用：

触发窗　　15% 的 RR 间期

延迟触发　　允许最小的最大层数

层数常常在成像时间内有规律地采集，尽管当延迟至心脏舒张时采集层面，心脏运动有时会减少。

电影成像

电影成像，平衡 GRE 和相干 GRE 非常有利于观察心脏的功能、血液流动和心壁运动。例如，采用电影成像可清晰显示血流通过狭窄处受限，以及心脏瓣膜功能较差。在血流与周围的肺或心脏组织之间有良好的对比是非常重要的。因此，采用稳态序列去增强血液的信号强度是必需的。此外，使用相干 GRE 序列中 GMN 技术和在平衡GRE 序列中使用平衡梯度不仅能够减少流动伪影，还能够使流动血液的信号增强，以此改善对比噪声比。

电影效率主要由在 TR 周期内每一层面正确选择心脏相位数所决定。数据采集点应当与它们的相位尽可能一致。如果系统不能使每一相位与数据采集点吻合，那么电影成像的效率非常低。

不幸的是，电影成像总是与伪影相伴。如果能兼容的话，呼吸补偿技术能够有效地减少呼吸伪影。或者，屏息单层相干 GRE 图像能够消除呼吸运动的影响。磁化率伪影和配准不良伪影常常导致在 GRE 序列中梯度失相位。减小 TE 可以减少磁化率问题，同时，当脂肪和水同相位时采用TE 可以最小化配准不良伪影。

呼吸补偿技术(RC)

以下有几种呼吸补偿的方式：

• 屏气(在采集过程中嘱咐患者屏住呼吸)

• 导航(ROI 置于横膈上,系统去除部分数据使之与胸壁运动最大化吻合)

• 呼吸触发(在胸壁运动最小化时采集数据)

• 呼吸补偿技术 (在数据采集时重新排序,进行相位编码并填充 K 空间,使伪影最小化)

后面两种技术已经通过在患者胸部使用可扩展充气式球囊而成功应用(图 5.3)。在吸气和呼气时气体沿气囊前后运动会由换能器转换为波形。在呼吸补偿技术中,系统向相位编码梯度发出命令,以致于当胸壁运动最大化时产生陡峭波峰和胸壁运动最小化时产生浅的梯度波峰。用这种方法,只要胸壁持续运动大多数信号都能被采集,因此,相位伪影减少了。在降低伪影方面,呼吸触发有时不如呼吸补偿技术有效,但是还是有与相位重编码序列相兼容的优势，如 FSE 序列。呼吸球囊的成功基于以下方面：

• 确保球囊不是真空的,因为球囊是真空的话会抑制呼吸时气体的前后运动。这可能会导致球囊与检查仪器的失联,将它们放置在地上直至被重新连接。这能保证没有气泡在球囊内或连通管道内。然而,有些系统要求不切断与球囊的连接。请参照厂商的说明书。

• 将球囊褶皱的部分放置在胸壁前方。

• 将球囊斜跨在胸壁和上腹部。这能确保球囊感应胸壁和腹部在呼吸时的运动(图 5.3)。

• 将球囊牢牢固定。球囊必须足够紧,这样在平静呼吸下才能清晰看见褶皱部分的运动。然而,球囊太紧的话患者可能会感到不舒服。

• 确保球囊与换能器紧紧连在一起。

如果图像显示大量的呼吸配准不良或者系统提示补偿技术工作不正常：

• 检查球囊是否漏气或者没有系紧。

• 嘱咐患者平静呼吸。不均匀的呼吸会干扰系统。

• 如果患者是婴儿或者儿童,球囊可能不太适合,因此,可能要减少他们的运动。在球囊和患者之间放置泡沫垫会有帮助。

小结

门控技术和呼吸补偿技术通常用来检查胸部或腹部,虽然门控技术也可在电影成像中用于脑和脊髓成像。正确使用这些技术在图像质量方面有较大的影响。如果不熟悉门控技术的使用,可在志愿者身上反复练习,这样所有在职人员都可以随时准备为患者服务。

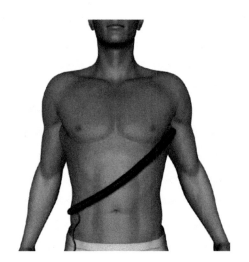

图 5.3 胸部球囊的正确定位,以便感应胸部和腹部呼吸。

(钟绍斌　王骏　李秀娟　陈峰　赵海涛　刘小艳

林海霞　译)

第 **6** 章

患者关怀和安全

引言

这部分主要论述第 3 部分中各项检查所需考虑的"患者关怀"。在这里只作简要的概述。更详细的描述请参照 *MRI in Practice* 一书第 10 章或其他相关内容。

任何患者出于恐惧或不舒适的移动,都会降低图像质量,导致信噪比和分辨率降低。当患者被逐步送入 MRI 设备中,他或者她肩负着机组人员的责任。这种责任包括从患者磁场安全和医疗环境到提供一个放松的环境和平稳的运行仪器。不论从法律或从道德方面来说,全体人员包括放射学家、X 线技师、技术专家、护士、工作人员和其他科室人员等都必须意识到他们在为患者提供最佳关怀时所扮演的角色。

患者安全

在任何 MRI 设备中,患者安全最主要的问题是磁场安全。禁止任何患者、相关和其他不相关医务人员或非医务人员进入磁场至关重要,除非他们已做适当的屏蔽。物理障碍物,例如门或大型警告标志是避免此类情况最普遍的方法。工作人员(通常位于入口处)应该意识到谁正在进行检查并检查被检人员是否磁场安全。彻底检查每个患者或是任何进入检查室的人员都很重要。检查不彻底会导致人员受伤甚至死亡。任何检查中心都应该具有相关的检查措施,包括:

- 起搏器
- 动脉瘤夹
- 房水异物
- 金属装置或假体
- 植入式人工耳蜗
- 脊柱植入物和探针
- 早期怀孕的可能性
- 取下所有珠宝、信用卡、现金、手表等

大多数厂商都会提供一个探查患者、相关和其他人员进入磁场的监视屏。这能确保所有重要的问题都已经被处理,同时提供一个检查记录。如果突发意外,这个记录显得非常重要。任何其他的物品,如未取下的珠宝和钻石,在患者和他们的亲属进入磁场之前必须彻底检查以确保安全。通过在患者皮肤和物品之间缠绕绷带来隔离这些物品非常有必要。如果患者或其亲属身上有不寻常的假体或植入物,例如心脏瓣膜,在进入磁场之前必须确定它的磁场安全。

颅内动脉瘤夹的安全性已经被讨论数年了。铁磁性动脉夹不能进行扫描。具有铁磁性动脉夹的患者不能进入 5 高斯磁场区内,否则会受力矩影响而导致血管损伤。非铁磁性金属不会受扫描仪磁场的影响;然而,在扫描任何携带非金属动脉夹的患者时,必须密切观察,如果不能正确识别这类动脉夹,这有可能是致命的。

心脏起搏器作为 MRI 检查的禁忌证已有较长时间了,尽管有些厂商现在提供一些能够满足在严格检查条件下的扫描设备。多年来,不兼容的起搏器会妨碍 MRI 仪器扫描磁场的功能。研究表明,不兼容的设备会产生力矩效应和热效应。从安全的角度出发,必须谨慎地执行操作,直至不兼容的起搏器被证明检查是可行的,否则即使是在有条件的兼容模式下,还是应该在任何 MRI 检查程序之前向厂商咨询,以确保在正确的条件下得出安全的结果。

要求患者在磁共振检查过程中换上病服通常是明智的,这可以避免口袋内的铁磁性物质进入磁场。铁磁性的物质会被扫描仪的外部磁场强烈吸引,已有许多受伤的报道和至少 1 例由于"导弹效应"导致死亡的案例。通常有工作人员、护士或放射科人员进行磁性检查。然而,记录谁检查患者非常重要,谁将患者带入高于 5 高斯区域内谁就肩负着"导弹效应"的安全责任。从历史的角度来看,有趣的是有些无屏蔽的单位,磁场的边界扩展至检查室之外。

在这部分还有许多其他患者安全方面的问题。将患者转移至病床或检查室也必须小心。如果患者身体残疾、受伤或者处于痛苦之中尤为重要。防滑地板、可调整高度和可锁定的检查床不仅可以确保患者安全转移,还能避免因人为因素受伤。此外,任何在检查过程中与患者相连的设备都要定期仔细检查,包括门控导线(见"门控和呼吸补偿技术")、监视设备和其他的设备,例如线圈架。

线圈和导线的安全也同样重要(不同类型线圈的详细信息见"使用说明"中"设备"),因为导线在 MRI 检查过程中偶尔会发热。确保线圈、导线和患者皮肤之间有适当的绝缘隔热。小的泡沫垫或者病号服便可满足需要。此外,如果患者身上有金属性植入物,应告知他们在检查过程中有

任何热感或者不舒服的话请按呼叫按钮。其他潜在的安全问题就是在扫描过程中梯度线圈所产生的噪声。在某些检查过程中,噪声可能超过 120dB。在这种水平的噪声下必须戴耳塞或者双耳式耳机,以减少患者永久性听力损伤的风险。

近期,当在脉冲序列中应用快速切换梯度磁场时,有些患者描述有类似刺痛感的轻微皮肤感觉,尤其是骨骼接近皮肤表面的地方。也有研究者指出有"磁光幻视现象"的产生——一种视觉干扰类似"灯光闪烁"现象,同时患者伴有偏头痛。这两种现象被认为是由于电磁效应的影响,包括电流通过患者的组织(或视网膜)。患者同时出现相似的症状,包括呕吐、眩晕、移入静电场中时产生金属味觉,特别是在 3T 或更高的场强下。减少这种效应通常是不现实的,不过值得一提的是,这种影响通常是短暂的,同时不太可能导致永久性损伤。关注更多的是电磁现象,包括电流,被认为是导致组织烧伤的主要原因,主要发生在解剖结构构成闭合回路的地方。因此,要求患者将他们的双手放在身体两侧,扫描时不要交叉其踝关节,以避免解剖结构构成闭合回路。警告患者以上的任何不良感觉都有可能发生,尤其是在使用快速序列时。检查期间,向患者提供呼叫按钮非常有必要,这可以警告扫描操作人员患者出现了不良反应。

更多关于 MRI 检查中患者安全的最新内容,请登录 Dr. Frank Shellock 的网站 http://www.mrisafe-ty.com。在这个免费的网站中,Dr. Frank Shellock 发布了他自己的研究结果以及以友好的方式总结其他人的研究。

患者咨询

患者精神感觉良好和他们的身体状态同等重要。许多患者不仅对他们的检查感到焦虑,同时也明白检查的结果可能会影响他们后续的治疗和(或)预后。确保患者平静和放松是全体医务人员的责任。医师助手通常是第 1 个与患者交流

的人,所以他们的热心和理解患者的精神需求非常重要。良好的接待环境可进一步平稳患者的情绪。此外,一个有效运行的科室,在指定的时间和地点做检查能最大限度地消除患者的疑虑。如果检查延后,或者有急诊患者,确保患者了解情况并尽快安排合适的时间给患者检查。

被及时告知的患者比起那些因不了解情况而恐惧的患者在检查过程中会感到更为舒适。在合适的时间通知患者准备他们的检查将提高效率。一旦他们到达科室,仔细地解释检查过程中的体位设计、梯度噪声、对比剂注射和检查的时间很有必要。如果要使用门控导线和呼吸补偿球囊等,还要解释使用这些配件的原因,以及它们有可能对患者的影响。对患者的任何特殊检查要求,如屏气、张嘴或眼球固定,要在检查前提前告知患者。如果患者不了解这些要求,那么整个检查可能无效。尽可能地由 X 线技师或技术专家来解释更为合适,不但能够建立与患者的信任关系,还能引起 X 线技师的重视。

当患者被送入检查室、磁体内或其他不熟悉的环境,他们的焦虑通常会增加。如果有必要,技师可能需要重复解释操作流程,以消除患者任何可能的焦虑。

幽闭恐惧症是 MRI 检查过程中最常见的问题。磁体内的封闭环境和其他设备,如头部线圈,总有增加幽闭恐惧症和紧张的趋势。下面列举几种避免幽闭恐惧症的方法:

• 如果线圈内有镜子的话,调整镜子角度,确保患者能看到磁体外面的情况。

• 如果可能,让患者俯卧位检查,这样患者就能看到磁体外面的情况。这种方法在检查骨盆、腹部、胸部和上下肢的时候非常有用,例如检查股骨和手腕。

• 移除患者头下的枕头,这样就能增加患者脸部与磁体间顶部的距离。

• 告诉患者闭上眼睛或者在他们脸上放置一张纸巾。有些患者不喜欢这样,不过有些患者则会感到舒适,因为他们知道如果偶然睁开双眼的话也不能够看到磁体腔内的情况。

• 打开磁体腔内的灯光和风扇,以增加亮度和空气流动。

• 告诉患者磁体腔两端都是开放的。这句简短的话非常必要,因为它能够消除患者的疑虑。

• 告诉患者他们能够随时从磁体里出来,而且可以拒绝检查不会破坏仪器设备。这能够让患者觉得一切都在控制当中。

• 可以让患者的一个朋友或亲属在检查过程中陪伴患者。

• 通过系统对讲机告知患者检查序列的时长和检查的进程。

• 记得向患者提供呼叫按钮,这样他们就能在检查过程中按响呼叫按钮,以提示 X 线技师或技术专家。

• 如果这些措施都无效的话,待患者镇静后才有可能成功完成检查。

使用系统对讲机,X 线技师或技术专家就能在检查过程中提醒患者每个序列的时长和保持不动的必要性。患者听到熟悉的声音非常有助于消除患者的疑虑,同时又能被告知检查的进展。这也是稳定患者情绪的一个办法。有许多医学情况需要根据患者来处理,例如患者失明、失聪、癫痫、呼吸窘迫和身体残疾或精神障碍等。成像技术必须根据情况来选择。这些或其他的特殊情况将在第 3 部分更详细地讨论。有些线圈配备有镜子,以确保患者能够看到磁体腔外的情况,值得注意的是,他们也能够看到检查室窗口外的情况,同时观察正在工作的技术人员。因此,所有工作人员都应该意识到,患者能够观察他们的一举一动及面部表情!

患者固定

小心固定患者以确保进行最佳的检查非常有必要。尤其是在长时间的检查过程中,当检查区域非常小并要求高分辨率时患者的固定尤为重要。固定好患者的关键是正确的体位设计,同时尽可能地使患者感到舒适。大多数体位都是根据患者在 MRI 检查中自然放松时的姿势而设定的,即仰卧、双手放在身体两侧。然而,检查上肢和乳房时通常让患者俯卧,同时双臂高举过头顶。此外,有些医疗条件不使用标准姿势。极度疼痛和呼吸窘迫是改变患者体位的最主要原因。谨记:即使是最舒服的体位但要求患者长时间保持也会变得非常不舒服。

检查时一旦正确设计好患者的体位和放置好线圈,便要求固定好患者和线圈。所有厂商都会提供多种形状和大小的泡沫垫以保持特定的体位。许多泡沫垫被浇铸成特定形状来配合线圈使用。一旦固定好,确保患者放松非常重要,越是要求患者保持体位,患者移动的可能性就越大。除非患者感到痛苦,否则重新固定患者几乎是不可能的。然而,确保患者使用多种固定器械后感到舒适非常必要。其他辅助器械如胶带,对于固定患者和线圈来说都是非常有用的。在腹部和骨盆使用压缩带以减少肠胃运动非常有效。

其他衬垫的使用对于增加患者舒适非常有用,例如,一个小的衬垫来提起患者膝关节可减少检查过程中的背部疼痛。

检查后患者护理

一旦检查结束,去除所有固定设备、线圈、固定胶带和泡沫垫,同时将患者转至等候室。患者通常在 MRI 检查完后感到不知所措。在患者离开科室之前给患者一杯饮料有助于平静患者,同时还能有助于科室人员评估患者的医疗和精神状况。如果患者恢复平静,表明患者已完全恢复并可离开。最后,如果告知患者什么时候去见医生取检查结果,通常他们会非常感激。

小结

除非患者非常放松,几乎所有的 MRI 检查都是一项严酷的考验。因此,患者的安全和护理的重要性不言而喻。确保患者检查的安全和患者咨询的有效回复与参数的选择同样重要。要医务人员了解患者的焦虑是比较困难的(即医务人员都不希望患者焦虑,因为情绪也影响治疗)。工作人员对于磁共振检查环境比较熟悉,但对于多数患者来说也是一种全新的体验。设身处地地为患者着想,尽可能地亲自体验扫描,这将会最大程度地了解患者的感受。

(叶耀超　王骏　李秀娟　陈峰　赵海涛　刘小艳
林海霞　译)

第 **7** 章

对比剂

引言

增强扫描对许多疾病的诊断非常有用,包括肿瘤、炎症和感染。虽然这些病灶的水含量较高,并且通常能在 T2 加权图像上显示,但有时,这些病灶与周围组织之间的对比却不足。此外,T1 加权图像因其较高的信噪比而显示出优势,但在这些序列中水和病灶通常为等信号。因此,有时通过注射对比剂选择性增强病灶是必需的。同其他的诊断方式一样,MRI 对比剂可依据其是否需要增加或减少组织返回的信号分为阳性对比剂和阴性对比剂。阳性对比剂往往含有稀土金属钆作为活性成分;阴性对比剂通常含有氧化铁。在这只作简要的介绍。更详细的阐述,请见 *MRI in Practice* 第 11 章或者相关内容。

阳性对比剂

在本书创作期间,有 9 种商用 MRI 阳性对比剂。而这些对比剂中的有效成分是钆。在自然状态下,钆是从天然矿石中提炼的银色稀土金属。低于 20℃时,金属钆由于 7 个未成对电子的存在呈铁磁性;在体温下,它有很强的顺磁性。在分子水平,这些带负电荷未配对的粒子的净效应,是与附近氢原子核拉摩尔频率相似的脉动磁场。这不仅导致通过增加氢原子核能量的损耗使 T1 时

间缩短,而且局部磁场微观波动的失相位效应使 T2 缩短。

在 0.1~0.2mmol/kg 的推荐剂量中,对比剂的主要作用是实现短 T1,为此,以钆为基础的介质常被作为 T1 对比剂。唯一例外的是,当大剂量的钆剂用于 GRE 灌注成像时,会导致整个毛细血管网的 T2* 信号强度瞬间减弱(见第 3 章的"脉冲序列")。

在体内,游离钆离子趋向于体内各组织的结合蛋白。从毒理学角度来看,这不是我们所期望的,因此,钆作为配体与分子结合。其配体可以为环状或链状。环状配体围绕着钆离子,而链状配体包绕钆离子,不管哪种方式,所得到的化合物称为螯合物。螯合很大程度上防止了钆离子与患者体内的内源性组织结合。配体的另一个作用是使钆能快速地从体内经肾脏排出。大剂量的钆剂能在 1 小时内排出。最近有对肾功能差的患者使用钆对比剂的报道,特别是在肾源性系统性纤维化(NSF)疾病中有其意义。虽然这种罕见疾病的确切原因仍有争议,但有人认为是因为钆离子通过一个叫作金属置换的过程从配体中被释放。这个过程涉及人体内自然产生的阳离子,如锌离子与钆离子的置换。其疾病的症状为皮肤硬化与紧缩以及关节疼痛。

钆剂通常可以静脉注射(IV),也可以直接注

射到关节或口服。口服钆剂可以标记肠道，产生胃肠道的阳性对比，从而增加腹部脏器，如胰腺的显示。钆剂无味，在人体摄取前易与水混合。肠道的"调节"可能会引起一些问题，虽然这些问题可以通过仔细地调节剂量和摄入后序列扫描最佳时机的掌握达到最小化。钆螯合物的稀释液也可以直接注射入空腔内，如关节腔。磁共振关节造影是一项重要的技术，尤其是在髋关节、肩关节和踝关节处。

阴性对比剂

以往氧化铁常用作 MRI 阴性对比剂。氧化铁的超顺磁性使其附近的所有注射到血液中或被组织(如肝实质)吸收的颗粒在均匀的磁场中产生微观上的改变。反过来，这又会导致磁矩的失相位，缩短 T2 衰减时间，以及明显降低信号强度。同钆一样，铁在其自然状态下是有毒性的，因此在使用前必须保证其安全性。最原始的阴性对比剂是用聚合物包裹在氧化铁纳米颗粒上，以防止铁从血液中脱离。氧化铁微粒在近几年已不常使用了，但许多医疗中心仍使用果汁，例如菠萝汁、蓝莓汁来实现肠道的阴性对比。其对比的机制源于锰离子的顺磁性高度浓聚，如氧化物离子，导致磁场不均匀和失相位。

小结

对比剂在快速地发展，在未来它们的使用将会提高 MRI 的诊断能力。因此，MRI 的使用者能及时地了解其发展从而优化和确保其安全性显得尤为重要。

(马天悦　王骏　李秀娟　陈峰　赵海涛　张文杰
林海霞　译)

第 3 部分　检查部位

第 **8** 章

头颈部

表 8.1 参数总结

1.5T		3.0T	
SE		SE	
短 TE	Min~30ms	短 TE	Min~15ms
长 TE	70ms+	长 TE	70ms+
短 TR	600~800ms	短 TR	600~900ms
长 TR	2000ms+	长 TR	2000ms+
FSE		FSE	
短 TE	Min~20ms	短 TE	Min~15ms
长 TE	90ms+	长 TE	90ms+
短 TR	400~600ms	短 TR	600~900ms
长 TR	4000ms+	长 TR	4000ms+
短 ETL	2~6	短 ETL	2~6
长 ETL	16+	长 ETL	16+
IR T1		IR T1	
短 TE	Min~20ms	短 TE	Min~20ms
长 TR	3000ms+	长 TR	300ms+
TI	200~600ms	TI	短或组织的零值
短 ETL	2~6	短 ETL	2~6
STIR		STIR	
长 TE	60ms+	长 TE	60ms+
长 TR	3000ms+	长 TR	3000ms+
短 TI	100~175ms	短 TI	210ms
长 ETL	16+	长 ETL	16+
FLAIR		FLAIR	
长 TE	80ms+	长 TE	80ms+
长 TR	9000ms+	长 TR	9000ms+(TR≥4TI)
长 TI	1700~2500ms(取决于 TR)	长 TI	1700~2500ms(取决于 TR)
长 ETL	16+	长 ETL	16+

（待续）

表 8.1(续)

1.5T		3.0T	
相干 GRE		相干 GRE	
长 TE	15ms+	长 TE	15ms+
短 TR	<50ms	短 TR	<50ms
翻转角	20°~50°	翻转角	20°~50°
非相干 GRE		非相干 GRE	
短 TE	最小值	短 TE	最小值
短 TR	<50ms	短 TR	<50ms
翻转角	20°~50°	翻转角	20°~50°
平衡 GRE		平衡 GRE	
TE	最小值	TE	最小值
TR	最小值	TR	最小值
翻转角	>40°	翻转角	>40°
SSFP		SSFP	
TE	10~15ms	TE	10~15ms
TR	<50ms	TR	<50ms
翻转角	20°~40°	翻转角	20°~40°

1.5T 和 3.0T			
2D 层厚		3D 层厚	
薄	2~4mm	薄	<1mm
中等	5~6mm	厚	>3mm
厚	8mm		
FOV		矩阵	
小	<18cm	小	256×128/256×192
中	18~30cm	中等	256×256/512×256
大	>30cm	大	512×512
		极大	>1024×1024
NEX/NSA		3D 层数	
少	1	少	<32
中等	2~3	中等	64
多	>4	大	>128
2D 和 3D PC-MRA		2D TOF-MRA	
TE	最小值	TE	最小值
TR	25~33ms	TR	28~45ms
翻转角	30°	翻转角	40°~60°
静脉 VENC	20~40cm/s	3D TOF-MRA	
动脉 VENC	60cm/s	TE	最小值
		TR	25~50ms
		翻转角	20°~30°

注:Min,最小值。

　　此表适用于 1.5T 和 3.0T 系统。参数取决于磁场强度,在极低磁场或极高磁场时需调整参数。

颅脑

基础解剖(图 8.1 和图 8.2)

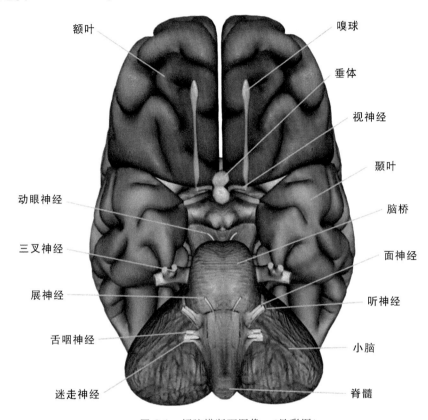

图 8.1　颅脑横断面图像。(见彩图)

额叶　嗅球　垂体　视神经　颞叶　脑桥　面神经　听神经　小脑　脊髓　迷走神经　舌咽神经　展神经　三叉神经　动眼神经

常见适应证

- MS
- 原发性肿瘤和(或)转移性疾病的评估
- AIDS(弓形体病)
- 梗死[脑血管意外(CVA)与短暂性脑缺血发作(TIA)]
- 出血
- 听力受损
- 视觉障碍
- 感染
- 外伤
- 原因不明的神经系统症状或缺陷
- 术前计划
- 放射治疗计划
- 随访(手术或治疗)

设备

- 头部线圈(正交或多线圈阵列)
- 固定垫和固定带
- 耳塞/耳机
- 高性能梯度的 EPI,弥散和灌注成像

患者定位

患者仰卧于检查床,头部固定在头部线圈内。调整头部使患者瞳间线平行于检查床,且头部伸直。

定位患者,使纵向定位线位于人体正中线,水平定位线通过患者鼻根。用固定带和护垫对患者加以固定。

推荐扫描方案

矢状位 SE/FSE/ 非相干(扰相)GRE T1

中等层厚/层间距限定在纵向定位线两侧,从一侧颞叶到另一侧颞叶。图像显示区域包括从枕骨大孔底部到头顶。

左 37mm~右 37mm

轴位 / 斜位 SE/FSE PD/T2 (图 8.3)

中等层厚/层间距限定在枕骨大孔底部到颅脑表面。层面可以成一定角度以平行于前后联合轴。参考解剖图谱能够精确定位病灶 (图 8.4 和图 8.5)。许多部位已经用 T2-FLAIR 代替

了 PD 序列。注射对比剂后,T2-FLAIR 序列有利于信号的获取。由于 T1 在反转序列中的作用,"增强后"的病灶与正常结构对比非常明显,这有助于脑膜炎和(或)脑膜转移瘤的显示。唯一需要注意的是, 由于 T2-FLAIR T2 弛豫时间较短,增强后的脑膜瘤无明显 "增强"。 SS-FSE 或 SS-EPI 可成为对不配合的患者快速检查的必然选择。

冠状位 SE/FSE PD/T2

层面描述同轴位 PD/T2 序列,小脑到额叶的指定层面除外(图 8.6)。

辅助扫描序列

轴位 / 斜位 IR T1 序列(图 8.7)

层面描述同轴位/斜位 T2 序列。

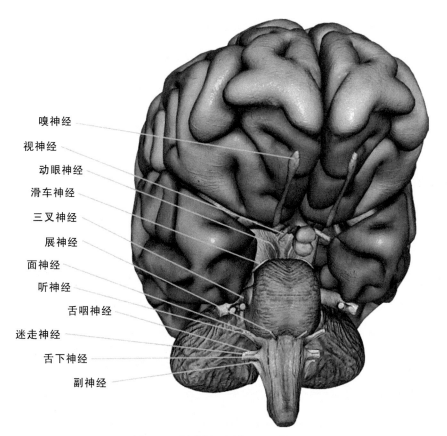

嗅神经
视神经
动眼神经
滑车神经
三叉神经
展神经
面神经
听神经
舌咽神经
迷走神经
舌下神经
副神经

图 8.2　颅脑斜面图像。(见彩图)

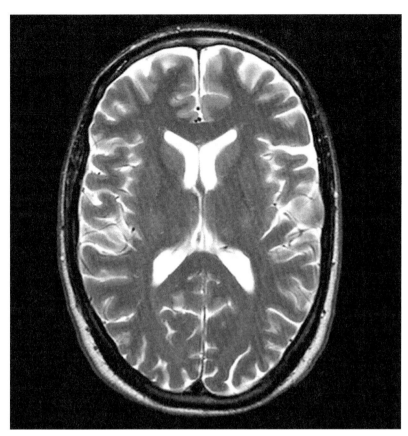

图 8.3　正常颅脑轴位/斜位 FSE T2 加权图像。

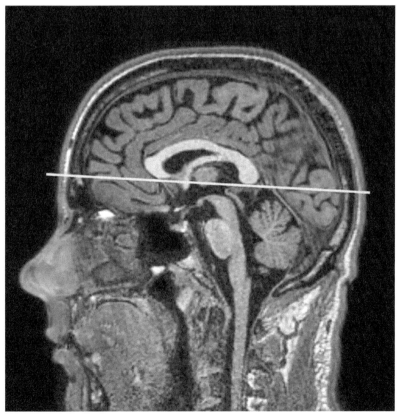

图 8.4　大脑中线层面矢状位 SE T1 加权图像，显示大脑前后联合。

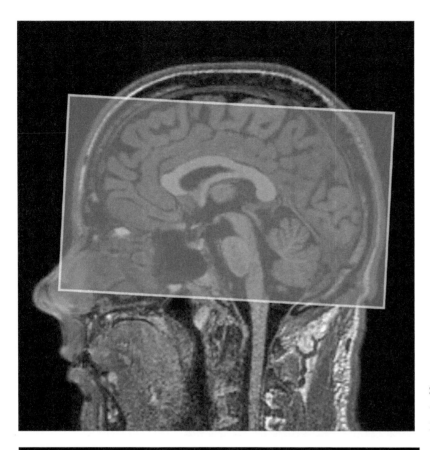

图 8.5   大脑中线层面矢状位
SE T1 加权图像,显示轴位/斜
位成像时扫描层面的边界和
定位。

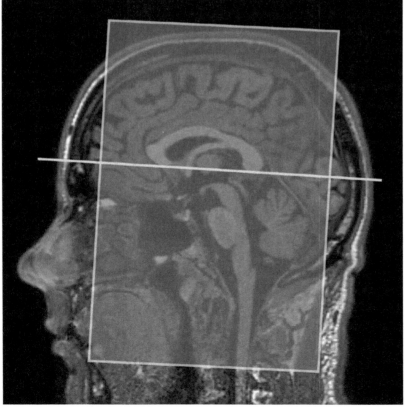

图 8.6   大脑中线层面矢状
位 SE T1 加权图像,显示冠
状位成像时扫描层面的边界
和定位。

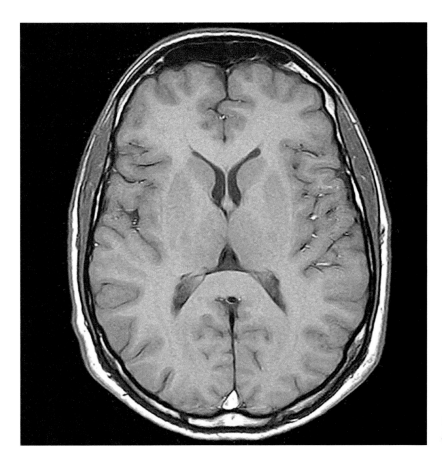

图 8.7 轴位 IR T1 加权图像,TI=700ms。

此序列尤其适用于儿童颅脑成像。一般 5 岁之前幼儿的脑白质还未充分成形;因此,在婴幼儿患者中,脑灰质和脑白质的 T1 弛豫时间非常相似,且在 SE T1 序列上组织间的 CNR 很小。

轴位 / 斜位 FLAIR/EPI(图 8.8)

层面描述同轴位/斜位 T2 序列。

该序列提供了一种抑制脑脊液信号的快速采集方法,可用于脑室或脊髓病变的检查,如多发性硬化斑块。

轴位 / 斜位 SE/FSE/ 非相干(扰相)GRE T1 (图 8.9)

层面描述同轴位/斜位 T2 序列。

增强前和增强后扫描非常常见,尤其是用于评估肿瘤时。

SS-FSE T2(图 8.10)

用于不配合患者的快速成像。

轴位 3D 非相干(扰相)GRE T1

该序列用于颅脑微小结构的高分辨率成像。如果需要重组层面,则必须采集各向同性数据(见第 1 部分"参数及其利弊"中的"容积成像")。此外,由于短 TE 扰相 GRE 序列的应用,流动伪影基本消除。

轴位 / 斜位 GRE/EPI T1/T2(图 8.11)

由于磁化率的敏感性,该序列比 SE 和 FSE 对出血更灵敏。

轴位 / 斜位 SE MT

层面描述同轴位/斜位 T2 序列。

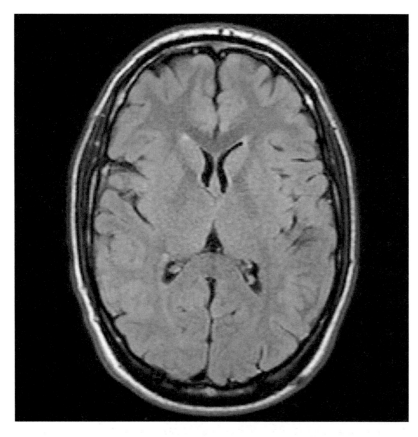

图 8.8 颅脑轴位/斜位 FLAIR 图像。长 TI 序列上 CSF 信号为零,与之相比,脑室周围病变的信号强度更高。

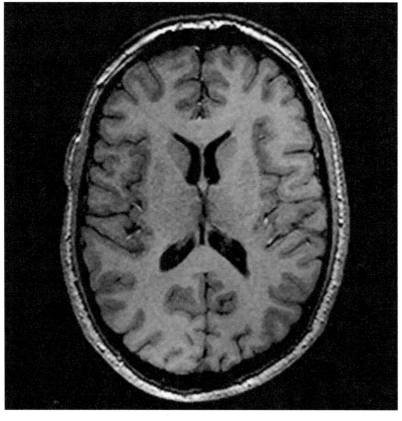

图 8.9 颅脑轴位/斜位非相干(扰相)GRE 图像。

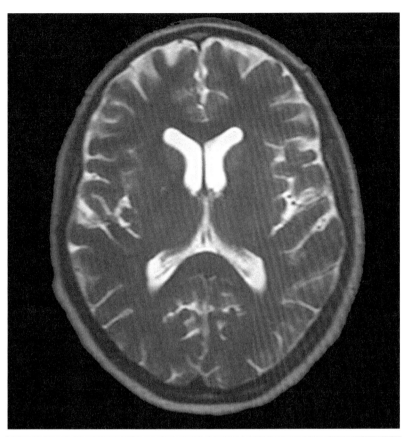

图 8.10 颅脑 SS-FSE T2 加权图像。整个脑部扫描于 40s 内完成。

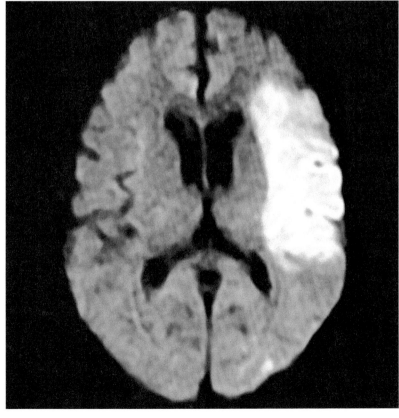

图 8.11 颅脑 SS-EPI 图像。整个脑部扫描于 14s 内完成。

MT 序列有助于某些病变的显示，如转移瘤或低分化肿瘤。当使用 MT 脉冲序列时，灰质和白质信号会降低 30%~40%，从而使病变信号增强，病变与周围脑组织的 CNR 也提高(见第 2 部分"脉冲序列")。

轴位 DWI(图 8.12 和图 8.13)

扫描层面同轴位/斜位 T2 序列。

该序列对于早期的脑卒中诊断非常重要。同时也用于儿科患者缺氧程度和髓鞘病变的诊断。b 值选用 800~1000s/mm²(b 值越大，弥散权重越大)。需获取各向同性弥散(如弥散梯度适用于 3 个轴面)(见第 2 部分"脉冲序列")。

DWI 序列总是采用 T2 加权的 EPI 序列获取。在标准的 T2 加权 EPI 序列中，由于细胞外水分子在成像周期中没有足够的运动(弥散)导致水质子的失相位。因此，弥散梯度被用于提高细胞外水分子运动的灵敏度。b 值控制着振幅、持续时间和(或)弥散梯度的时间，并由此决定弥散序列中的弥散权重的总量。增加 b 值，使组织的细胞外的水分子运动(弥散)的灵敏度增加，因此，增加弥散权重。在这些弥散梯度下，由于水质子的失相位，正常弥散区域的信号减少。在弥散图像上，可见更受限的弥散，更小的水质子的失相位和更高的信号。在大多数 MR 系统中，可以得到 b 值为 0(如 T2 加权 EPI 图像)的图像和由操作员选择 b 值的弥散图像。一些系统也可以在每一层上呈现 3 张附加的图像。这些图像都是在弥散采集过程中获取的。弥散梯度被用于各个正交的 3 个平面(X、Y 和 Z)上测量各个方向的弥散程度。然后平均所得的数据，产生最终的"轨迹"或弥散加权图像的显示。

需要注意的是，在弥散加权图像上看到的高信号，实际上是长 T2 弛豫时间的"穿透效应"的自旋产生的高信号。这些所谓的"T2 穿透"效应可以通过计算生成的表观扩散系数(ADC)图来消

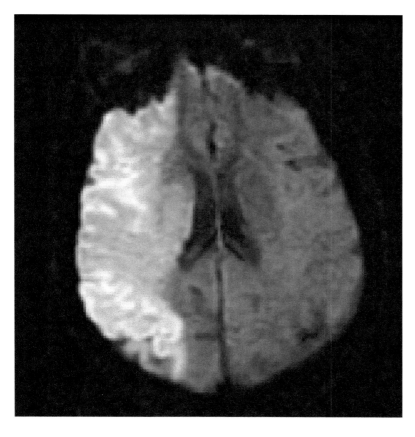

图 8.12　DWI 图像显示大脑右侧大面积的高信号区。DWI 的高信号区是弥散受限或"T2 穿透效应"所致。

除。ADC 表示细胞外运动水分子的数量。ADC 图像可通过 b 值为 0 或 b 值为弥散采集中的值(常用颅脑 DWI 检查中 b 值=1000mm/s^2)计算得到"二维"ADC 图像(图 8.13)。在某些情况下,也许会得到两个 b 值的 DWI。随着 b 值变为 0,可以计算得出"三维"ADC 图像。在任何情况下,ADC 图像的像素值代表着图像像素的 ADC。在弥散受限区(如低速 ADC),像素值为暗区。在运动水质子上显示的高速 ADC 导致 ADC 图像的像素亮点。计算生成的 ADC 图像对于区别急性与慢性脑卒中来说非常重要。在 MR 系统下,ADC 图像可以自动获取,或需要些额外的步骤处理后获取。

弥散张量成像(DTI)

当测量出沿着磁体 3 个正交方向(X、Y 和 Z)中的水的弥散并求出其均值时,只能获取各向同性弥散的信号,即弥散的方向是随机的。在颅脑灰质中我们可以看到上述现象。而在白质,组织的结构"命令"着弥散的方向。在白质中,弥散是沿着白质束有序进行的。这样的弥散规律被称为各向异性(各向异性弥散)。为了各向异性弥散的成像,需测量超过 3 个轴面的弥散数据。在物理学中,张量作为方向函数是一种基本的移动。DTI本质上是一种在方向上有序的弥散成像(各向异性胜于各向同性)。最低限度上,DTI 至少测量 6个轴面的弥散数据,而在临床实践中,需在 12 个或者更多的轴面上测量。由于测量的方向数目增加导致的 SNR 丢失,在高强度如 3.0T 磁场上 DTI 显得尤其有用。DTI 通常用于部分各向异性(FA)的白质束成像或白质纤维束成像 (图 8.14 至图8.18)。

轴位灌注成像

扫描层面同轴位/斜位 T2 序列。

该序列提供了增强病变和显示病变活动的时间分辨率。在机器扫描启动后,应立即注射钆

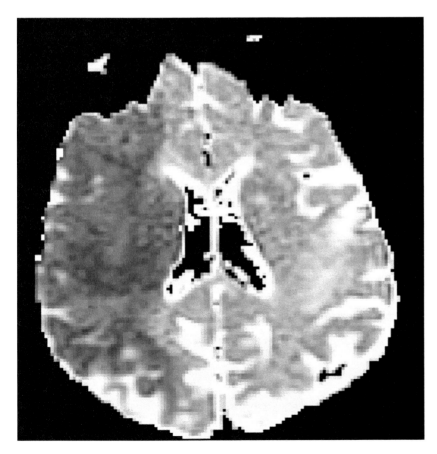

图 8.13 计算出的 ADC 图像显示弥散受限(急性脑卒中)导致的低信号。右后方的小面积高信号区表示"T2的穿透效应"。

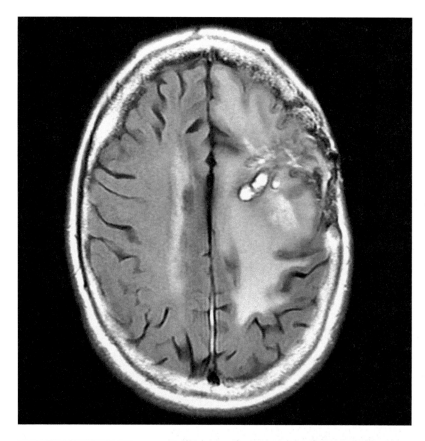

图 8.14 T2 加权 FLAIR 图
像显示病变。

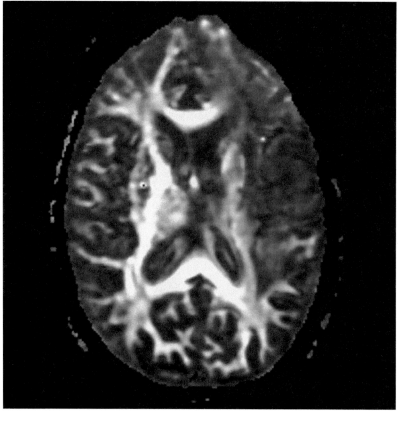

图 8.15 部分各向异性(FA)
图像显示脑白质束中的各向异
性(有序的)弥散。

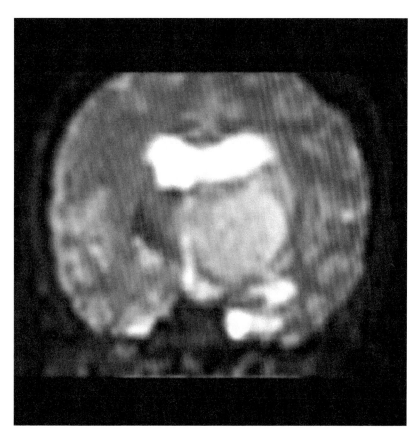

图 8.16　冠状位 T2 加权 EPI
序列显示病变。

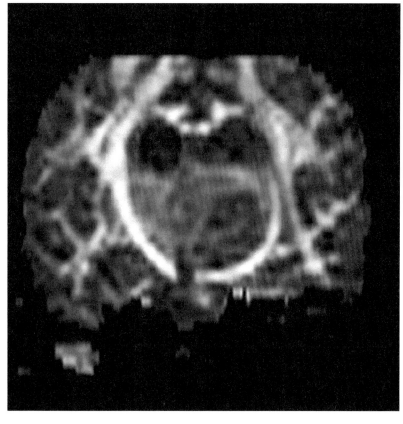

图 8.17　FA 图像显示累及白
质束的病变。

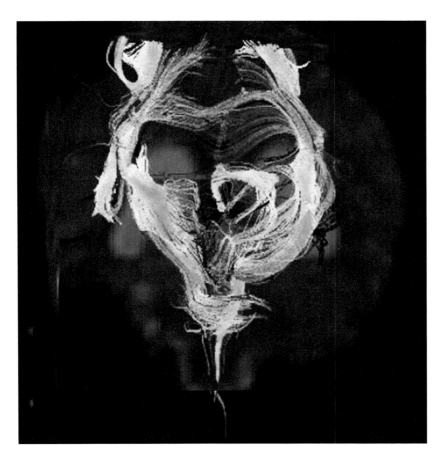

图 8.18　纤维束成像显示纤维束相对于病变的定位。(见彩图)

剂。随着连续的灌注,将实现 T1 加权的增强后成像(见第 2 部分"脉冲序列"和"动态成像")。

　　MR 相容的对比剂的应用,很大程度上提高了灌注信息的稳定性。此外,为了优化磁化率效应,快速注射对比剂显得尤其必要。理想的注射速率应大于 4m/s。对比剂的注射量或体积可以根据对比剂浓度、对比剂弛豫、磁场强度和(或)使用的脉冲序列而改变。在 1.5T 的磁场中,使用 GRE-EPI 序列可以显示更强的效应。如果使用上述序列,通常 0.1mmol/kg 的剂量就足够了。由于 GRE-EPI 序列中增强磁化率效应,只能获取大血管相关的灌注信号。如果希望获取小血管相关的灌注信号,则应使用 SE-EPI 序列。应该牢记由于 SE-EPI 序列中磁化率效应的减弱,有必要提高钆剂的剂量和浓度。并不是所有的钆剂在 T1 和 T2 弛豫时间上有同样的效果。有些对比剂有更高的弛豫率。当这些对比剂用于灌注成像时,与相同剂量的标准对比剂导致的弛豫率增加相比,会造成更大的信号减弱。在 3.0T 的磁场中,磁化率效应作为强磁场效应将增强,要么使用 GRE-EPI 序列减少钆剂的剂量 (0.5mmol/kg),要么使用 SE-EPI 序列注射标准剂量的钆剂(0.1mmol/kg)。SE-EPI 序列也会导致轻微的磁敏感性伪影。总而言之,灌注成像中钆剂的用量取决于使用的对比剂的种类、选择的磁场强度和采集技术。

　　当灌注成像用于脑卒中时,受脑卒中影响的区域将出现对比剂的延迟成像或者完全无灌注。当用于肿瘤时,出现的过度灌注区域常常可以被诊断为异常的灌注区域。图 8.19 和图 8.20 已说明该效应。由于水肿和其他的改变,残余肿瘤的区域与相邻组织并无区别。弥散数据清楚地说明,增强或过度灌注的区域提示着肿瘤的残留或复发。

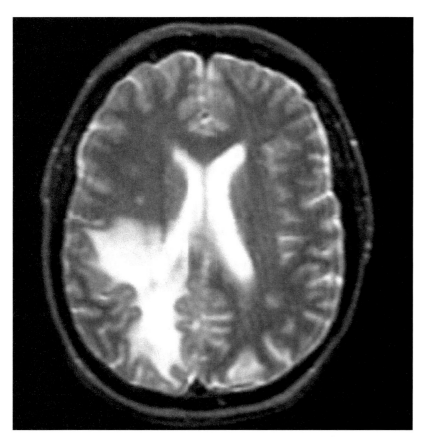

图 8.19 T2 加权图像显示病变治疗后大面积水肿。

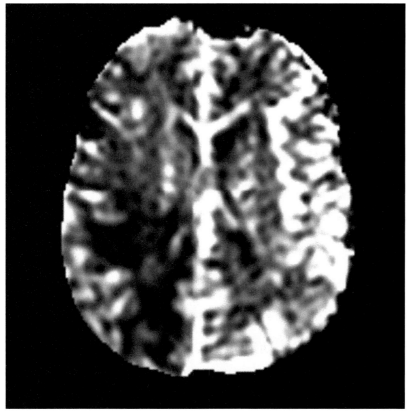

图 8.20 灌注数据显示水肿部位的高灌注区域，提示肿瘤复发。

图像优化

技术问题

使用正交或多线圈列阵产生均匀的高信号。使用大于 4 个频段的多线圈列阵也许需要使用均匀性校正算法才能得到均匀信号的图像。不管如何选择线圈，应在合理的扫描时间内，容易地得到具有良好 SNR 和空间分辨率的图像。

由于与 CSE 相比 FSE 扫描时间更短，其常用于获取 PD 和 T2 加权图像。如今对于 PD 和 T2 加权图像是否应作为双回波采集的一部分仍有争议。约为 3500ms 或更长的 TR 常用于 T2 加权 FSE 成像。然而对于颅脑的 PD 加权图像，长 TR 并非最佳选择。如果 TR 延长超至 2000ms，CSF 的信号强度会由于 CSF 的饱和度和质子密度的减少而增强。这可能会减弱某些脑室周围病灶与正常组织结构间的对比，如 MS 和 CSF 的对比。这也就是为什么在颅脑一般首选 T2-FLAIR 序列，而不是 PD 加权序列的主要原因。

在传统的长 ETL T2 加权 FSE 中，图像的模糊会更突出。在短 ETL 和 TE 中，需使用 PD 加权减少 T2 的影响，反之长 ETL 和 TE 则需 T2 的对照。图像的模糊导致了回波链的增长。由于 T2 的失相位，发生在链中的回波会比那些在链起始部的回波有更低的信号振幅。如果有效 TE 与那些迟发回波不一致，它们的数据将映入 K 空间的分辨率线上，并导致图像的模糊。回波间隔时间也很重要，如果回波间隔时间很长，回波链上最后的回波将会延迟很久，因此与短的回波间隔时间相比，将会呈现出更低的信号强度，甚至会在一个相对小数量的回波链中。相反，如果回波间隔时间很短，回波链上最后的回波将易于采集，且将呈现出更高的信号强度，甚至会在一个相对多数量的回波的链中（注："回波链的长度"是受采集的回波数量所影响的而不是采集时间）。精确控制回波间隔时间的方法因厂商的不同而异。允许对长 ETL 的短回波间隔时间使用更快的梯度开关（如高转换速率）。总而言之，应尽可能地减少回波间隔时间以减小图像的模糊（通常在 10~15s）。

由于这些局限性，有学者提倡分别获取 PD 加权和 T2 加权图像，因为这样可在 PD 采集中使用短 TR 和 ETL。此外，一些厂商允许在双回波 FSE 采集中回波链分离，以便从第 1 回波链上获取 PD 加权图像，之后的回波链上获取 T2 加权图像。这导致除了 FSE 外其他图像能获取最佳的权重，与 CSE 不同的是，PD 图像的采集时间比 T2 或双回波更短。这是因为使用的是 2000ms 的 TR 而并非 10 000ms。因此，当只需要获取 PD 加权图像时将会节省时间。在 CSE 中，为了减少扫描时间，T2 加权图像采用相对较短的 TR。PD 加权和 T2 加权图像因此有相似的采集时间，并且在双回波序列中时常同步获取。因此，自行获取 PD 加权图像并不节省时间。

尽管颅脑的 FSE 使用具有时间上的优势，FSE 序列中的多重 180°脉冲会降低对出血性病灶的灵敏度。如果怀疑出血性病灶，除了常规序列（15~25ms 的 TE）外，也能获取相干 GRE 序列。值得一提的是，在许多医疗中心，在颅脑成像中 T2-FLAIR 图像已代替了 PD 加权图像。T2-FLAIR 序列通常能很好地显示蛛网膜下出血。

由于相对较高的 SNR，通常只要求较小的 NEX/NEA 来达到足够的图像质量。然而，用薄层和（或）更小的 FOV 检查细小结构时却并非如此。在这种情况下，有必要增加 NEX/NSA。可以通过减少接收宽带来增加 SNR，并且无明显的化学位移伪影。总而言之，减小接收宽带，可导致回波间隔时间增加，以及 FSE 上的模糊增加。在从右到左相位编码方向的轴位/冠状位成像上，矩形 FOV 或平行成像可以用于减少扫描时间。

伪影问题

颅脑伪影的主要原因是脑脊液和颈动脉的流动。空间预饱和脉冲置于 FOV 的下方可明显地减少伪影。在大的 FOV 成像中,除了下方无需在其他地方放置空间预饱和脉冲,因为在其他方向上没流体进入 FOV 中。如果使用小的 FOV,有时有必要在上方、右侧和左侧施加空间预饱和脉冲。

GMN 也能降低伪影,尤其在后颅凹。然而,这不仅增加血管内的信号,也为 T2 和 T2* 加权序列保留最小的有效 TE。由于扫描时间是由患者的心率所决定的,采用 Pe 门控来减小伪影会很耗费时间,因此也不常用。鬼影出现在相位编码轴,为了将伪影从 ROI 中移除而被卷积。然而,在大多数颅脑检查中,由于流体抑制技术已较为满意,已没必要用这种方案了。

不能配合的患者很可能导致运动伪影,除非采用快速的扫描序列。FSE 虽然比 SE 快,但总是会造成严重的运动伪影,这是因为在每个 TR 期间,总有条 K 空间的中心线被填充。SS-FSE 技术能更好地减少运动带来的影响,并且能通过高达 128 的 ETL 来实现约 30s 内的全脑扫描。虽然 SS-FSE 序列非常迅速,但还会在某种程度上受患者运动的影响。为了完全消除患者运动的影响,可以采用 SS-PEI 技术。然而,EPI 序列有产生空气/组织磁化率伪影的倾向(见第 2 部分中的"脉冲序列")。有一种更新型的采集技术,通过用不同的方式填充 K 空间,能减少甚至消除患者运动的影响,该技术称为 PROPELLER、BLADE、MultiVane 和 JET(取决于制造商)。

非共振效应(主要为磁化率)使得在 DWI 成像的 SS-EPI 序列中,失真伪影频繁出现。这些伪影会在较高的磁场强度系统(如 3.0T)上增加,但是不能通过减少相位编码视图的数量(如矩形 FOV 或平行成像技术)来减少。不幸的是,如果单纯地减小相位矩阵,会导致空间分辨率的降低。

患者关怀

由于头部线圈是封闭的,因此有时对幽闭恐惧症患者进行检查较为困难。此外,一些神经方面的疾病也会增加患者移动的可能性,例如癫痫、帕金森病和意识、知觉的减弱。有时需要对患者进行安抚,在极端状况下需要注射镇静剂或全身麻醉。由于结合某些序列而产生的过大的梯度磁场噪声,规定检查时患者需佩戴耳塞或耳机,以防听力受损。EPI 序列需使用非常快速的梯度磁场上升时间。梯度磁场上升时间越短,越易引起外周神经的刺激。为了降低该刺激发生的可能性,对于采用颅脑全轴 EPI 序列,频率编码方向应从右到左,并不需要 SS-FSE 序列。此外,应将患者的双臂放置在患者的两侧,且踝关节不能交叉,以此防止人体形成一个闭环,导致产生过多的感应电流。

增强扫描

在标准颅脑成像时,有时会使用对比剂对肿瘤和炎症进程进行评估,例如 MS 或异常血管的评估。增强造影对传染性病变如脓肿非常敏感。此外,对脑膜进行增强造影可以检查传染性结核、软脑膜肿瘤的转移和创伤后的脑膜刺激。增强造影也可用于明确梗死的发生时间。近期的梗死可以在某些程度上呈现对比增强,但发生在血脑屏障被破坏后的梗死通常呈极大的对比增强。陈旧性或慢性梗死不进行增强。SE 或非相干(扰相)GRE T1 序列的选择常在对比增强后。如果获取用于各向同性体素的 3D 非相干(扰相)GRE 序列,在其他平面和(或)层面位置对数据集进行重建。快速注射钆剂的灌注成像对于评估病灶的活动非常有效。在这些情况下,要求使用如 SS-FSE 或 EPI 等快速采集序列。

颞叶

基础解剖(图 8.21)

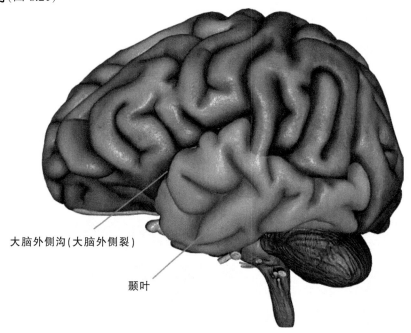

大脑外侧沟(大脑外侧裂)

颞叶

图 8.21 颞叶及其周围结构。

常见适应证

• 尤其是颞叶病变的诊断与评价（肿瘤、血管畸形、白质营养不良和萎缩的进展）

• 颞叶癫痫

• 对海马区和颞叶信号改变的评估

• 测量海马区的体积大小(现在认为海马区的萎缩是海马疾病,特别是阿尔茨海默症和精神分裂症最敏感的指标)

设备

• 头部线圈(正交或多线圈阵列)

• 固定垫和固定带

• 耳塞或耳机

患者定位

患者仰卧于检查床上,使脑部位于头部线圈内。适当调整头部的位置,使瞳间线平行于检查床,且头部平直。定位患者,使纵向定位线位于人体中线,同时横向定位线通过患者鼻根。固定带和固定垫用来维持患者体位。

推荐扫描方案

矢状位 SE T1

中等层厚/层间距由通过整个头部的两侧纵向定位线决定。图像包括枕骨大孔到头顶的区域。

左 37mm~右 37mm

轴位 / 斜位 SE/FSE T2

薄层/层间距或隔行扫描层成一定角度与颞叶平行,使得其可以在矢状位图像上显示外侧层(图 8.22)。规定扫描范围从颞叶的下缘到胼胝体体部的上缘。

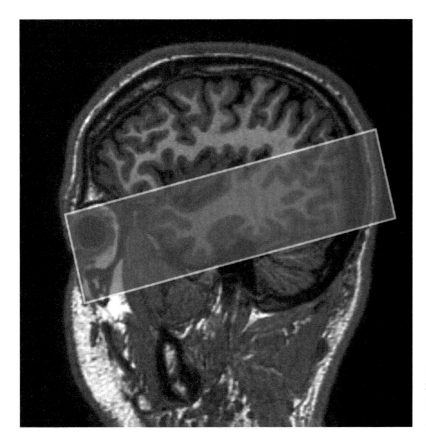

图 8.22　通过颞叶的矢状位 SE T1WI 图像,显示颞叶轴位/斜位成像时扫描层面的边界和定位。

冠状位 / 斜位 SE/FSE T1

同轴位/斜位 T2 序列,除了薄层隔行扫描外,一般是以一定的角度与轴位平行(图 8.23)。

扫描范围从小脑的后部到胼胝体的膝部前缘。

冠状位 3D 非相干(扰相)GRE T1 (图 8.24)

薄层根据两边的颞叶而定(层数适中),或者是整个头部(层数较多)。至于海马的扫描,层数由小脑的后部到胼胝体的膝部前缘来决定。海马体积大小的测量通过使用软件系统计算出每一层面海马的面积,然后与层块的深度相乘。如果想重组层数,需获得各向同性的数据集(见第 2 部分"参数及其利弊"中的"容积成像")。

轴位 / 斜位 / 冠状位 / 斜位 IR-FSE T2
(图 8.25 和图 8.26)

层面描述同轴位/斜位/冠状位/斜位 FSE T2 序列。

该序列通常用来使图像中的脑白质和脑灰质之间呈现高对比。在海马区可以使用特定的 TI 使得脑白质的信号变为 0(约 300ms),从而增加灰质/白质(G/W)对比。图像可通过信号反转使脑白质呈现白色、脑灰质呈现灰色。有时采用此技术可显著增强脑白质病变,使其呈低信号强度,改善基底核的显示。

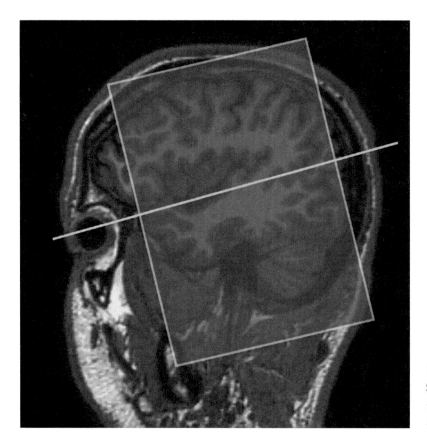

图 8.23 通过颞叶的矢状位 SE T1WI 图像，显示颞叶冠状位/斜位成像时扫描层面的边界和定位。

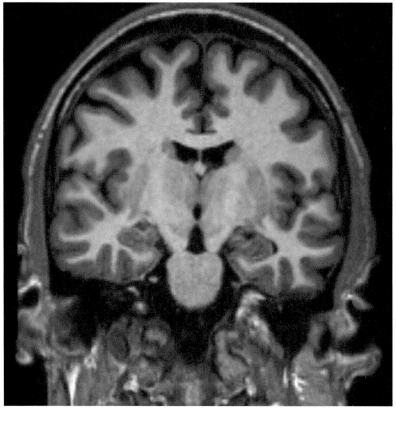

图 8.24 通过海马的冠状位非相干（扰相）T1 加权 GRE 图像，3D 数据采集。

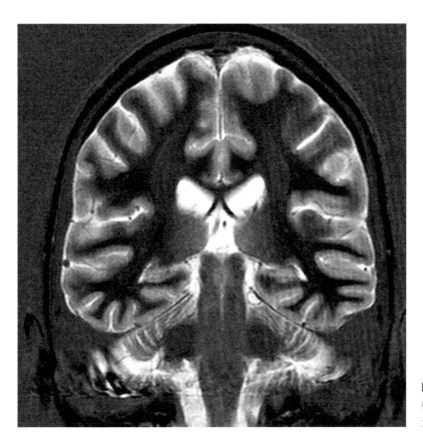

图 8.25 冠状位 IR-FSE T2 加权图像,采用 TI 使脑白质信号为零(300ms)。

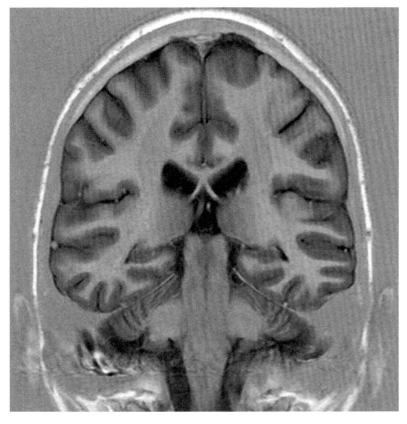

图 8.26 冠状位 IR-FSE T2 加权图像,信号反转可更好地显示脑白质病变。

图像优化

技术问题

由于正交头线圈、相位阵列线圈产生均匀一致的高信号，故颞叶的信噪比和对比特性较好。相对短的扫描时间可以获得较好的空间分辨率。将表面线圈直接放到患者的头部，特别是儿童，可增加局部信噪比和分辨率。然而，采用这种方法可能会使颅脑的其他区域不能成像，归咎于信号的丢失。因为颞叶病变通常较小，容积采集是有用的，因为它们允许使用超薄层且无层间隔扫描。因为它们主要是用来显示解剖结构或增强对比，因此非相干(扰相)GRE 是值得用来产生 PD 和 T1 对比。或者，在 2D 图像的获取中，可倾斜层面垂直于大脑外侧裂，常可改善颞叶的显示。

因为在相对短的扫描时间内，FSE 与大矩阵的联合使用能够获得颞叶的高分辨率图像，所以 FSE 是一个有用的脉冲序列，尤其是对 T2 加权图像更是如此。然而，IR 序列也能够起到很好的效果。FLAIR 序列常能提高细小结构的 T2 信号强度，这点要比 T2 加权的 SE 序列或 FSE 序列好。因为颅脑不含脂肪(只有头皮有少量)，减少接收带宽能明显改善 SNR，而不增加化学位移伪影，即使这样可能会增加图像模糊(见第 2 部分"流动现象和伪影")。在轴位和冠状位成像中，一个长方形/不对称 FOV 能够通过由右到左的相位轴来有效减少扫描时间。

伪影问题

颞叶的伪影主要来源于颈动脉和椎动脉内的血液流动。对 FOV 的下方施加空间预饱和脉冲可有效减少伪影。在大 FOV 成像中，除下方外，没必要对其他方向施加空间预饱和脉冲，因为所有其他方向均没有血流流入 FOV。在冠状位图像中，由颈动脉和椎血管造成的相位伪影是个麻烦的问题。翻转相位轴，使得它在由上到下方向替代由右到左方向，使得伪影远离颞叶的横轴方向，但是必需过度采集，以防颈部和头顶卷积入相位轴的 FOV 中。这个翻转相位方向的方法可以最有效地减少颞叶外侧部的伪影。然而，相位重影一直干扰着更内侧的海马区，如果它们在 ROI 内，翻转相位轴方向可能对它们没有用。

GMN 可以使颞叶中伪影最小化。然而，它不仅会增加血管的信号，还会使可获得的 TE 降到最低，因此，它一般是 T2 加权和 T2* 加权序列的备用序列。磁化率伪影常出现在高场强的冠状位非相干(扰相)GRE 图像上，特别是在岩嵴和颅脑的边缘。如果层面内只含颞叶，在容积采集中对 FOV 使用空间预饱和脉冲，可减少层面选择轴上的混淆伪影(见第 2 部分"参数及其利弊"中的"容积成像")。

患者关怀

由于头部线圈是封闭的，因此对幽闭恐惧症患者进行检查比较麻烦。对检查程序的认真详细的解释和安全保证是必需的。因为很多患者有抗药性癫痫，因此，在整个检查过程中需要细心观察患者的状况。梯度场的噪声、患者不耐烦的情绪以及定位线均是引起癫痫的潜在因素。如果患者在检查过程中癫痫发作，立刻停止扫描，从磁体中移出患者，呼叫医师，立刻采取急救措施。由于某些序列具有极响的梯度噪声，因此一定要用耳塞或耳机，防止患者听力受损。

增强扫描

对于颞叶中的微小病灶有时通过造影的方法可使其清晰显像。

后颅凹和内耳道

常见适应证

- 需排除听神经瘤的症状(眩晕、单侧性感音性耳聋、耳鸣)
- 面部麻痹/麻木
- 诊断后颅凹病变
- 面肌痉挛
- 三叉神经痛

设备

- 头部线圈(正交或多线圈阵列)
- 固定垫和固定带
- 耳塞或耳机

患者定位

患者仰卧于检查床上,使其头部位于头部线圈内。适当调整头部的位置,使得瞳间线平行于检查床,且头部平直。调节患者体位,使纵向定位线位于人体中线,同时横向定位线通过患者鼻根。固定带和固定垫用来维持患者体位。

推荐扫描方案

矢状位 SE T1 或相干 GRE T2*(图 8.27)

中等层厚/层间距由纵向定位线的两侧或单侧的内耳道(IAM)来决定。图像应该包括枕骨大孔到胼胝体部的最上方边缘之间的区域。

左 37mm~左 20 mm(左边 IAM)
右 37mm~右 20 mm(右边 IAM)

轴位 SE/FSE T1 (图 8.28)

薄层/层间距或间隔层由枕骨大孔的后颅凹到岩嵴的最上缘来决定。如果有后颅凹巨大肿瘤,则应增大扫描范围。

轴位 SE/FSE T1 对比增强

层面描述同轴位 T1 序列。

辅助扫描序列

冠状位 SE/FSE T1 +/- 对比增强

层面描述同轴位 T1 序列,除了小脑后缘到斜坡的层面。

3D 非相干 (扰相)GRE T1 +/- 对比增强

薄层和较小或中等数量的层面位置的覆盖范围如上所述(轴位或冠状位)。

高分辨率技术

轴位 FSE T2(图 8.30 和图 8.31)

层面描述同轴位 T1 序列。

薄层/层间距或间隔扫描	3mm
长 TE	100ms
长 TR	4000ms
长 ETL	16
矩阵	512×256 或者更大
NEX/NSA	4
FOV	20cm

冠状位 FSE T2

层面描述同轴位高分辨率 T2 序列,除了小脑后缘到斜坡的层面。

3D FSE T2 或 GRE T2*(图 8.31)

该序列图像的对比度和 SNR 较高。另外,图像是连续的,并且不受交叉激发的影响。各向同性采集可多平面重组(见第 2 部分"参数及其利

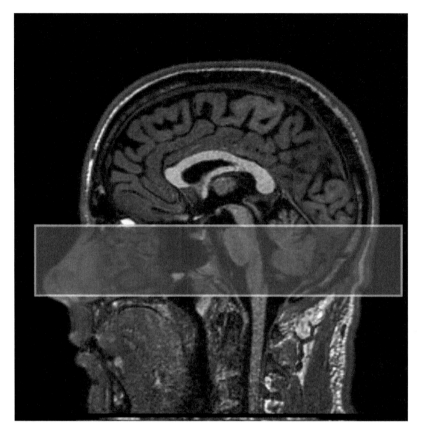

图 8.27　颅脑中线层面矢状位 SE T1 加权图像,显示 IAM 轴位成像时扫描层面的边界和定位。

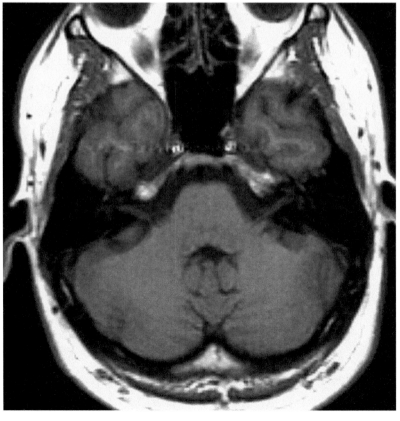

图 8.28　通过两侧内耳道的轴位 SE T1 加权图像。

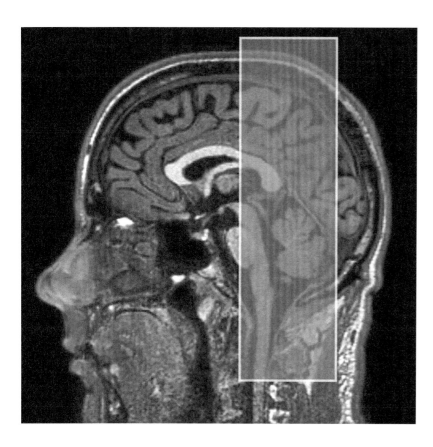

图 8.29 颅脑中线层面矢状位 SE T1 加权图像,显示内耳道冠状位成像时扫描层面的边界和定位。

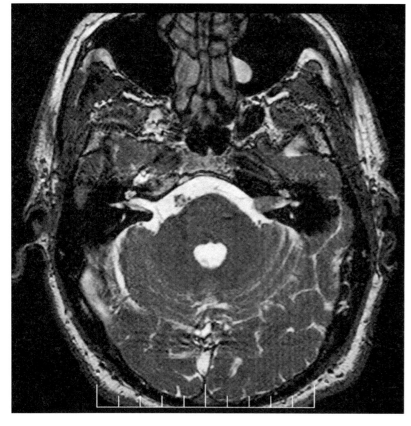

图 8.30 内耳道高分辨率轴位 FSE T2 加权图像,显示一个巨大的左侧听神经瘤。该检查不需要对比增强来证实诊断结果。

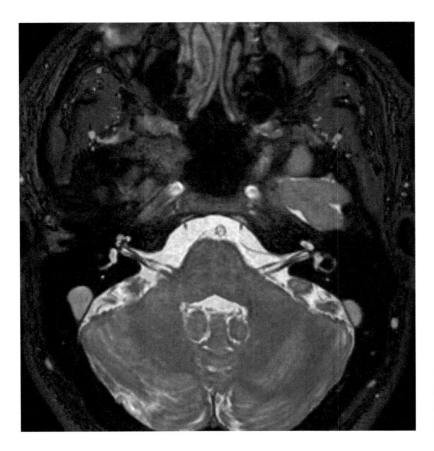

图 8.31   内耳道高分辨率轴位 FSE T2 加权图像，清晰显示听神经(后部)和面神经(前部)。

弊"中的"容积成像")。像 BGRE 这样的 GRE 序列通常用来减少来自后颅凹的流动伪影。

图像优化

技术问题

IAM 是一个非常小的结构，并且这种检查技术常用来排除位于内耳道内的小的听神经瘤。因此，在保持较高的 SNR 的情况下，尽可能提高空间分辨率是重要的。固有 SNR 很好，是由于颅脑组织的高质子密度和脑部线圈的质量所致。然而，在 IAM 的区域内，岩骨和乳突的低质子密度会使 SNR 下降。使用最薄层厚和最小的层间距或者隔行扫描可以提高空间分辨率及内耳道的显示。建议使用较大的矩阵，但矩阵过于巨大会使 SNR 下降到一个不能接受的水平。为了得到更高的空间分辨率，与标准的颅脑成像相比我们使用

较小的 FOV。由于采用了上述的所有措施，我们应该增大 NEX/NSA 来维持 SNR 在一个较理想的水平。

使用高分辨率 T2 FSE 会使对比增强和 T1 序列的作用失去效果，特别是检查 IAM 时。当 FSE 序列和至少为 512 的矩阵一起合用时，能够得到非常好的分辨率和对比。T2 加权序列可在高信号的脑脊液和相对低信号的神经之间产生非常好的对比。在后颅凹中，使用较大的矩阵可以获得许多脑神经和血管的高分辨率图像。在神经沟内，我们能分辨出每一条面部和听觉神经，所以在这种情况下，并不需要对比增强。增加 NEX/NSA 可以维持 SNR 在一个较好的水平，但因为 FSE 序列的使用，扫描时间仍需要几分钟。然而，在低场强的条件下，通常需要提高 NEX/NSA 以获得令人满意的 SNR。当需要仔细观察后颅凹时，这个序列在冠状面比较有用。

容积采集可以消除层间距并能够满足超薄层的需要。在对比增强后使用非相干(扰相)GRE是很常见的,但是在重 T2 加权采集中使用 FSE 或 GRE 效果更好。磁化作为一个预备序列或许具有价值。如果整个后颅凹都在检查范围内,那么空间分辨率或许就和检查 IAM 时一样不重要。如果 ROI 较大(如肿瘤侵占后颅凹),则需要使用稍大的层厚/层间距,同时也需要对颅脑做一个常规扫描。

伪影问题

静脉窦的血液流动通常使后颅凹的检查比较麻烦。GMN 能够最大程度减少这种伪影,但不能增加血管的信号,不过最小 TE 能做到,因此,最小 TE 通常作为 T2 加权成像的预备序列。对 FOV 的上方和下方施加空间预饱和脉冲也是有益的。心电门控技术可以进一步减少伪影,但由于其扫描时间由患者的心率决定,有时扫描时间会较长。因此门控技术是那些有严重流动伪影患者的最佳预选方案,这些患者一般不能通过其他措施使伪影减少到一个可以接受的水平。由于使用非常短的 TE,所以扰相 GRE 可以用来减少流动伪影(见第 2 部分的"脉冲序列")。

患者关怀

由于头部线圈是封闭的,因此对幽闭恐惧症患者进行检查较为困难,并且患者经常听不到,且对系统对讲可能无反应。在这种情况下,对患者进行详细的解释和安全保证是重要的。由于一些序列会产生过大的噪声,因此需要用耳塞或耳机防止患者听力受损。

增强扫描

因为 T1 加权序列牺牲了岩嵴、IAM 和听神经瘤之间的固有低对比来使图像质量得以提高,因此常需要造影。然而,高分辨率技术和(或)3D FSE(或 BGRE)序列常会因为没有进行造影而造成对听神经瘤的漏诊。

垂体窝

基础解剖(图 8.32)

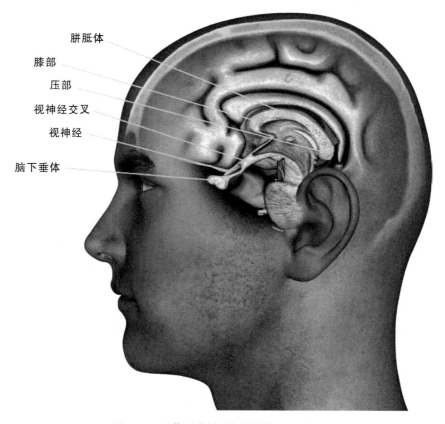

胼胝体

膝部

压部

视神经交叉

视神经

脑下垂体

图 8.32　垂体及其周围解剖结构。(见彩图)

常见适应证

• 与垂体功能有关疾病的检查(如高泌乳素血症、库欣病、肢端肥大症、垂体功能减退症、尿崩症、闭经)

• 下丘脑病变

• 视野缺损

• 垂体腺瘤术后评估

设备

• 头部线圈(正交或多线圈阵列)

• 固定垫和固定带

• 耳塞/耳机

患者定位

患者仰卧于检查床上,使头部位于头部线圈内。适当调整头部位置,使得瞳间线平行于检查床,且头部平直。调节患者体位,使纵向定位线位于人体正中线,同时横向定位线通过患者鼻根。固定带和固定垫用来维持患者体位。

推荐扫描方案

矢状位 SE T1 (图 8.33)

薄层/层间距或间隔扫描,由垂体窝左侧到右侧缘。蝶窦的最下缘到侧脑室的最上缘之间的区域包括在图像中。

左 10 mm~右 10mm

冠状位 SE/FSE T1 序列 (图 8.34)

薄层/层间距或间隔扫描,由鞍状突的后缘到鞍状突的前缘决定。图像包括蝶窦的下缘到侧脑室的上缘之间的区域。如果看到高信号团块,需要排除鞍区皮样囊肿时,可以使用组织抑制的方法。

辅助扫描序列

冠状位 SE/FSE T1 + 对比增强

层面描述同冠状位 T1 平扫。

矢状位 SE/FSE T1 +/- 对比增强

层面描述同轴位 T1 平扫。

3D 非相干(扰相)GRE T1 +/- 对比增强

薄层及较少层数穿过垂体窝。扫描范围可向前、向后延展以覆盖扫描层面。

轴位 SE/FSE T1 +/- 对比增强

层面描述同冠状位 T1 序列, 除了垂体窝底部到 Willis 环的层面 (图 8.35)。

图像优化

技术问题

垂体窝是相对较小的解剖结构,另外垂体微腺瘤常显示困难。因此,空间分辨率很重要。为了解决这个问题,通常采用薄层间隔扫描及尽可能小的 FOV 以保持好的 SNR。另外,一个较大的矩

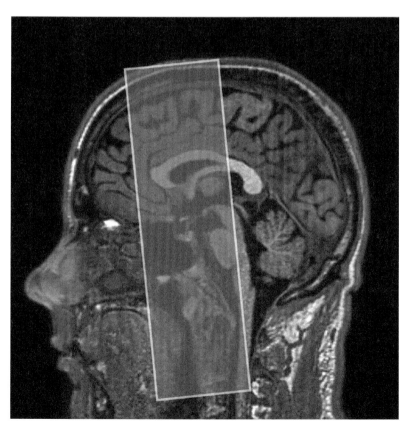

图 8.33 大脑中间层面矢状位 SE T1 加权图像,显示垂体窝冠状位成像时扫描层面的边界和定位。

阵与多个 NEX/NSA 的联合使用对保持 SNR 来说是必需的。容积采集允许使用更薄的层面，且没有层间隔，因此，有时在检查垂体窝时采用此项技术。因为解剖结构的细节和对比增强是重要的，所以需要非相干(扰相)GRE 序列。

伪影问题

垂体窝位于 Willis 环的前下方，因此，流体伪影比标准颅脑成像时更麻烦。另外，更小的 FOV 增加了混淆伪影出现的可能性，所以如果相位方向上解剖结构位于 FOV 外上，有必要实施过采样。

在容积成像中，只有一个较小的层块是我们所需的，因此，层面包绕是常见的问题。当决定层面数时，通常增加覆盖范围来补偿层面包绕。另外，额外的层面数会提高 SNR。在 3D 序列中，SNR 的大小与断层数量的平方根成比例。在垂体区域,GMN 可以使流体伪影减少到最少；然而，GMN 不仅提高了血管的信号，而且还使 TE 达到最小，因此,GMN 一般不会使 T1 加权序列受益。在高场强中(1.0T 及以上)，对垂体窝成像的非相干(扰相)GRE 序列或许会受到过度磁化率伪影的影响。通过采用薄层(如 3mm 或更薄)和尽可能短的 TE 使上述伪影的影响最小化。当采用降低场强的方法减少磁化率伪影时，低场系统可以从 3D 采集的 SNR 的提高中获益。

患者关怀

由于头部线圈是闭合的，因此对幽闭恐惧症患者进行检查较为困难。为了避免使用镇静剂使患者进入镇静状态，医生需要对患者做好关于检查过程的全面解释和安全保证。由于在检查时某些序列的梯度场的噪声过大，常使用耳塞或耳机以防止患者听力受损。

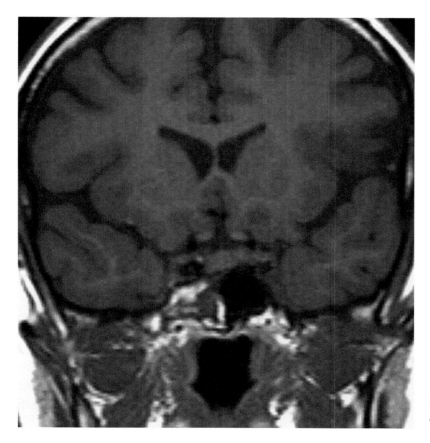

图 8.34 垂体窝冠状位 FSE T1 加权图像。

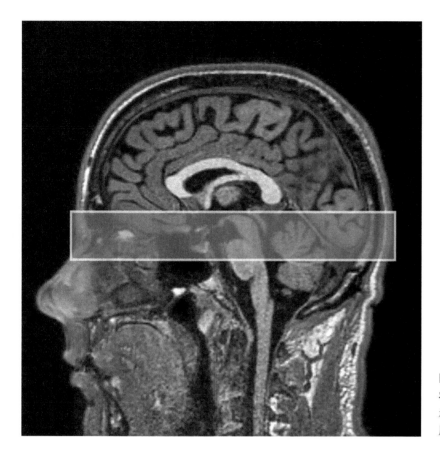

图 8.35 大脑中间层面矢状位 SE T1 加权图像,显示垂体窝轴位成像时扫描层面的边界和定位。

增强扫描

除了对尿崩症和下丘脑病变的检查外,其他检查通常不需要造影。对库欣病来说,有时必须进行造影。因为垂体微腺瘤常很小,所以不通过增强扫描很难观察。一般情况下,大腺瘤增强较快,而微腺瘤则不然。然而,应该注意所有垂体腺体的最终增强是和垂体微腺瘤一样,因此,造影后对时间点的认真观察很重要。这种经常采用的技术是一个快速/动态扫描序列。在 1.5min 或更

短的扫描时间内,对整个垂体进行薄层(3mm)扫描。这将会重复扫描 3~4 次,而每次动态设定之间都会有极少的延迟。在早期图像中,当垂体微腺瘤的信号还没上升时,正常垂体腺体已经增强。就像前面所提到的一样,在几分钟内,垂体微腺瘤也增强到与垂体腺体同样的强度。在未经增强的图像中,常看到神经垂体出现高强度信号,特别是糖尿病患者。至今,该现象的成因和临床意义尚不清楚。另外,研究已经证实,采用一半剂量的钆对于垂体成像是最佳选择。

眼眶

基础解剖（图 8.36 和图 8.37）

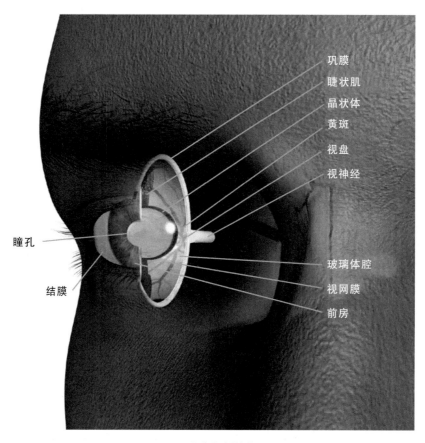

巩膜

睫状肌

晶状体

黄斑

视盘

视神经

瞳孔

玻璃体腔

视网膜

结膜

前房

图 8.36　眼眶矢状位解剖结构。(见彩图)

常见适应证

- 突眼
- 视力障碍
- 眼眶或眼肿瘤的评估

设备

- 用于眼和眼眶的小型表面线圈
- 用于眶上裂、视交叉和颅内视神经通路的正交头颅线圈或多线圈阵列线圈
- 固定带和固定垫
- 耳塞/耳机

患者定位

患者仰卧于检查床上。通常同时对双侧眼眶进行检查。如果使用表面线圈,那么表面线圈需将两个眼眶完全覆盖,且不能接触到患者皮肤。厂家通常会提供特殊的线圈以确保其放置在眼睛前面并覆盖。为了确保接收线圈正对眼眶,可以使线圈面对着检查床。患者的眼睛睁开,且保持直视并且不转睛。这样做可使患者集中注意力

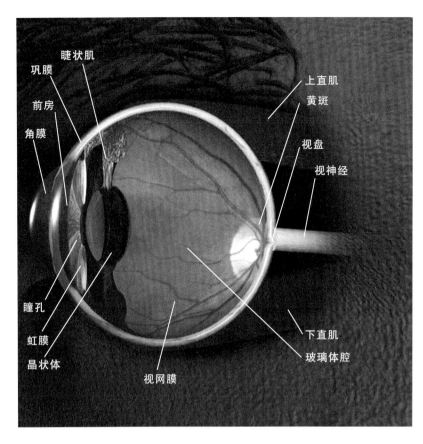

睫状肌
巩膜
前房
角膜

上直肌
黄斑
视盘
视神经

瞳孔
虹膜
晶状体
视网膜

下直肌
玻璃体腔

图 8.37　眼的内部结构。(见彩图)

并保证眼睛不动,从而减少运动伪影。任何眼睛内的异物,特别是金属质地的异物需要在检查前取出来,因为这些异物会导致图像产生伪影,也会让患者感到不适。

定位患者,使纵向定位线位于人体正中线,同时横向定位线通过眼眶。如使用表面线圈,需使其与中心线圈一致。固定带和固定垫用来固定患者体位。

推荐扫描方案

矢状位 SE/FSE T1

中等层厚/层间距由纵向定位线决定,且穿过整个头颅。图像包括枕骨大孔到头顶的区域。

左 37mm~右 37mm

轴位 / 斜位 SE/FSE T1 或 T2(图 8.38)

真正轴位或与视神经成角度的薄层/层间距或间隔扫描,由眼眶的上缘到视交叉的上方(图 8.39 和图 8.40)。

冠状位 SE/FSE T2 或 STIR

除了眼球的后缘到视交叉的后缘之间的区域外,其他扫描层面同轴位/斜位 T1 序列。在 SE/FSE 序列中使用组织抑制(图 8.41)。

辅助扫描序列

冠状位 / 轴位 SE/FSE T1

除了使用对比剂和组织抑制外,其他扫描参

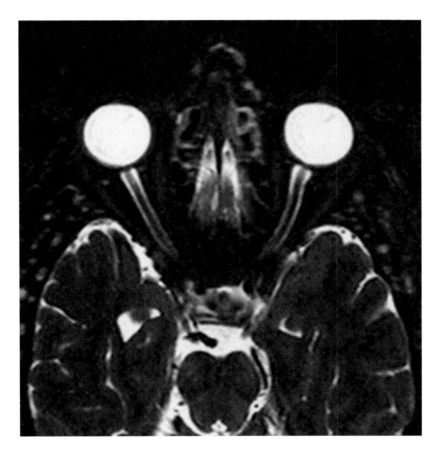

图 8.38 眼眶 FSE T2 轴位/斜位图像，清晰显示眼睛的晶体、眼球、视神经和视交叉。

数同轴位/冠状位扫描序列。

如怀疑患者有视神经炎，则应扫描整个颅脑。

图像优化

技术问题

如果采用表面线圈，则可以实现眼球和眼眶的前部区域高 SNR。这样就可以采用高空间分辨率对视神经之类的小结构进行检查，但是这样眶上裂会出现信号丢失。因此，怎样选择线圈取决于检查所需要覆盖的范围。如果眼眶内的眼球、眼窝区以及视神经部分是兴趣区，那么表面线圈是最好的选择。然而，如果需要检查视交叉和颅内视神经通路，则需要使用头部线圈。如要获取眼眶和视交叉的高分辨率图像，则需要使用间隔扫描层面或非常小的层间隔。我们也会采用大矩阵和小 FOV 维持分辨率，因此，必需使用多重

NEX/NSA 保持 SNR。

FSE 序列对于眼部检查来说可能是最理想的序列，尤其是 T2 加权图像，这是因为扫描速度对于眨眼和眼球运动所造成的运动伪影来说很重要。由于眼眶内有非常多的脂肪组织，所以常需要采用组织抑制/STIR 使眼窝内的结构清晰显示。在 FSE T2 序列中这样做非常有效，因为脂肪信号与视神经周围脑脊液的信号相似。

伪影问题

眼睛运动是伪影的主要来源。应该要求患者盯着磁体的顶端并尽可能少地眨眼。在维持一个较理想的对比、分辨率和 SNR 的情况下，尽可能使用扫描速度最快的序列。FSE 是一个能实现这种要求的脉冲序列。Willis 环所导致的流体运动常影响位于其下方的视交叉的诊断。可以把空间预饱和带置于 FOV 的上方和后方以减少这类伪

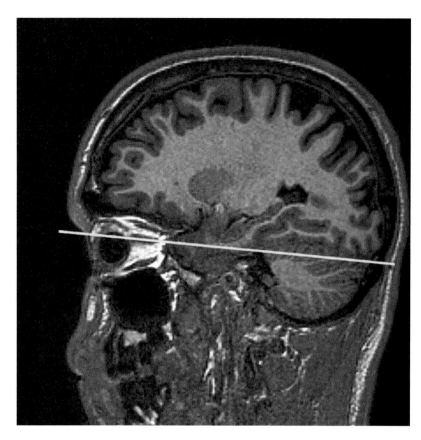

图 8.39　眼眶和视神经的矢状位 SE T1 加权图像，显示与视神经平行的轴位/斜位断层的正确定位。

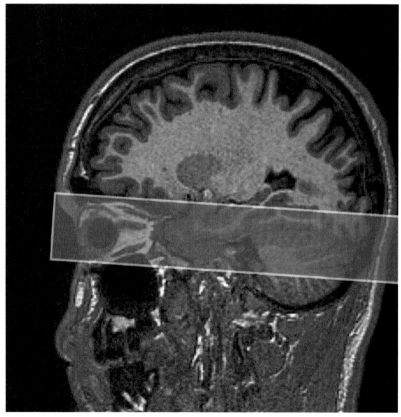

图 8.40　眼眶矢状位 SE T1 加权断层图像，显示眼眶和视神经的轴位/斜位成像时扫描层面的边界和定位。

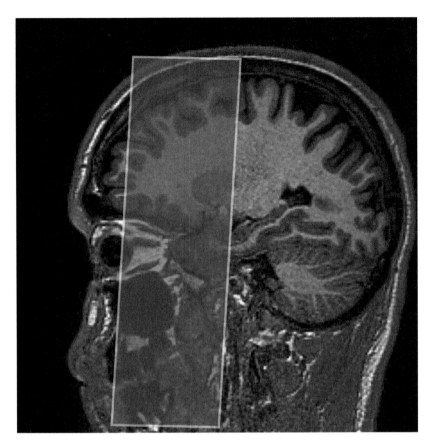

图 8.41　眼眶矢状位 SE T1 加权断层图像，显示眼眶和视神经冠状位成像时扫描层面的边界和定位。

影。另外，把空间预饱和带置于 FOV 的下方，以减少来源于颈动脉的流体运动。GMN 也可以最大幅度地减少流体运动，但是它会增加血管的信号强度及最小的 TE 值，所以 GMN 通常是用于 T2 加权序列的备用序列。

因为 FOV 外的组织在相位轴上会产生信号，而眼眶部位常使用小的 FOV，因此会有混淆伪影的出现，特别是在使用头部线圈时。需要使用过采样来减少混淆伪影。如果出现磁化率伪影，特别是在眼眶的上方，或许是眼内异物位于眼皮之下，则必须在检查前将其取出。在高场强中会出现化学位移伪影，这是因为眼眶内存在脂肪组织。可以采用脂肪抑制技术减少化学位移伪影，并且当采用这个技术时，可减少接收带宽来增加 SNR。在应用组织抑制序列前或许需要使用匀场技术。

如果使用 GRE 序列，那么需要注意确保 TE 同相位以消除化学位移伪影。如果在 T1 加权 GRE 序列中使用脂肪抑制，由于水分子的信号不会再出现位移，因此化学位移不会再出现，这时应尽可能选择最小的 TE（不用关注它是否同相）。

患者关怀

应该注意到有部分患者或许是盲人或部分视力缺失。应告知这部分患者不要眨眼睛。在检查前让患者练习聚焦不眨眼睛，并告诉患者在检查过程中什么时候可以眨眼睛什么时候不能眨眼睛。显而易见，如果患者是盲人，那么不可能做到眼睛一直不动，所以要求 MRI 检查序列要尽可能地快。为了避免产生伪影和减少异物在检查中发热所造成的不适，在检查前应取出患者眼内的所有异物。由于一些序列的梯度场噪声太大，常需使用耳塞或耳机,以防患者听力受损。

增强扫描

造影对视神经和视交叉以及眶内肿块的评估具有价值。然而,由于眼眶内存在脂肪,在 T1 加权图像中注射对比剂后会增加眼眶内结构的信号强度,使其与脂肪信号强度相同。因此,在使用对比增强时需要使用一些抑制脂肪信号的技术。值得注意的是, 运用 STIR 不能达到这个目的, 因为对比剂会使组织的恢复时间 T1 减小至与脂肪相似。因此, 在 STIR 序列中的翻转脉冲有时就像消除脂肪组织那样抵消增强后组织的信号。如果需要脂肪抑制,可以使用组织抑制或其他基于共振频率的抑制脂肪技术。应该注意,注射对比剂后, 至少能做到 1 个检查序列覆盖整个颅脑。

鼻窦

基础解剖(图 8.42)

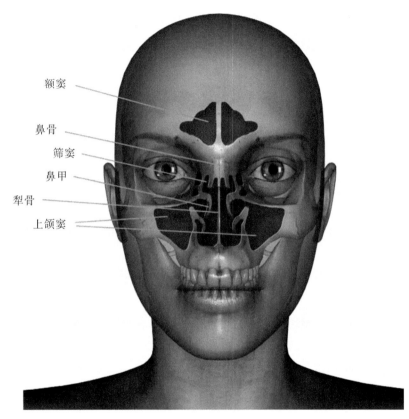

图 8.42　鼻窦前面观。(见彩图)

图中标注:
额窦
鼻骨
筛窦
鼻甲
犁骨
上颌窦

常见适应证

- 肿瘤切除前的分期
- 区别炎症与肿瘤

设备

- 头部线圈(正交或多线圈阵列)
- 制动海绵垫和固定带
- 耳塞/耳机

患者定位

患者仰卧于检查床上,头部置于头部线圈内。调整头部使瞳孔线平行于床面并保持头部平直。定位患者,使纵向定位线位于人体正中线,水平定位线通过鼻根。固定带和海绵垫用于固定患者。

推荐扫描方案

矢状面 SE T1

规定中等层厚/层间距,使纵向定位线各边通过整个头颅。图像中包括了枕骨大孔到颅顶的区域。

左 37 mm~右 37 mm

冠状面 SE/FSE T1

规定中等层厚/层间距从蝶窦后部到鼻尖。所有鼻窦包含在图像中,从上颌窦下缘到额窦上缘(图 8.43)。

轴位 SE/FSE T1

层面描述同冠状位 T1 序列,除了从上颌窦下缘到额窦上缘的层面(图 8.44)。

冠状位 / 轴位 SE/FSE PD/T2

层面描述同轴位和冠状位 T1 序列。

辅助扫描序列

鼻窦 MR 成像的使用最近延伸到介入治疗。接近实时成像的开放式磁体系统的使用已经证实有益于功能性鼻内镜手术。MR 多层面功能可快速显示 3 个层面的视神经,以致这种类型治疗变得更安全、快捷。

图像优化

技术问题

鼻窦的 SNR 和 CNR 通常较低,因为空腔结构内气体填充致质子密度低。MRI 显示骨分辨率不如 CT 好,但用于观察软组织肿块的性质和范围具有价值。空间分辨率在这个区域通常不是和高 SNR 一样重要。中等层厚的选择可维持 SNR,采用多次 NEX/NSA,只要扫描时间控制在合理范围。FSE 的使用能够实现大矩阵和多次 NEX/NSA,同时维持相对短的扫描时间。

伪影问题

伪影主要来源于颈动脉、椎动脉和颈静脉血

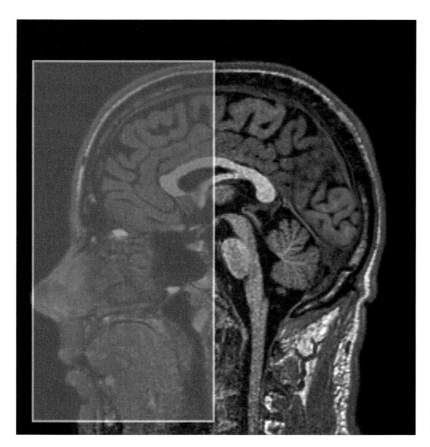

图 8.43 大脑中间层面矢状位 SE T1 加权图像,显示鼻窦冠状位成像时扫描层面的边界和定位。

管。空间预饱和脉冲置于 FOV 的下方通常减少伪影到可接受的水平。GMN 可能被采用,但它增加血管信号并使 TE 最小化,通常在 T1 加权序列中无益。在轴位和冠状位图像中,相位伪影发生在右到左的方向,可能掩盖上颌窦。然而,调整相位方向的方法使伪影位于上下方向,这样会干扰额窦、筛窦和蝶窦。在这些情况下,调整相位轴很少值得做,除非上颌窦要检查,流动伪影尤其是个问题。如果相位轴调到冠状位图像,防止卷积颈部到头顶,需过样采集。来源于补牙的磁化率伪影,有时会干扰上颌窦。通过增加接收带宽和尽可能避免 GRE 序列,磁化率伪影将降低。

患者关怀

由于头部线圈是封闭的,因此对幽闭恐惧症患者进行检查较为困难。在这种情况下,需要向患者耐心、仔细地说明检查过程,确保患者安全。有的患者鼻腔可能有较多分泌物,因此他们需要经常在检查中做吞咽动作或搓鼻子使鼻腔通畅。

由于一些相关序列过度嘈杂的梯度噪声,必须给患者提供耳塞或耳机,以防止听力受损。

增强扫描

对比增强鼻窦黏膜,但一般不用于鼻窦疾病。然而,用于区别增强的肿瘤与未增强的积液。

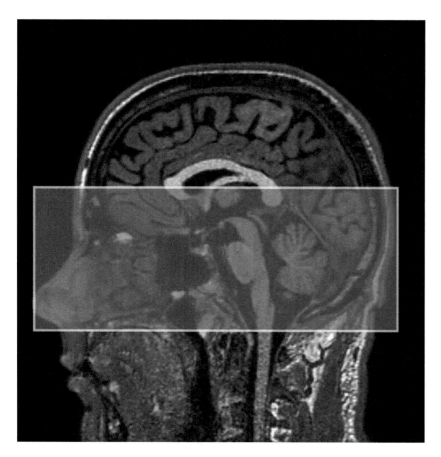

图 8.44 大脑中间层面矢状位 SE T1 加权图像,显示鼻窦轴位成像时扫描层面的边界和定位。

咽

基础解剖(图 8.45)

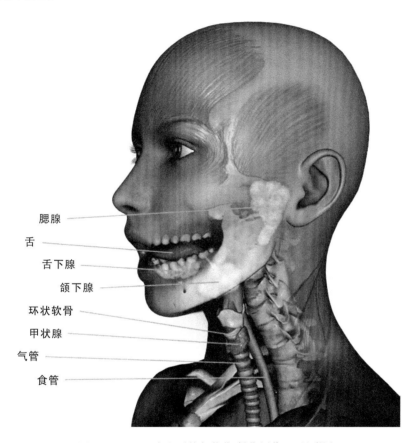

腮腺

舌

舌下腺

颌下腺

环状软骨

甲状腺

气管

食管

图 8.45　经口、喉和咽的矢状位/斜位图像。(见彩图)

常见适应证

- 口咽癌的分期
- 咽和咽旁肿块
- 睡眠呼吸暂停综合征的检查
- 吞咽障碍

设备

- 前颈线圈/颈部受累淋巴结的颈部容积线圈
- 适合咽区和颅底的头部线圈(正交或相控阵列线圈)
- 制动海绵垫和固定带
- 耳塞/耳机

患者定位

患者仰卧于检查床上，头部置于头部线圈内。调整头部使瞳孔线平行于床面并保持头部平直。如果对颈部淋巴结受累成像，前颈或颈部容积线圈包绕或置于患者颈前。注意颅底在线圈里。患者头部常和颈部一样平直。

定位患者，使纵向定位线位于人体正中线，水平定位线经过下颌角。当颈部淋巴结成像时，垂直定位线位于颈部前后界之间。软垫置于患者颈下以便检查,尽管许多专用线圈确保颈部自然呈现正确位置。固定带和海绵垫用于固定。

推荐扫描方案

冠状位 SE/FSE T1(图 8.46)

薄层/层间距规定从颈髓后缘到颈前表面。距离测量基于检查前的垂直定位线。颅底到胸锁关节的区域包含在图像中(图 8.47)。

后 25mm~前 25mm

轴位 SE/FSE PD/T2

薄层/层间距规定从甲状软骨到颅底 (图 8.48)。

矢状位 SE/FSE PD/T2

除了从左咽侧壁到右咽侧壁的层面外,其他扫描层面同轴位 PD/T2 序列。

如怀疑患者有淋巴结或咽旁疾病,扫描范围应扩大。图像应包含从颅底到甲状软骨区域(图 8.49)。

辅助扫描序列

当评价肿瘤时,需要根据原发性肿瘤的位置改变扫描平面和层面范围,如:

• 口腔肿瘤在轴位和冠状平面上包括颈部淋巴结。

• 鼻咽肿瘤在矢状位和轴位平面上包括蝶窦。

• 口咽肿瘤在轴位和冠状位平面包括咽旁间隙、颅中窝底部和颈前三角。

快速序列证明咽动态成像有利于评估吞咽功能。要求患者吞咽面包或捣烂的马铃薯,在吞咽时团注钆成像。上咽吞咽过程是快速的,序列如 EPI 每秒能获得 20~25 张图像,必须有良好的分辨率。另外,咽部 3D 成像可用于评估睡眠中解剖。

图像优化

技术问题

对颈前区进行检查非常困难。SNR 常较低,尤其是在使用欠标准的线圈时。头部线圈可能是最适合的检查线圈,不过最佳显示颈部淋巴结以及下方肿瘤播散必需使用一个前线圈或容积线圈包绕面部和颈部。然而,即使有再好的线圈,常需多次 NEX/NSA 来维持 SNR。空间分辨率在这个区域也很重要,因此薄层/层间距及适中的矩阵可优化分辨率。这些矩阵和多次使用 NEX/NSA 经常导致长时间扫描。

解决这些问题可采用 FSE 联合矩形/非对称 FOV。FSE 显著降低扫描时间,产生更高 SNR,特别在 T2 加权序列。在较短的扫描时间内矩阵/非对称 FOV 允许获得较大矩阵。在冠状位和轴位成像中,矩形长轴分别置于上下和前后方向。

伪影问题

这个区域的伪影起因于颈动脉、椎动脉和颈静脉内血液流动以及吞咽。空间预饱和脉冲置于 FOV 的上方和下方可显著减少流动伪影。对 FOV 施加空间预饱和脉冲起增加效应,但必须注意不要掩盖重要解剖。GMN 进一步减少伪影,但也会增强血管信号并使 TE 最小化,在 T1 加权序列中通常无益。

在此区域,吞咽是一个普遍问题。如果患者经常吞咽,移动伪影会干扰图像。采用多次 NEX/NSA 来平均伪影减少相位伪影,但导致扫描时间较长。如果患者一直不吞咽,梨状窝聚集唾液有时导致影像诊断困难。患者在检查中应尽量少吞咽,但检查时也得尝试清除口中唾液。呼吸活动可能在数据采集时移动前颈线圈。如果发生此问题,示意患者呼吸放平缓。另外,小海绵垫放置在胸和线圈之间,有利于减少线圈移动。来源于补

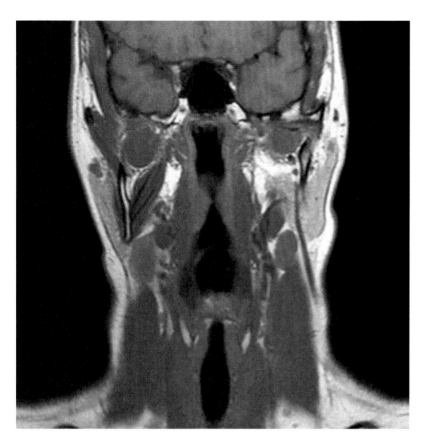

图 8.46 咽冠状位 FSE T1 加权定位像。

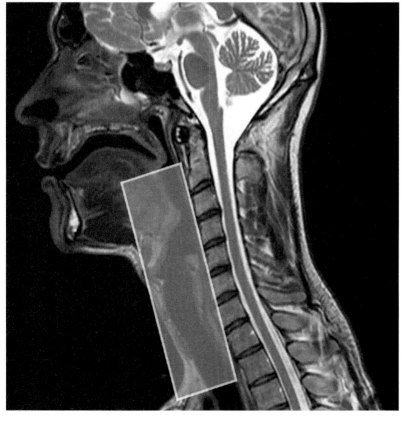

图 8.47 矢状位 FSE T2 加权定位像，显示咽冠状位成像时扫描层面的边界和定位。

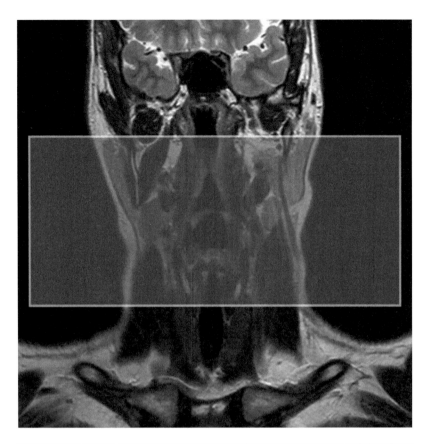

图 8.48 冠状面 FSE T1 加权定位像,显示咽轴位成像时扫描层面的边界和定位。

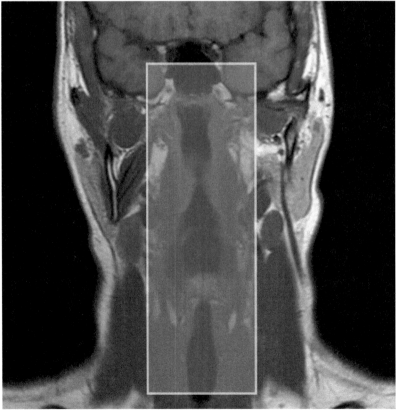

图 8.49 冠状位 FSE T1 加权定位像,显示咽矢状位成像时扫描层面的边界和定位。

牙的磁化率伪影有时干扰重要解剖。磁化率伪影通过增加接收带宽和尽量避免 GRE 序列来减少。

患者关怀

一些患者有口或咽病变，产生大量唾液及吞咽困难，常导致窒息和严重吞咽伪影。检查前尽量安抚疏导患者。给患者足量纸巾，在特殊情况下，考虑俯卧位检查。患者在检查中尽量少吞咽，但确保不留唾液在口中。这样防止梨状窝聚集唾液。

由于一些相关序列的梯度噪声过度嘈杂，耳塞或耳机必须提供给患者，以防听力受损。

增强扫描

很少需要此检查，但可能用于区别病变范围或性质。

喉

基础解剖 (图 8.45)

常见适应证

- 喉癌
- 重建喉部之前的评估
- 声带和发声障碍

设备

- 颈前线圈/颈部容积线圈
- 制动海绵垫和固定带
- 耳塞/耳机

患者定位

患者仰卧于检查床上。线圈置于患者颈部周围或前面。患者头颈平直,定位患者,使纵向定位线位于人体正中线,水平定位线经过甲状软骨,垂直定位线位于颈部前后界之间。软垫置于患者颈下,便于扫描,尽管许多专用线圈确保颈部自然呈现正确的位置。固定带和海绵垫用于固定患者。

推荐扫描方案

矢状位 SE/FSE T1/T2 (图 8.50)

薄层/层间隔规定在纵向定位线的各边从颈表面皮肤左侧到右侧。硬腭上缘到胸锁关节区域包含在图像中。

左 25mm~右 25 mm

轴位 SE/FSE T1 序列

薄层/层间距需覆盖喉软骨到声带(图 8.50)。对于局限于声带的肿瘤,层面可能要倾斜平行于喉部。

冠状位 SE/FSE T1

层面描述同轴位 T1 序列,除了从气管后表面到颈前表面的层面。

对于局限于声带的肿瘤(图 8.51),层面可能要倾斜,平行于喉部。硬腭上缘到胸锁关节区域包含在图像中。

轴位 / 冠状位 SE/FSE PD/T2

层面描述同 SE/FSE T1 序列。用于区别肌肉及甲状腺晚期肿瘤。

辅助扫描序列

快速不相干(扰相)GRE/EPI T1

在发声过程中评估声带功能。

图像优化

技术问题

对颈前区进行检查非常困难。该部位 SNR 常较低,特别在采用不标准线圈时。前颈线圈包绕面部和颈部,可能是最适合检查的线圈。然而,即使有这样的线圈, 也需要多次 NEX/NSA 来维持SNR。空间分辨率在这个区域也很重要,因此需要薄层/层间距和较大的矩阵来优化分辨率。采用这些矩阵和多次 NEX/NSA 常导致长扫描时间。

解决那些问题可能需采用 FSE 联合矩形/非对称 FOV。FSE 显著降低扫描时间, 产生更高SNR,特别是在 T2 加权序列。在更短扫描时间内,矩形/非对称 FOV 允许大矩阵采集。在冠状位和轴位成像中,矩形长轴分别置于上下和前后方向。

伪影问题

该区域的伪影起因于颈动脉、椎体和颈静脉内血管流动及吞咽。空间预饱和脉冲置于FOV 的上方和下方可显著减少流动伪影。对

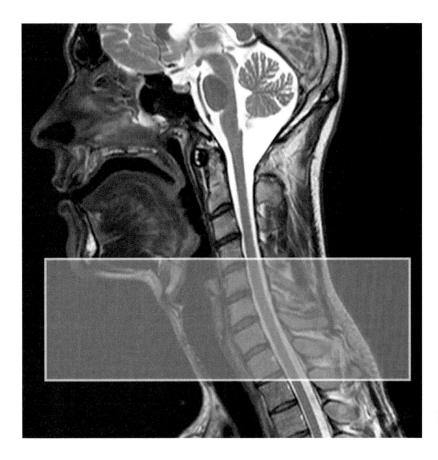

图 8.50　颈矢状位 FSE T2 加权图像，显示喉轴位成像时扫描层面的边界和定位。

FOV 施加空间预饱和脉冲起增加效应，但必须注意不要掩盖重要解剖。GMN 进一步减少伪影，但也增强血管信号和使 TE 最小化，它通常对 T1 加权序列无益。

叮嘱患者在检查中应该尽可能减少吞咽。采用多次 NEX/NSA 平均去除相位伪影，但导致较长的扫描时间。呼吸运动可能在获取数据时移动颈前线圈。如果发生，指示患者呼吸放平缓。另外，小海绵垫置于胸和线圈之间，以帮助减少线圈移动。

患者关怀

向患者细致地解释操作过程和检查中尽量减少吞咽的重要性是重要的。由于一些相关序列过度嘈杂的梯度噪声，耳塞或耳机必须提供给患者以防止听力受损。

增强扫描

很少需要做增强扫描，但它可能会用于区别病变范围或性质。

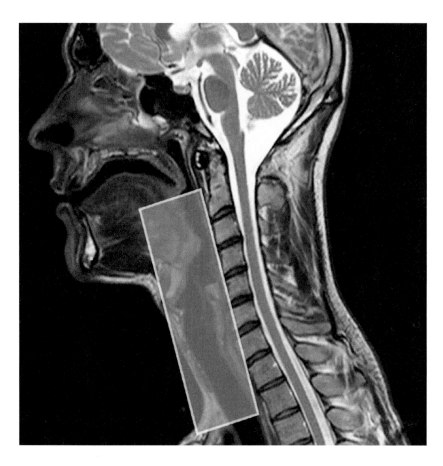

图 8.51　颈部矢状位 FSE T2 加权图像，显示喉冠状位/斜位成像时扫描层面的边界和定位。

甲状腺和甲状旁腺

基础解剖(图 8.52 和图 8.53)

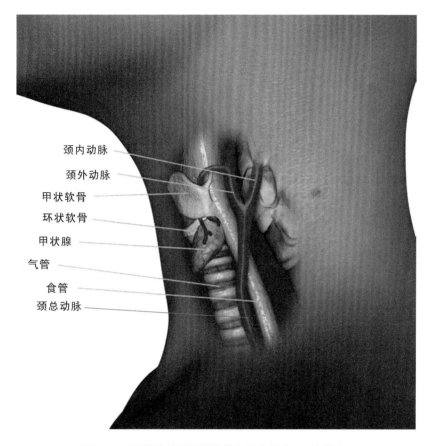

颈内动脉

颈外动脉

甲状软骨

环状软骨

甲状腺

气管

食管

颈总动脉

图 8.52　甲状腺及其周围结构矢状位图像。(见彩图)

常见适应证

- 胸骨后甲状腺肿
- 甲状腺癌复发评估
- 甲状旁腺腺癌诊断及其特性

设备

- 颈前线圈/容积颈线圈
- 制动海绵垫和固定带
- 耳塞/耳机

患者定位

　　患者仰卧于检查床上。线圈置于患者颈部周围或前面。患者头颈保持平直。定位患者,使纵向定位线位于人体正中线,水平定位线经过甲状软骨。垂直定位线位于颈部前后界之间。软垫置于颈下便于扫描,尽管许多专用线圈确保颈部自然呈现正确位置。固定带和海绵垫用于固定患者。

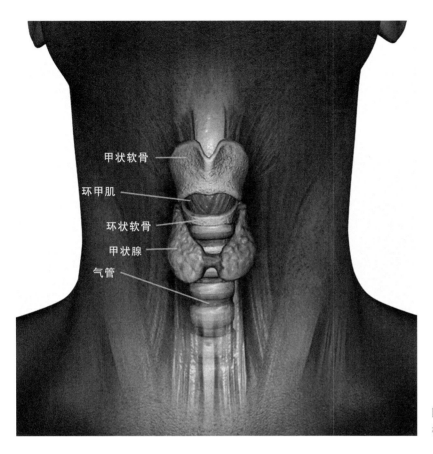

甲状软骨

环甲肌

环状软骨

甲状腺

气管

图 8.53　甲状腺及其周围结构前面观。(见彩图)

推荐扫描方案

冠状位 SE/FSE T1

薄层/层间距需通过甲状腺相对于垂直定位线。从下颌骨到主动脉弓包含在图像中。

前 0 mm~前 20 mm

轴位 / 冠状位 SE/FSE T1

薄层和层间距需覆盖甲状腺或感兴趣区。胸骨后甲状腺肿层面需要往下定位(图 8.54)。

轴位 / 冠状位 SE/FSE PD/T2

层面描述同轴位/冠状位 T1 序列。

甲状旁腺有时需要组织抑制/STIR。

图像优化

技术问题

对颈前区进行检查非常困难。该部位 SNR 常较低,特别是采用不标准线圈时。颈前线圈包绕面部和颈部,可能是最适合检查的线圈。然而,即使有这些线圈，也需要多次 NEX/NSA 来维持 SNR。空间分辨率在这个区域也是重要的,因此薄层/层间距和较大的矩阵用来优化分辨率。这些矩阵和多次 NEX/NSA 使用常会增加长时间扫描的次数。

解决这些问题可采用 FSE 联合矩形/非对称 FOV。FSE 显著降低扫描时间,产生更高的 SNR,特别是在 T2 加权序列。在更短扫描时间内,矩形/

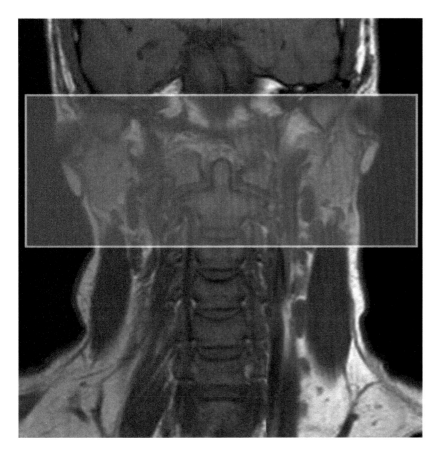

图 8.54　冠状位 T1 加权图像，显示喉轴位成像时扫描层面的边界和定位。

非对称 FOV 允许大矩阵采集。在冠状位和轴位成像中，矩形长轴分别置于上下和前后方向。甲状旁腺有时在 FSE T2 加权序列中呈现非常高的信号，需要采用组织抑制技术。

伪影问题

这个区域的伪影起因于颈动脉、椎体和颈静脉内血液流动及吞咽。空间预饱和脉冲置于 FOV 的上方和下方显著减少流动伪影。对 FOV 施加空间预饱和脉冲可增强效果，但必须注意不要掩盖重要解剖。GMN 进一步减少伪影，但也增强血管信号和使 TE 最小化，通常对 T1 加权序列无益。

吞咽在此区域常带来麻烦。采用多次 NEX/NSA 平均移动伪影以减少相位伪影，但导致扫描时间较长。患者在检查中应该尽量减少吞咽。呼吸活动可能在采集数据时移动颈前线圈。如果发生此问题，指示患者呼吸放平缓。另外，小海绵垫置于胸部和线圈之间，以帮助减少线圈移动。

患者关怀

向患者细致解释操作过程和检查中尽量减少吞咽的重要性是重要的。由于一些相关序列梯度噪声过度嘈杂，耳塞或耳机必须提供给患者以防止听力受损。

增强扫描

增强扫描很少采用，但可用于区别病变范围或性质。

涎腺

常见适应证

- 涎腺肿块检查
- 肿瘤及受累淋巴结分期

设备

- 腮腺:正交或多线圈阵列的头线圈。制动海绵垫和固定带。
- 颌下腺和颈部淋巴结:颈前线圈/容积颈部线圈。制动海绵垫和固定带。
- 耳塞/耳机

患者定位

腮腺

患者仰卧于检查床,头部置于头部线圈内。调整头部使瞳孔线平行于床面并保持头部平直。定位患者,使纵向定位线位于人体正中线,水平定位线经过外耳道平面。固定带和海绵垫用于固定患者。

颌下腺和颈部淋巴结

患者仰卧于检查床上。线圈包绕患者颈部或置于患者颈前。注意口腔底包括在线圈里。定位患者,使纵向定位线位于人体正中线,水平定位线经过下颌角。垂直定位线位于颈部前后界之间。软垫置于患者颈下便于扫描,尽管许多专用线圈确保颈部自然呈现正确位置。

推荐扫描方案

矢状位 SE T1

规定薄层/层间距在纵向定位线的两侧。颅底到舌骨区域包含在图像中,以显示腮腺和下颌下腺。

冠状位 SE/FSE T1

主要显示腮腺。薄层/层间距规定从椎体后部到上牙槽。颈淋巴结环和颅底包含在图像中。

轴位 SE/FSE T1

薄层/层间距规定从外耳道上部到下颌角,显示腮腺或经过颌下腺(位于下颌骨下面)。对于肿瘤播散需扩大扫描范围。

轴位 SE/FSE PD/T2

在涎腺肿块的诊断中,显示异常组织和导管扩张。薄层/层间距规定穿过两边的腺体。肿瘤播散需扩大扫描范围。组织抑制/STIR 有时用于腮腺成像。

辅助扫描序列

SS-FSE/FSE T2

涎腺 MR 造影可用于涎腺系统导管阻塞的检查。获得并后处理重 T2 加权图像(对于这种技术在其他部位的使用,见第 3 部分"肝胆系统、肾脏、肾上腺和胰腺")。

图像优化

技术问题

涎腺是一个相当小的结构,因此空间分辨率很重要。通过采用正确的线圈来优化 SNR。腮腺大多数检查采用正交或相控阵列头线圈,以获得高的和均匀的信号。使用这种头线圈,下颌下腺有时显示在图像中,只要患者配合;否则需要用颈前线圈。薄层和大矩阵来保持必需的分辨率是重要的,多次 NEX/NSA 通常用来维持 SNR。FSE 联合矩形/非对称 FOV 的使用也可提高 SNR,以便在相对短的扫描时间内用大矩阵采集。脂肪抑制技术有时需要在 FSE T2 加权序列中使用,因为腮腺脂肪组织信号与病变信号相似。涎腺系统导管可有效地显示在重 FSE T2 加权图像上（涎腺 MR 造影）。采用长 TE(250ms)、TR(10s)和 ETL(16~20)可产生导管内液体信号。因为导管很小，需要高分辨率；因此，3D 采集可能优于 2D。

伪影问题

此区域的伪影主要起因于颈动脉、颈静脉、椎动脉。空间预饱和脉冲置于 FOV 的上方和下方，以减少此类伪影。GMN 进一步减少流动伪影，但它也增强血管信号并使 TE 最小化，通常对于 T1 加权序列无益。在轴位和冠状位成像中，相位伪影从右到左出现，干扰外侧腮腺。交换相位轴使伪影位于上下方向以减少此类问题，但常需要过样采集。尤其当检查颌下腺时，吞咽常带来麻烦。空间预饱和序列小心置于喉上方，以帮助减少此类伪影，但会遮盖腺体。叮嘱患者在数据采集中应该尽量减少吞咽。

患者关怀

一些患者有口咽病变产生唾液及吞咽困难。这常导致窒息或严重吞咽伪影。检查前尽量安抚疏导患者。给患者足量纸巾，在特殊情况下，考虑俯卧位检查。由于一些相关序列梯度噪声过度嘈杂，耳塞或耳机必须提供给患者，以防止听力受损。

增强扫描

增强扫描不常使用，但可能有助于区别病变组织与正常解剖结构。

颞下颌关节

基础解剖（图 8.55）

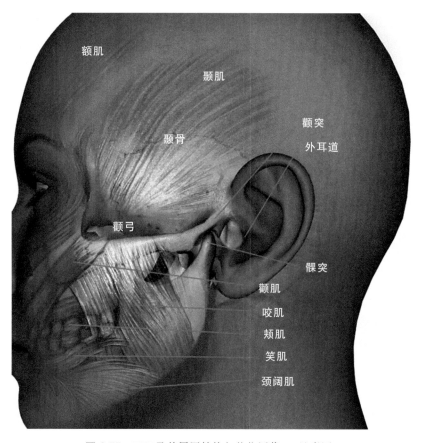

额肌
颞肌
颧突
颞骨
外耳道
颧弓
髁突
颞肌
咬肌
颊肌
笑肌
颈阔肌

图 8.55 TMJ 及其周围结构矢状位图像。（见彩图）

常见适应证

- 怀疑半月板内部紊乱

设备

- 两个 3 英寸线圈/多线圈阵列颞下颌关节 (TMJ)线圈
- 开口器
- 耳塞/耳机

患者定位

患者仰卧于检查床上，确保线圈在 TMJ 上方。可嘱咐患者把手指放在外耳道前方并要求患者开口、闭口。线圈尽量靠近患者,但不能接触面部,线圈接收面朝向患者。两个关节应一起包含在图像中,定位患者,使纵向定位线位于人体正中线,水平定位线通过 TMJ 水平(线圈中心)。固定带和海绵垫用于固定患者。

检查前,向患者解释开口器功能。检查前,患者练习使用开口器,将检查中的运动风险降至最低。第 1 次闭口采集不需要开口器。在一些前脱位中,将开口器插入患者口中时,立即尽可能快地恢复半月板。用开口器让患者张口,直至患者感觉到下颌骨发出"咔嗒"声。操作者通过对讲系统告知患者何时做。如果没有开口器,采用不同尺寸注射器来保持患者张口至希望程度。

推荐扫描方案

轴位 SE/FSE T1(闭口)(图 8.56)

包含整个头部确保线圈在正确位置。中等层厚/层间距规定在水平定位线两侧。TMJ 包含在图像中。

下 15 mm~上 15 mm

矢状位 / 斜位 T1(闭口)

薄层/层间距或者间隔扫描规定通过每个关节。

层面倾斜,使其垂直于下颌骨髁突(不要过度倾斜)。

矢状位 / 斜位 T1(张口)

层面描述同矢状位/斜位 T1(闭口)。

辅助扫描序列

冠状位 / 斜位 T1

对于矢状位/斜位,除规定层面外,垂直于矢状位/斜位或者正交冠状平面通过两侧关节。张口或闭口。

张 口 和 闭 口 时 矢 状 位 / 斜 位 FSE/SS-FSE/EPI

用于 TMJ 动态成像。

3D 不相干(扰相)GRE/FSE T1

比 2D 采集和重组其他层面更薄。

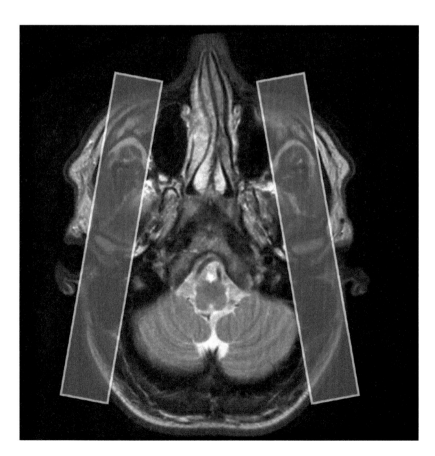

图 8.56 经 TMJ 轴 位 SE T1 加权定位像,显示矢状位/斜位层面垂直下颌骨髁状突的正确位置。

图像优化

技术问题

SNR 很大程度取决于线圈的品质。空间分辨率很重要,因为关节内结构很小,因此小 FOV、薄层、间隔以及相对大的矩阵是必需的。因为 FOV 小,所以常需要多次 NEX/NSA 来维持适当的 SNR,因此,扫描时间可能持续几分钟。通常的错误是过度倾斜矢状位/斜位层面。确保它们垂直于下颌骨髁突。TMJ 的动态成像用于评估半月板紊乱程度。然而,除非应用的序列很快,如果没有足够的时间分辨率,则产生一系列假动态图像,也就是说,在张口的每个静态位置获取 1 个单一层面,而电影模式是连续观察图像。这样采集不可能显示张口时的真实运动。为了获得真实运动显像,时间分辨率必须高,采用的序列必须实时成像,例如 EPI 的使用(见第 1 部分"脉冲序列"中的"动态成像")。

伪影问题

颈血管搏动经常干扰图像。空间预饱和脉冲置于 FOV 的上方和下方是有用的,但是有时出现伪影。GMN 为最小化流动伪影,但会增加血管信号并使 TE 最小化,通常对于 T1 加权序列无益。因为图像为斜位,相位和频率轴无法人为控制。然而,系统允许控制坐标轴,放置相位在上下方向可能是最好的选择,因为它可最大化地去除关节伪影。因为采用小 FOV 常需要过采样。

患者关怀

在检查中,患者合作很重要。患者在检查前需练习使用开口器。放射师必须向患者解释张口直至下颌要脱落的感觉,然后放松以便上、下颌骨紧靠开口器。因为扫描时间通常较长,张口吞咽会导致移动伪影。很明显,患者必须在万不得已时才能吞咽。另一个普遍问题是当患者张口时,经常移动定位器。明智的做法是,获得另一个张口的定位器来确保适当覆盖另一个矢状位/斜位。

由于一些相关序列梯度噪声过度嘈杂,耳塞或耳机必须提供给患者以防止听力受损。

增强扫描

此区域通常不用增强。然而,未来关节造影术可能证实是有价值的。向关节注入小量钆对比剂,采用矢状位/斜位 T1 加权成像。

血管成像

常见适应证

- 对颈动脉情况的评价,尤其是分支
- 对颅内血管动脉瘤和栓塞的评估
- 动静脉畸形(AVM)
- 颅内血管闭塞,如矢状窦血栓形成

设备

- 正交或相控阵列头部线圈(颅脑成像)
- 颈前线圈(颈部成像)
- 制动泡沫垫和固定带
- 耳塞/耳机

患者定位

脑部成像

患者仰卧于检查床上,并使头部置于头部线圈内。调整头部使瞳间线平行于检查床,且头部平直。纵向定位线位于人体正中线,横向定位线穿过患者鼻根。采用泡沫垫和固定带尽可能地固定患者。

颈部成像

患者仰卧于检查床上,固定好颈前线圈,使线圈容积包括患者的颅底到主动脉弓。纵向定位线位于人体正中线,横向定位线穿过下颌角。

推荐扫描方案

颅脑血管成像(图 8.57 至图 8.59)

矢状位 SE 序列 T1 可作为定位像。然后可获取 3D TOF 或 PC 图像。3D 采集能够增加 SNR,连续的薄层可提高空间分辨率。依据覆盖的要求,可选择 28~124 的薄层。在 PC-MRA 中,3 个轴进行流动编码。由于 3D TOF-MRA 增加层内血流饱和度的可能性,PC-MRA 常用于头部容积成像。然而,在 3D TOF-MRA 层内血流饱和度因倾斜(或变化)翻转角,或采集多个较小的层块(多层块)而改善。2D TOF-MRA 用于显示颅内静脉血流或小的外周血管。如果 MRA 软件不可用,电影或超快速相干 GRE T2* 序列配合 GMN 是有益的,尤其是在矢状窦血栓形成和巨大动脉瘤栓塞后的显示。当采用 SE 序列配合使用时,空间预饱和脉冲产生黑血。如果血管的信号持续存在,可能提示,要么血流缓慢,要么闭塞。与 GRE 序列一起使用时,GMN 产生亮血。如果血管内见一流空信号,提示要么血流缓慢,要么闭塞。

颈部血管成像

冠状位相干 GRE 序列可作为一个定位像。对颈动脉及分叉需采用轴位 2D TOF-MRA 薄层扫描,随后用 3D TOF-MRA 提高分叉部位的分辨率。空间预饱和脉冲应置于 FOV 的上方,使饱和静脉血流从上方进入扫描层面。如果 MRA 软件不可用,采用常规 3D 相干 GRE T2* 序列配合 GMN 有时可以充分显示颈动脉血管,虽然分辨率不如常规 MRA 成像好。此外,在与 SE 序列一起使用时,空间预饱和脉冲产生黑血。如果血管的信号持续存在,可能表明要么血流缓慢,要么闭塞。与 GRE 序列一起使用时,GMN 产生亮血。如果血管内见一流空信号,提示要么血流缓慢,要么闭塞。

颈动脉对比增强 MRA(图 8.59)

CE-MRA 常用来采集主动脉弓、椎动脉、颈动脉和锁骨下动脉的图像。采用较大的 FOV(约 280mm),可以获得覆盖主动脉弓到 Willis 环的图像。图像通常采用快速冠状位 3D 扰相 GRE 获得。含钆对比剂团注方式(1.5~2.0ml/s,标准基础

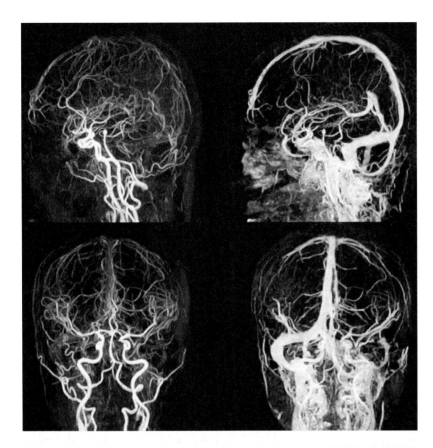

图 8.57 颅脑多相对比增强
图像。

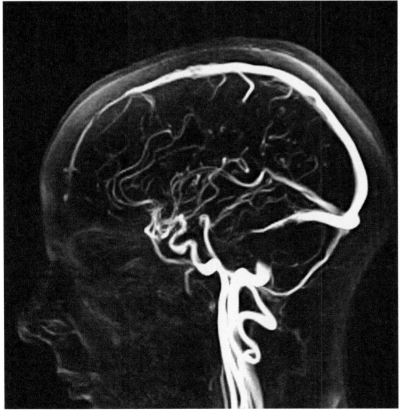

图 8.58 颅脑相位对比静脉
造影。

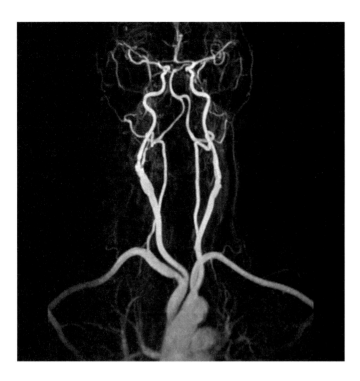

图 8.59　颈部血管冠状位对比增强 MRA。

体重剂量)注入,然后用生理盐水冲洗(与含钆对比剂相同速率注入,至少 20mL/min)。

当进行 CE-MRA 时,采集三维数据的时间是重要的,因为钆在靶血管最大浓度与采集低频数据(K 空间中心)的时间重合。为了确保这种情况发生,需在 CE-MRA 扫描前进行对比剂峰值时间测定。其他技术也可以用于确保时间准确(Smart Prep 法、Care Bolus 法、Bolus Tracking 法、Fluoro Triggering 法,取决于各个制造商)。还应当指出的是, 这些定时或触发技术将因 MR 系统的制造商而变化,不是在每个系统上都可用。

对于这些检查采用高压注射器可能不是完全必要,但它的使用可以大大提高对比剂峰值时间的一致性。虽然大剂量对比和快速注射率通常不用于 CE-MRA 的检查(不像 CTA),但应注意确保适当的静脉通路。也应注意确保没有空气残留在注射器和注射管道内。

图像优化

技术问题

MRA 图像的质量取决于多种因素。首先,所使用的序列类型很重要。许多检查需同时采用 TOF 和 3D PC 序列以充分显示所有脑血管。当成像血流垂直于扫描层面流动时, 选用 TOF-MRA 是有益的。因此,不应用于 Willis 环和外周颅内血管的成像。3D TOF-MRA 可导致原子核信号丢失,在扫描层块内变得饱和,且主要是在翻转角较小时,对较快的动脉血流显示具有价值。

空间预饱和脉冲应小心设置,仅饱和无用血流。在 TOF-MRA 序列中使用 GMN 和 MT 提高图像对比,增加血管内的信号(GMN),并抑制背景信号(MT)(见第 2 部分“脉冲序列”)。扫描时间较长,特别是 PC-MRA 的扫描时间取决于轴的流动编码数。图像的质量也取决于流动编码轴和 VENC 的精确设置。快速采集的二维图像常在三维采集前帮助确定方向和流速。

伪影问题

在 TOF-MRA 中，眼眶和头皮的脂肪成分的信号通常饱和不充分，因此会干扰图像。这是由于这些组织的弛豫时间短所致。组织抑制常成功地减少这种不必要的信号，但在某些系统中也可能饱和血管，使血管信号降低。另外，当脂肪和水的信号彼此异相，采用 TE 和 MT 可充分抑制背景信号。在 3D PC-MRA 的图像上常有运动伪影的问题，尤其是采集时间很长，且血管内任何流动的原子核都会产生信号。

患者关怀

有些患者因病情无法活动，尤其是肿瘤、动静脉畸形或脑卒中患者。这需要向患者仔细解释检查内容及检查的大致范围。在颅脑成像中，由于头部线圈是封闭的，有时患者会出现幽闭恐惧症。确保线圈内镜被调节，并为患者提供警示铃。

由于一些序列相关的梯度场噪声十分嘈杂，耳塞必须提供，以防患者听力受损。

增强扫描

因为血管和背景组织之间存在固有对比，这些检查通常不需要静脉注射对比剂。然而，可以使用对比剂增加血管显著性，因为它缩短了血液的 T1，增加血管信号，改善 TOF-MRA 序列图像的对比(图 8.57 和图 8.59)。

知识点

- T2-FLAIR：钆增强病变将显示为高信号。这对证明脑膜强化十分有用。此外，无论是增强病灶和水肿都能很好显示。

- T1 加权 IR 序列提供优质 G/W 对比，尤其是对儿科患者而言，在 3T 成像时对所有患者适用。

- 扰相 GRE 序列可提供优质 G/W 对比，也可大大减少由于 TE 非常短所致流动伪影。

- 运动减少技术（如螺旋桨技术和刀锋技术）对患者需保持长时间不动的成像尤其有用。

- 当连续薄层采集时(如颅内蛛网膜囊肿的成像)，3D(或容积)采集具有价值。以各向同性方式采集图像数据可回顾性重建成多个平面。

- 牙科制品引起的金属伪影可以通过增加接收器带宽、降低层厚以及尽可能避免 GRE 序列等来减少。

(王伟男　王骏　刘小艳　胡玉川　吴虹桥　张文杰　林海霞　译)

第 9 章

脊柱

表 9.1　参数总结

1.5T		3.0T	
SE		**SE**	
短 TE	Min~30ms	短 TE	Min~15ms
长 TE	70ms+	长 TE	70ms+
短 TR	600~800ms	短 TR	600~900ms
长 TR	2000ms+	长 TR	2000ms+
FSE		**FSE**	
短 TE	Min~20ms	短 TE	Min~15ms
长 TE	90ms+	长 TE	90ms+
短 TR	400~600ms	短 TR	600~900ms
长 TR	4000ms+	长 TR	4000ms+
短 ETL	2~6	短 ETL	2~6
长 ETL	16+	长 ETL	16+
IR T1		**IR T1**	
短 TE	Min~20ms	短 TE	Min~20ms
长 TR	3000ms+	长 TR	300ms+
TI	200~600ms	TI	短或组织的零值
短 ETL	2~6	短 ETL	2~6
STIR		**STIR**	
长 TE	60ms+	长 TE	60ms+
长 TR	3000ms+	长 TR	3000ms+
短 TI	100~175ms	短 TI	210ms
长 ETL	16+	长 ETL	16+
FLAIR		**FLAIR**	
长 TE	80ms+	长 TE	80ms+
长 TR	9000ms+	长 TR	9000ms+(TR≥4TI)
长 TI	1700~2500ms(取决于 TR)	长 TI	1700~2500ms(取决于 TR)
长 ETL	16+	长 ETL	16+

（待续）

103

表 9.1(续)

1.5T		3.0T	
相干 GRE		相干 GRE	
长 TE	15ms+	长 TE	15ms+
短 TR	<50ms	短 TR	<50ms
翻转角	20°~50°	翻转角	20°~50°
不相干 GRE		不相干 GRE	
短 TE	最小值	短 TE	最小值
短 TR	<50ms	短 TR	<50ms
翻转角	20°~50°	翻转角	20°~50°
平衡 GRE		平衡 GRE	
TE	最小值	TE	最小值
TR	最小值	TR	最小值
翻转角	>40°	翻转角	>40°
SSFP		SSFP	
TE	10~15ms	TE	10~15ms
TR	<50ms	TR	<50ms
翻转角	20°~40°	翻转角	20°~40°
1.5T 和 3.0T			
2D 层厚		3D 层厚	
薄	2~4mm	薄	<1mm
中等	5~6mm	厚	>3mm
厚	8mm		
FOV		矩阵	
小	<18cm	小	256×128/256×192
中等	18~30cm	中等	256×256/512×256
大	>30cm	大	512×512
		极大	>1024×1024
NEX/NSA		3D 层数	
少	1	少	<32
中等	2~3	中等	64
多	>4	大	>128
2D 和 3D PC-MRA		2D TOF-MRA	
TE	最小值	TE	最小值
TR	25~33ms	TR	28~45ms
翻转角	30°	翻转角	40°~60°
静脉 VENC	20~40cm/s	3D TOF-MRA	
动脉 VENC	60cm/s	TE	最小值
		TR	25~50ms
		翻转角	20°~30°

注:Min,最小值。

　　此表适用于 1.5T 和 3.0T 系统。参数取决于磁场强度,在极低磁场或极高磁场时需调整参数。

颈椎

基础解剖(图 9.1 和图 9.2)

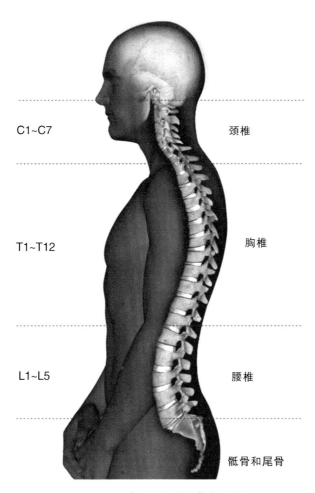

C1~C7 ······ 颈椎

T1~T12 ······ 胸椎

L1~L5 ······ 腰椎

骶骨和尾骨

图 9.1　脊柱矢状位椎体水平视图。

常见适应证

- 颈椎病
- 颈神经根病变
- 颈脊髓压迫或创伤
- 评估脊髓感染或肿瘤的程度
- 诊断小脑扁桃体下疝畸形和颈椎脊髓空洞。(确定空洞的范围。需要全脊柱成像。)
- 脊髓多发性硬化斑块

设备

- 颈椎后路颈线圈/体积颈部线圈/多线圈阵列脊柱线圈
- 固定泡沫垫和固定带
- 如果需要 Pe 门控引导
- 耳塞/耳机

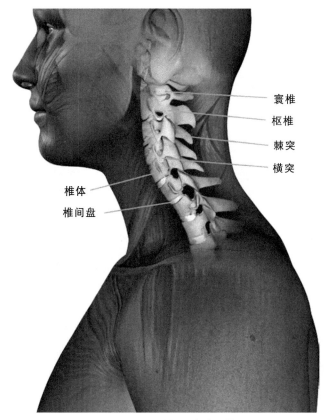

寰椎

枢椎

棘突

横突

椎体

椎间盘

图 9.2　颈椎和脊髓的构成。

患者定位

　　患者仰卧于检查床上,使颈部线圈置于或围绕颈部区域。线圈通常模制成以适应头部和颈后部的形状,使得患者自动居中于线圈。如果使用一个平面线圈,将支撑垫放置在肩下,让颈椎的曲线变平,使其更接近该线圈。为了包括整个颈椎,线圈应该从颅底覆盖到胸锁关节。

　　定位患者,使得纵向定位线位于人体正中线,水平定位线穿过舌骨水平(通常位于甲状软骨或喉结上方)。使用泡沫垫和固定带固定患者头部。必要时使用 Pe 门控技术引导。

推荐扫描方案

矢状位 / 冠状位 SE/FSE T1 或相干 GRE T2*

　　如果三维平面定位不可用,矢状位或冠状位将作为一个定位像。

　　冠状位定位:中等层厚/层间距根据垂直定位线而定,从棘突后层部至椎体的前缘。图像中应包括颅底到第 2 胸椎的区域。

后 20mm~前 30mm

　　矢状位定位:中等层厚/层间距规定在纵向定位线的两侧,从椎体的左侧边界到右侧边界。图像中应包括颅底到第 2 胸椎的区域。

左 7mm~右 7mm

矢状位 SE/FSE T1(图 9.3)

　　在纵向定位线的两侧规定薄层/层间距,从椎体的左侧边界到右侧边界 (除了椎旁区域都需要)。图像中应包括颅底到第 2 胸椎的区域。

左 22mm~右 22mm

矢状位 SE/FSE T2 或相干 GRE T2*(图 9.4)

　　层面描述同矢状位 T1 序列。

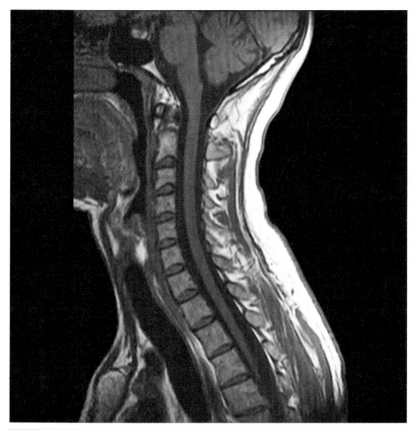

图 9.3 颈椎正中矢状位 SE T1 加权图像。

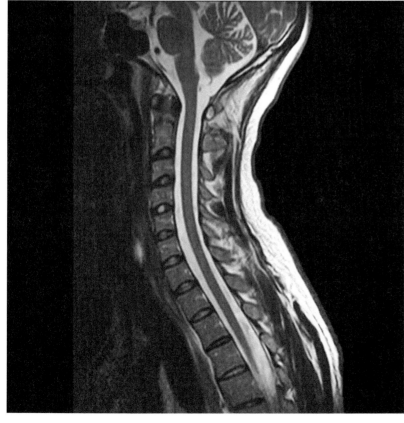

图 9.4 颈段脊髓正中矢状位 FSE T2 加权图像。

轴位 / 斜位 SE/FSE T1/T2 或相干 GRE T2*(图 9.5)

薄层/层间距成角,使其平行于椎间隙或垂直于被检查的病变(图 9.6 和图 9.7)。对于椎间盘疾病,每个水平有 3 或 4 个层面就足够了。对于较大的病灶,如肿瘤或脊髓空洞,则可能需要较厚的扫描层面,覆盖病灶及一个小区域的上方和下方。

辅助扫描序列

矢状位 / 轴斜位 SE/FSE T1

层面描述同轴位/斜位 T2* 序列,对于肿瘤还应采用对比增强。

矢状位 SE/FSE T2 或 STIR

层面描述同矢状位 T2* 序列。另一种选择是相干 GRE T2* 序列。矢状位 STIR 可用于显示肌肉损伤的创伤。与 T2 FSE 序列相比,STIR 序列对椎骨骨折和(或)病变的显示要好得多。此外,多发性硬化斑块在矢状位 STIR 序列几乎总是比在 FSE T2 加权序列中显示得更好。

3D 相干 / 不相干(扰相)GRE T2*/T1

薄层和少数或中等层数由兴趣区决定。如果需要 PD 或 T2* 加权图像,那么采用相干或稳态序列。如果需要 T1 加权图像则使用不相干或扰相序列。这些序列可以在任何平面上获取,但是,如果需要进行重组,必须采集各向同性数据集。

矢状位 SE/FSE T1 或快速不相干(扰相) GRE T1/PD

层面描述同矢状位 T1、T2 和 T2* 序列,除了颈部屈伸相关的椎关节强直病变外,与体征和症状有潜在相关性。

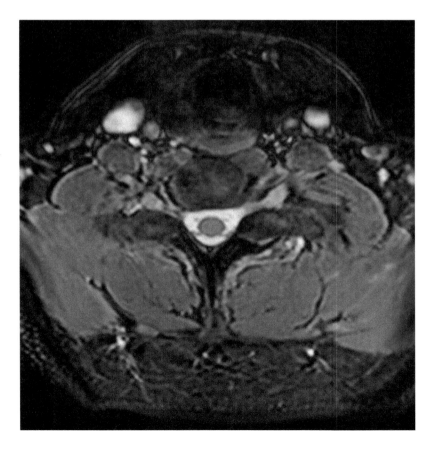

图 9.5　颈段脊髓轴位/斜位相干 GRE T2* 加权图像。

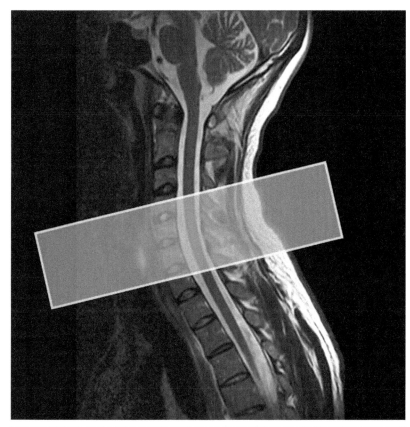

图 9.6 矢状位 FSE T2 加权图像,显示颈段脊髓轴位成像时扫描层面的边界和定位。

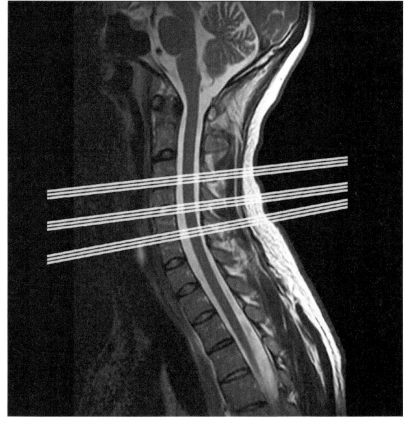

图 9.7 颈椎矢状位相干 GRE T2* 加权图像,显示平行于每个椎间盘间隙的轴位/斜位的层面位置。

3D 平衡梯度回波（BGRE）(图 9.8)

BGRE 序列的对比特性提供脑脊液高信号（高 T2/T1 比值），从而产生脑脊液和神经根的高对比图像。必须记住的是，因为这些图像不是 T2 加权而是加权为 T1 与 T2 的比。自旋因为高 T1/T2 比显得明亮（血液和脑脊液）。脊髓病变如多发性硬化斑块不会被显示。正因为如此，它通常用于患者神经根病变（椎间盘疾病）的成像，而不是脊髓病变。

图像优化

技术问题

此区域的信噪比主要取决于线圈的质量。颈后线圈提供足够的信号，用于颈椎和脊髓，但信号通常是在颈前方衰减，因此，它不推荐用于如甲状腺或喉部结构的成像。此外，位于颈部背面的大脂肪垫返回一个高信号，在后皮肤表面形成光斑会在矢状位 T1 成像中带来麻烦。容积线圈可产生均匀分布的信号，但与颈后线圈相比，在脊髓中的信噪比有时会降低。多线圈阵列的组合通常产生最佳信噪比，并可以在大 FOV 下使用。当病理学变化自脊髓颈段延伸至胸段，例如，脊髓空洞时，这种策略是重要的。

空间分辨率也很重要，特别是在轴位/斜位成像，如在颈段区域中的神经根很难显示。薄层小层间距和相对大的矩阵被用来维持空间分辨率。理想情况下，3D 成像允许非常薄层面，且没有层间距，而容积数据可以在任何平面上观察（见第 2 部分"参数及其利弊"中的"容积成像"）。如果固有的信噪比很差，增加 NEX/NSA 也是可取的，因此，除非使用 FSE，扫描时间通常会持续数分钟。

幸运的是，矩形/非对称 FOV 非常有效地使用在颈椎近似于矩形的矢状位成像，从其纵轴上

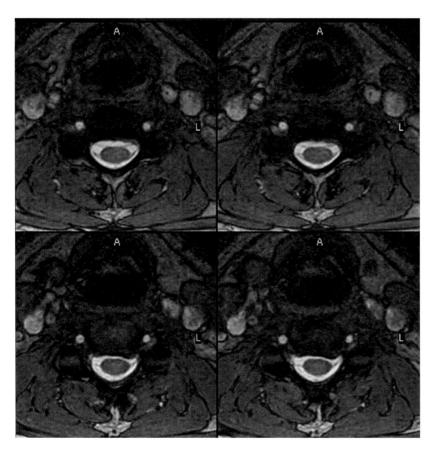

图 9.8　颈椎轴位平衡 GRE 序列成像。

方运行到下方。这有利于缩短大矩阵的采集时间。在相位方向减小 FOV,混淆现象可能是个问题。在矢状位成像中,此伪影来源于下颌及头颅的后部被卷积在 FOV 内。增大整个 FOV 或采用过采样(如果可采用)可消除或减少此类伪影。此外,空间预饱和脉冲消除这些结构的信号是有效的(见第 2 部分"流动现象和伪影")。

在 FSE 序列中使用的多个 180°射频脉冲引起脂肪 T2 衰减时间延长,使脂肪在 FSE 序列 T2 加权图像的信号强度比 CSE 序列更高。这有时使异常骨髓的诊断困难。因此,椎体转移性疾病成像时,应使用 STIR 序列(见第 2 部分"脉冲序列")。

伪影问题

颈椎部位的成像常受伪影干扰。不仅 FOV 外部结构产生混淆图像,且周期性的搏动、椎管内脑脊液的运动也产生相位伪影。颈部区域血流的速度通常相当快,因此,传统的流动减少的措施,如空间预饱和及 GMN,比在腰部区域流动较慢的脑脊液效果差。在 T1 加权图像中,空间预饱和脉冲置于 FOV 的上方和下方通常足够了。然而,在 T2 加权序列中,流动伪影通常难处理。此外,选择一个由上而下的相位方向伴过采样也可减少脑脊液在矢状位成像中的流动伪影,并且这个方案中,不需要空间预饱和脉冲。

T2 加权 FSE 序列中,当在轴位平面采集时,通常在整个层面中无法提供始终如一的高的脑脊液信号,主要是由于扫描范围内因流动造成的信号损失。另外,FSE 序列 T2 加权图像在脊髓通常无法提供最佳 G / W 对比,并对导致脊髓损伤(如多发性硬化斑块)的显示不好。FSE 序列 T2 加权图像对骨刺和骨赘的诊断也不太敏感。因为这些原因,通常都使用 GRE T2* 加权序列。

采用 GRE T2* 序列时,应该应用 GMN,因为这不仅增加脑积液(CSF)的信号,同时也减少CSF 在扫描层面内椎管流动造成的伪影。此外,使用平衡 GRE 减少流动伪影,归咎于平衡梯度场的实施(见第 2 部分"脉冲序列")。当需要用很短的扫描时间采集大容积数据时,这种快速序列也可以在 3D 成像使用。然而,由于采用 GRE 序列导致磁化率效应,会降低神经根在椎间孔出口的信号,显示不明显。Pe 门控技术甚至可以进一步减少伪影,但是,由于扫描时间取决于患者的心率,有时会相当费时。因此,当严重的流动伪影不能由其他措施降低到可接受的水平时,Pe 门控技术是最佳预备手段。

增加 NEX/NSA 可以减少信号噪声,但会导致扫描时间增加。然而常常需要增加 NEX/NSA,尤其是在信噪比较差时以及流动伪影严重时。在数据采集期间吞咽是产生伪影的主要原因。空间预饱和脉冲设置在喉很大程度上消除了此类伪影,但必须小心,不要将重要的解剖信号给抵消了。在颈部区域的另一个问题是截断伪影(或 Gibbs 伪影),在脊髓中产生低信号细线和类似空洞的结构。截断伪影可通过选择较高的相位编码来减少(见第 2 部分"流动现象和伪影")。

患者关怀

有些患者很难使他们的颈部紧贴在颈后线圈,尤其是在固定畸形的病例时,必须让患者颈部尽量靠近线圈,以达到最大 SNR 是重要的。根据患者的情况,在肩下放置泡沫垫,使脊柱变平,使颈后部靠近线圈。颈髓损伤,脊髓受压或肿瘤的患者往往很难做到。应在扫描前检查任何磁性稳定装置的安全性。把患者转移到检查床上必须十分小心,并且尽可能减少患者移动。由于一些序列相关的梯度场噪声十分刺耳,耳塞或耳机必须提供,以防止患者听力受损。

增强扫描

对比剂通常不用于椎间盘疾病。然而,在某些肿瘤如髓母细胞瘤的软脑膜转移的情况下,对比增强非常有价值。其他神经病变,如室管膜瘤和松果体细胞瘤也与感染和活动性多发性硬化斑块一样需对比增强。骨肿瘤,尤其是那些 T1 加权低信号的图像,使用对比剂增强往往会增加它们的信号强度,使它们与周围椎骨等信号。在这种情况下,应当应用组织抑制技术,以减少椎体中脂肪骨髓的信号。反转恢复序列,如脂肪抑制(STIR)不应与对比增强结合使用,因为其反转脉冲可以抵消肿瘤的信号,导致一个类似 T1 恢复时间的脂肪信号。作为一般规则,非相干/扰相 GRE 序列具有非常短的 TE,可用于采集轴位 T1 加权对比增强图像,因为它们更不容易产生流动伪影。如果未利用脂肪饱和,应确保在相位编码方向选择最短的 TE。

胸椎

常见适应证

- 胸椎椎间盘疾病
- 胸段脊髓压迫
- 显示胸段脊髓内的多发性硬化斑块
- 胸椎脊髓肿瘤
- 显示颈段脊髓空洞的程度

设备

- 脊柱后线圈/多线圈阵列脊柱线圈
- 如果需要 Pe 门控引导
- 耳塞/耳机

患者定位

患者仰卧于检查床上,为了保证胸椎和脊髓圆锥的全部覆盖,使脊柱线圈从肩部上方覆盖到肋弓下缘。调整患者体位,使得纵向定位线位于人体正中线,横向定位线穿过线圈中心,并大致与第 4 胸椎体水平对应。必要时使用 Pe 门控技术引导。

推荐扫描方案

矢状位 / 冠状位 SE/FSE T1 或相干 GRE T2*

如果三维定位不可用,冠状位或矢状位将作为一个定位像。

冠状位定位:中等层厚/层间距根据垂直定位线而定,从棘突后部至椎体的前缘。图像包括第 7 颈椎到脊髓圆锥。

后 40mm~前 30mm

矢状位定位:中等层厚/层间距规定在纵轴定位线的两侧, 从椎体的左侧边界到右侧边界。图像包括第 7 颈椎到脊髓圆锥。

左 7mm~右 7mm

矢状位 SE/FSE T1(图 9.9)

薄层/层间距规定在纵向定位线的两侧,从椎体的左侧边界到右侧边界 (除了椎旁区域都需要)。图像包括第 7 颈椎到脊髓圆锥。

左 22mm~右 22mm

矢状位 SE/FSE T2 或相干 GRE T2*(图 9.10)

层面描述同矢状位 T1 序列。

轴位 / 斜位 SE/FSE T1 或相干 GRE T2* (图 9.11)

薄层/层间距成角,使其平行于椎间隙或垂直于被检查的病变(图 9.12)。对于椎间盘疾病,每个水平有 3 或 4 个层面就足够了。对于较大的病灶,如肿瘤或脊髓空洞,则可能需要较厚的扫描层面,覆盖病灶及其上下一个小区域。

辅助扫描序列

矢状位 / 轴位 / 斜位 SE/FSE T1+/– 对比增强

用于评估脊髓圆锥和其他脊髓病变。

图像优化

技术问题

该区域中的信噪比主要取决于线圈的质量。后部皮肤表面的光斑可能带来麻烦,尤其是在矢状位 T1 成像中,因胸椎后方的脂肪组织会返回一个高信号。此外,还会有胸前部的信号丢失,归咎于该组织离线圈较远。由于这个原因,脊柱后线圈不用于胸廓的成像,除非患者是一个非常小的孩子。对于整个颈段和胸段脊髓成像,要同时保持最佳的信噪比和分辨率,可采用相控阵列线圈。

空间分辨率也很重要,特别是在轴位/斜位图

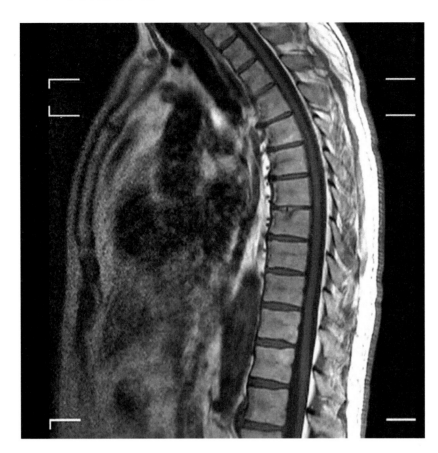

图 9.9　胸椎 FSE T1 加权正中矢状位图像。

像上，因为胸段区域中的神经根是非常难显示的。薄层、小层间距和相对大的矩阵被用来保持空间分辨率。如果固有信噪比差，增加 NEX/NSA 也是可取的，因此，除非使用 FSE，扫描时间通常会持续数分钟。

　　幸运的是，矩形/非对称 FOV 在胸椎矢状位成像中非常有效，因为胸椎近似于矩形且其纵轴与人体纵轴平行。这有利于缩短大矩阵的扫描时间。在相位方向上减小 FOV，可能出现混淆现象。在矢状位成像中，此伪影来源于前胸被卷积在 FOV 中。增大整个 FOV 大小，或使用过采样（如果可能）可消除或减少这类伪影。另外，使用空间预饱和脉冲也十分有效（见第 2 部分"流动现象和伪影"）。在实际工作中，胸椎成像的 FOV 足够大，前胸部有信号丢失，混淆伪影通常可以避免。

　　在 FSE 序列中使用多个 180° 射频脉冲使脂肪 T2 衰减时间延长，因此 T2 加权 FSE 序列图像上脂肪信号强度比 CSE 序列更高。这有时使骨髓异常的诊断困难。因此，椎体转移性疾病成像时，应使用 STIR 序列。

伪影问题

　　尽管脑脊液流速往往比颈部血液小，脑脊液流动通常会导致胸部产生严重的相位伪影。为了减少这些流动有关的伪影，头足方向上在 FOV 内施加空间预饱和脉冲是必要的。GMN 也可减少流动伪影，但因为它会增加 CSF 的信号和最小 TE 值，通常被保留用于 T2 和 T2* 加权序列。在这个区域常采用 FSE 序列，因为扫描时间缩短，可以使用极大矩阵。然而，与 SE 和 GRE 序列相比，该序列常使流动伪影增加。因此，如果流动伪影太严重，可用 SE 或 GRE 取代。

　　心脏和呼吸运动产生的相位伪影是胸部伪影的主要原因。对 FOV 施加空间预饱和脉冲覆

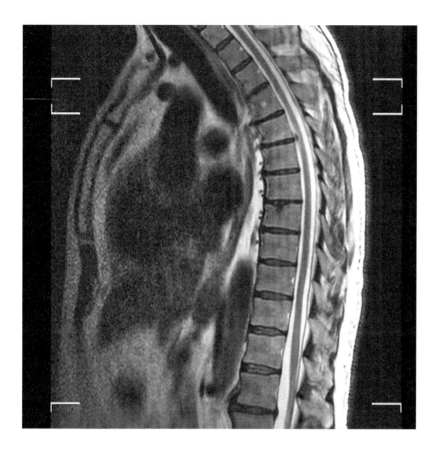

图 9.10 胸段脊髓正中矢状位 FSE T2 加权图像。

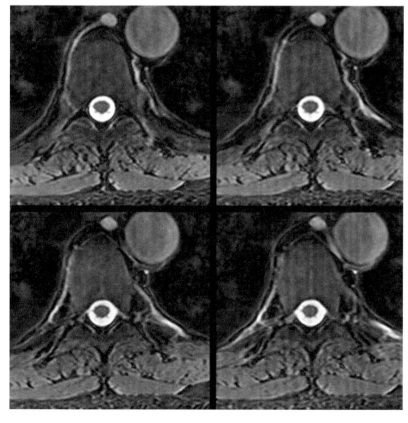

图 9.11 胸段脊髓轴位/斜位 FSE T2 加权图像。

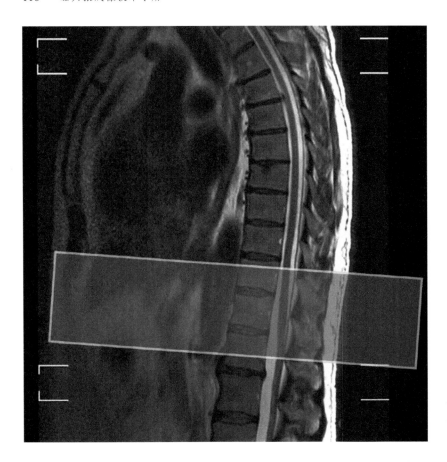

图 9.12　胸段脊髓正中矢状位 FSE T2 加权图像,显示脊髓圆锥轴位成像时扫描层面的边界和定位。

盖心脏和肺野,可非常有效地减少该伪影。Pe 门控技术甚至可以进一步减少伪影,但是,由于扫描时间取决于患者的心率,有时会相当费时。因此,当采用其他措施不能将严重的流动伪影降低到可接受的水平时,最好选择 Pe 门控技术。

在矢状位成像中,交换相位编码轴,使扫描从前后方向变为头足方向,可减少脊髓的伪影。然而,如果患者有严重驼背,伪影可能会使颈段和腰段区域模糊不清。此外,如果采用矩形/非对称 FOV,交换相位编码轴,使矩形的纵轴水平放置,则其优势将无法凸显。在较新的系统中,可以使用曲线分布的空间预饱和脉冲,使之精确放置在胸主动脉成为可能。

由于在轴位/斜位成像中应用小 FOV,混淆伪影常会发生,因此,过采样是必要的。此外,由胸壁的呼吸运动和一些血管搏动产生的相位伪影,常常干扰图像。在 FVO 的前方、左右方向上仔细

设置空间预饱和脉冲通常可以有效减少这些伪影。胸椎扫描很少需要 RC 技术,因为前胸壁离脊柱线圈较远使信号丢失,因此,呼吸运动的伪影问题通常没有整个胸部体线圈成像时那么突出。膈肌的运动更明显,如果造成特别的伪影问题,可以考虑采用 RC 技术。

患者关怀

患者脊髓损伤可能会导致严重残疾及剧烈疼痛。在这种情况下,显然应尽可能迅速完成检查。由于一些序列相关的梯度场噪音十分嘈杂,必须提供耳塞或耳机,以防患者听力受损。

增强扫描

椎间盘疾病常规不进行对比增强扫描。然而,在某些肿瘤如髓母细胞瘤有软脑膜转移的情况下,对比增强非常有价值。其他神经病变,如室

管膜瘤和松果体细胞瘤,以及感染和活动性多发性硬化斑块对比增强明显。骨肿瘤,尤其是那些 T1 加权图像呈低信号的,使用对比增强往往会增加它们的信号强度,使它们与周围椎骨等信号。在这些情况下,可采用组织抑制或某些基于频率的脂肪饱和/抑制技术,如基于 Dixon 的技术,以减少椎体中骨髓的脂肪信号。STIR 不应与对比增强结合使用,因为其反转脉冲可以抵消肿瘤的信号,增强的结果导致与脂肪信号类似的 T1 恢复时间。

腰椎

常见适应证

- 腰椎间盘突出伴椎管或神经根压迫
- 椎管闭合不全(评价脊髓终端、瘘管、脊髓纵裂)
- 关节盘炎
- 有症状患者评价脊髓圆锥
- 腰椎手术失败综合征
- 蛛网膜炎

设备

- 脊髓后线圈/多线圈阵列脊柱线圈
- 用于垫高膝盖的泡沫衬垫
- 耳塞/耳机

患者定位

患者仰卧于检查床上,用泡沫垫抬高双膝,使腰部曲线平坦、舒适,以便脊柱更贴近线圈。为了充分覆盖腰部区域,线圈应从胸骨剑突延伸到骶骨的底部。定位患者,使纵向定位线位于人体正中线,横向定位线恰好通过下肋缘下,位置相当于第3腰椎。根据特定的线圈结构,患者体位可能需头先进或足先进。如果患者焦虑或患有幽闭恐惧症,足先进体位患者可能更容易接受。

推荐扫描方案

矢状位 / 冠状位 SE/FSE T1 或相干 GRE T2*

如果三平面定位不可用,可采用冠状面或矢状面作为定位器。

冠状位定位:中等层厚/层间距根据垂直定位线而定,从脊柱棘突后方到椎体前方。从椎体到骶骨的区域均包含在图像中。

后 20 mm~前 30 mm

矢状位定位:中等层厚/层间距根据纵向定位线的两侧而定,从椎体左侧缘到椎体右侧缘。从椎体到骶骨的区域均包含在图像中。

左 7 mm~右 7 mm

矢状位 SE/FSE T1 (图 9.13)

薄层/层间距根据纵向定位线两侧而定,从椎体的左侧缘到椎体右侧缘(除非脊柱旁区域需要检查)。从椎体到骶骨的区域均包含在图像中。

左 22 mm~右 22 mm

矢状位 SE/FSE T2 或相干 GRE T2* (图 9.14)

层面描述同矢状位 T1 序列。

轴位 / 斜位 SE/FSE T1/T2 或相干 GRE T2* (图 9.15)

薄层/层间距成角,使其平行于每个椎间隙,且包含上下椎弓板。通常检查最下面的 3 个腰椎椎间盘(图 9.16)。

辅助扫描序列

轴位 / 斜位或矢状位 SE/FSE T1

使用对比剂来确定腰椎手术失败综合征中椎间盘脱出和瘢痕组织或者某种肿瘤。在椎管闭合不全中不使用对比剂。组织抑制有利于区别脂肪和增强病变。

冠状位 SE/FSE T1

当矢状位无法确定时,可选择椎体视野和脊髓栓系。

轴位 / 斜位 FSE T2

用于蛛网膜炎。层面描述同轴位/斜位序列,除了平行于骶骨到圆锥的每个椎间隙和椎体(图 9.17)。

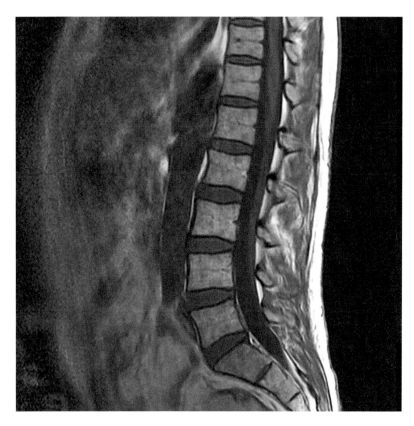

图 9.13 正中矢状位 FSE T1 加权图像显示正常腰椎。

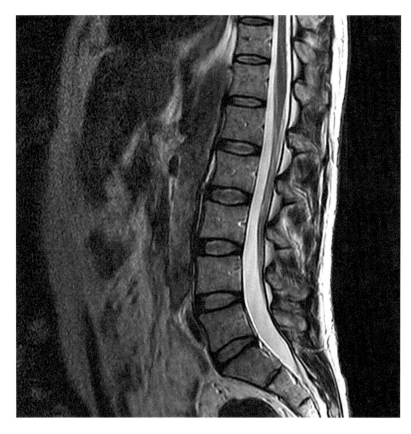

图 9.14 正常腰椎正中矢状面 FSE T2 加权图像。

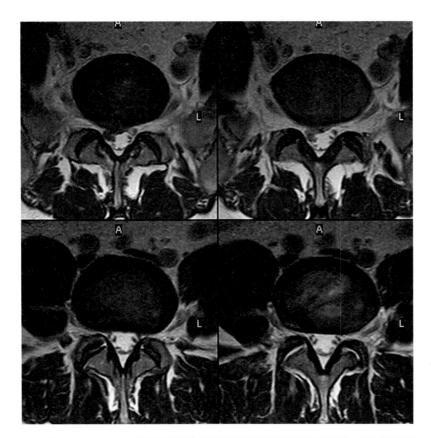

图 9.15   腰椎轴位/斜位 FSE
T2 加权图像。

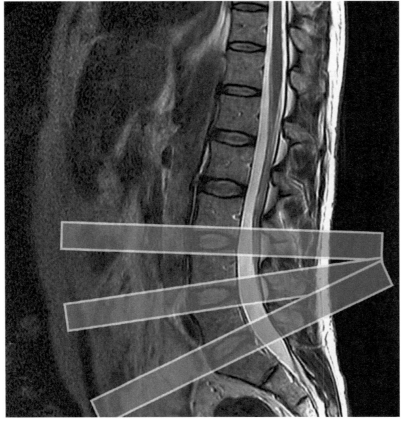

图 9.16   腰椎正中矢状面 FSE
T2 加权图像,显示轴位/斜位成
像时扫描层面的边界和定位。

STIR

当 FSE 序列提供优质的脊椎 T2 加权图像时，椎体骨髓中的正常脂肪的信号强度通常是高信号，甚至具有较长的 TE 时间。因此，骨髓病变在 FSE 序列 T2 加权中可能无法被充分显现，例如肿瘤或骨折。STIR 序列可以被用于更好地显示骨髓的异常。这些可以在图 9.18 至图 9.20 中被证实。T1 加权 FSE 显示 L1 椎体严重骨折。T2 加权 FSE 也可以显示骨折，但 L1 椎体主要骨髓信号的显示与其他椎体是相似的。STIR 清楚地显示了与 L1 椎体急性骨折一致的增强信号。

图像优化

技术问题

腰部区域的 SNR 依赖于线圈的质量。后方的脊椎线圈使腰椎椎管和椎体区域为高信号，来自臀部脂肪组织的光斑有时会干扰图像。使用相位阵列线圈进行胸椎和腰椎成像可以获得好的 SNR 和分辨率。当脑脊液在此区域流动减少时，常采用 FSE。这使极大矩阵得以实现，以使空间分辨率显著增加。在矢状位成像（从上到下扫描矩形的长轴）中采用矩形/非对称 FOV，在轴位/斜位成像中采用小的 FOV 也可保持分辨率。在蛛网膜炎中为了诊断神经根丛，尤其需要使用大的矩阵。

伪影问题

当脑脊液流动速度相对较慢时，脑脊液波动通常影响不大。然而，来自主动脉和下腔静脉（IVC）的相位伪影，以及来自腰部血管的横向流动有时会使椎管模糊。在矢状位图像中，将空间预饱和脉冲置于 FOV 的上方、下方和前方，而在轴位/斜位图像中，置于前方、左侧和右侧，以减少

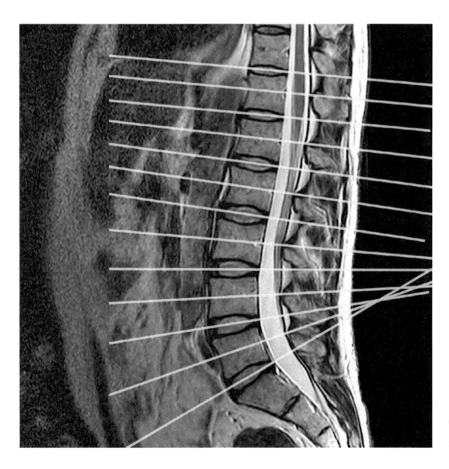

图 9.17　腰椎矢状位 FSE T2 加权图像，显示蛛网膜炎的轴位/斜位层面。

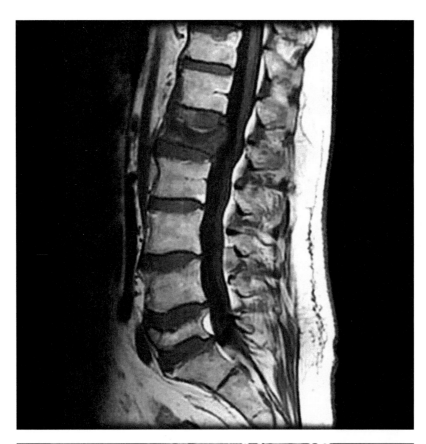

图 9.18 矢状位 FSE T1 加权图像,显示 L1 椎体急性骨折。

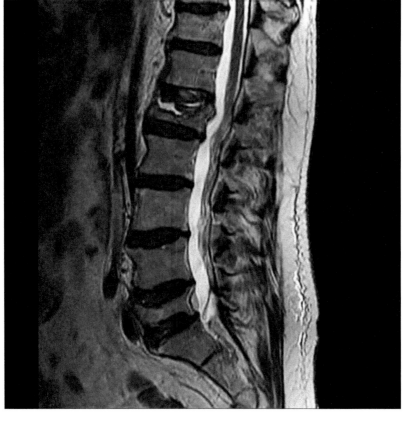

图 9.19 与图 9.18 为同一患者,矢状位 FSE T2 加权图像。

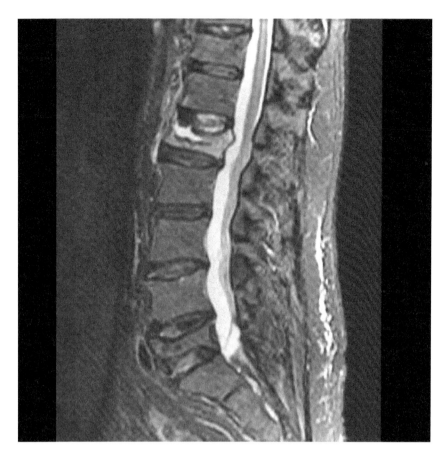

图 9.20　与图 9.18 为同一患者，矢状位 FSE-STIR 图像。

相位伪影。GMN 可进一步减少流动伪影，但增加了脑脊液信号并使 TE 最小，因此主要用于 T2 和 T2* 加权序列。

在矢状位成像中，交换相位轴为上下扫描而不是前后扫描，这样是去除脊髓伪影的最佳方法。然而，矩形/非对称 FOV 不能在这些情况下使用，因为矩形的长轴被水平放置(图 9.21)。权衡的方法是交换相位轴线或者在 T1 矢状面图像中不采用矩形/非对称 FOV，而且保持相位轴线在前后方向，并在 T2 矢状位图像中采用矩形/非对称 FOV。

在相位方向上减小 FOV，可能出现混叠。在矢状位成像中，来自臀部和腹部的伪影卷积进入 FOV 中 (图 9.22)。增加 FOV 的整体大小或使用过采样(如果可行)可减少或消除伪影。如果交换相位轴，则线圈上方和下方卷积进入 FOV 将产生混叠伪影，因此，有必要避免过采样。另外，由于

在轴位/斜位成像中应用小 FOV，通常会产生混叠伪影，因此，在这个平面也需要应用过采样。在 FOV 中施加空间预饱和脉冲也是有效的 (图 9.23)。

在 FSE 序列中，采用多重 180° 射频脉冲导致脂肪的 T2 衰减时间延长，以致于 FSE T2 加权图像上脂肪信号强度高于脑脊液。有时会使骨髓异常诊断困难。因此，当对于椎体转移性疾病成像时，应该使用 STIR 序列。

患者关怀

许多患者具有剧烈疼痛，特别是患有腰椎间盘脱出时。为了使患者尽可能舒适，可以用衬垫支撑膝盖，呈轻微屈膝位。小的衬垫置于腰椎弯曲处，常有助于缓解坐骨神经痛和其他类型背痛。

由于一些相关序列梯度噪声巨大，必须提供

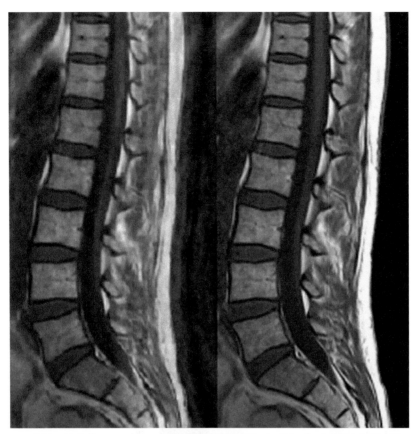

图 9.21 腰椎矢状位 FSE T1 加权图像,相位从前到后(左)和从上到下(右)。右侧图像脊髓清晰度明显改善。

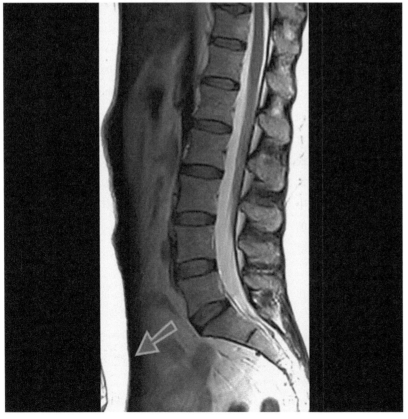

图 9.22 腰椎正中矢状面 FSE T2 加权图像采用矩形/非对称 FOV。注意相位混叠伪影来自臀部(箭头)。

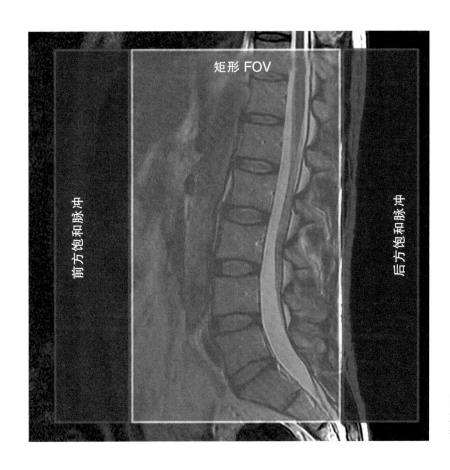

矩形 FOV

前方饱和脉冲

后方饱和脉冲

图 9.23 腰 椎 采 用 矩 形/非对 称 FOV 时，正 确 布 置 空 间预饱和带。

耳塞/耳机，以防患者听力受损。

增强扫描

增强扫描用于区分腰椎手术失败综合征术后的瘢痕组织和腰椎椎间盘膨出。这些图像有的需要组织抑制，有的则不需要。STIR 不应与对比增强同时使用，因为增强减少受损组织的 T1 值，使其类似于脂肪，因此，反相脉冲无效。瘢痕组织注射对比剂后立即增强，但是椎间盘不会。然而注射对比剂 20~30 分钟后，椎间盘也会增强，因此，在对比剂注射之后扫描不应该延迟。此外，在腰椎椎间盘和纤维化的周边，硬膜外静脉和肉芽组织可能会增强。当怀疑有圆锥病变时，对比增强也非常有用。

全脊柱成像

常见适应证

- 脊髓压迫(程度未知),因转移性或原发性脊髓肿瘤
- 骨髓检查
- 脊柱弯曲的先天性畸形(脊柱侧弯和后凸)
- 空洞的程度评价
- 软脑膜疾病

设备

- 体线圈/多线圈阵列脊柱线圈
- 如果需要 Pe 门控引导
- 耳塞或耳机

患者定位

患者仰卧于检查床上。调整患者体位,使纵向定位线位于人体正中线,横向定位线通过骶骨和颅底的中点(位于胸骨切迹下约 2cm)。如果需要,使用 Pe 门控引导。

推荐扫描方案

矢状位 SE/FSE T1 (图 9.24a)

薄层/层间距根据纵向定位线的每侧而定,从椎体的左侧到右侧边界(或者从冠状定位器确定图形)。

左 22mm~右 22 mm

包括从颅底到骶骨下方的整个椎管,并且尽可能使用最大 FOV。如有部位遗漏,需重扫。如果有严重的脊柱侧凸,冠状位图像可能比矢状位图像更有利于评估弯曲的方向和程度。

矢状位 SE/FSE T2 或相干 GRE T2* (图 9.24b)

层面描述同矢状位 T1 序列。

轴位 / 斜位 SE/FSE T1/T2

薄层/层间距规定通过 ROI。一旦确定 ROI,使用较小的局部线圈(多线圈阵列不是必需的)。当患者有重度脊柱弯曲时,可进行倾斜,以实现正交图像。

辅助扫描序列

矢状位 SE/FSE T2 或 STIR

在骨髓扫描中,图像中包括胸骨并加扫骨盆的冠状面。在 SE/FSE 序列中运用组织抑制脉冲。

矢状位 / 斜位 SE/FSE T1

对于肿瘤感染和软脑膜疾病需对比增强。

MR 脊髓 / 神经成像(图 9.25)

神经根和周围神经的高分辨率成像检查是有效的附加扫描技术。

图像优化

技术问题

这些检查通常用于确定脊髓压迫的程度和原因。因此,相比空间分辨率,快速诊断更重要。压缩的程度可能是未知的,因此,覆盖整个椎管是最重要的考虑因素。在过去,这只能用体线圈实现,因为表面线圈不能覆盖整个脊柱。然而,现已引入相位阵列线圈,可提供最大的覆盖范围和最佳信噪比。如果没有相位阵列线圈,可以使用体线圈。这导致总体 SNR 和局部空间分辨率受损,因为需要采用一个大的视野覆盖整个脊柱。一旦确定压缩程度,可用表面线圈取代体线圈,且获得更高品质的图像。采用多阵列时不必采用这一方法,因为 SNR 增加使得图像具有足够分辨

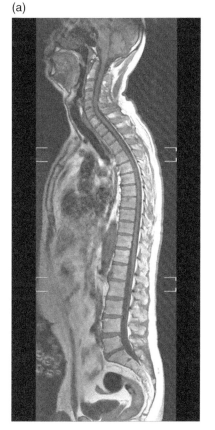
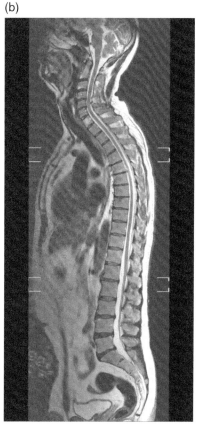

图 9.24 颈髓和胸髓矢状位 FSE T1 加权图像(a)和 T2 加权图像(b),使用相位阵列线圈。

率。使用这两种类型的线圈,矩形/非对称 FOV 用于矢状位图像,改善矩形长轴在上下方向的空间分辨率。

伪影问题

当用体线圈对整个脊柱成像时,伪影是由脑脊液流动、心脏和大血管运动以及呼吸所致。空间预饱和脉冲置于 FOV 的上方和下方,以减少脑脊液伪影。它们也经常置于心脏和大血管上,但如果脊柱存在弯曲可能会掩盖一些脊柱。然而,在新的系统中,可以使用曲线分布的空间预饱和脉冲,以确保频带在主动脉上的精确放置。空间预饱和脉冲置于大的 FOV 上通常不太有效,因此,相位伪影可能仍很明显。此外,如果采用组织抑制,它可能还不如小视野有效。这是因为,预饱和脉冲的能量需要传递到更大的组织容积,从而降低了它的有效性。在组织抑制序列之前,可能

需要附加的匀场。

GMN 也可以减少流动伪影,但会增加脑脊液信号及可用的最小 TE,它通常仅有益于 T2 和 T2* 加权序列。Pe 门控可进一步减少伪影,但是,由于扫描时间依赖于患者的心率,有时费时。当严重的流动伪影不能由其他措施降低到可接受的水平时,最好采用 Pe 门控。

在 FSE 序列中,采用多重 180°射频脉冲导致脂肪的 T2 衰减时间延长,以致于 FSE T2 加权图像上脂肪的信号强度比 CSE 高。这有时会使骨髓异常的诊断困难。因此,当对椎体转移性疾病成像时,应该使用 STIR 序列。

患者关怀

有脊髓压迫的患者严重时会残疾并相当痛苦。需要快速完成检查,以避免患者移动。检查前使用镇痛剂可能是有利的。患者脊柱严重弯曲时

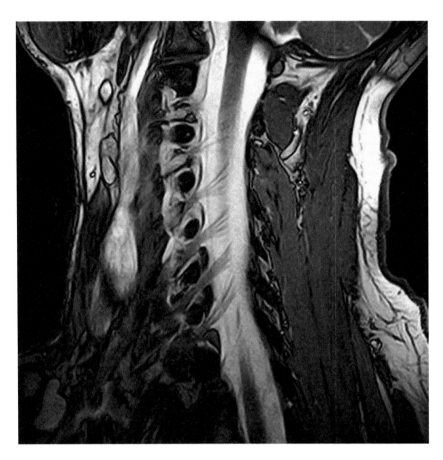

图 9.25　矢状位倾斜均衡 GRE 通过颈髓显示神经根和外周神经。

常无法平躺在检查床上。患者的舒适度很重要，因为有时由于需要采用额外的序列来实现正交图像，这些检查时间很长。明智的做法是让患者处于最舒适的位置，并用泡沫垫加以支撑。图像的平面根据患者位置进行调整。有时这些患者的肺野受到影响，当仰卧时，呼吸可能变得困难。在检查期间可以让患者吸氧，但尽可能减少扫描时间是解决这一问题的最好办法。

　　由于一些相关序列的梯度噪声过大，所以必须提供耳塞或耳机以防止听力受损。

增强扫描

　　对于软脑膜病变、硬膜内或髓外病灶及转移病变通常需要增强扫描。增强扫描对脊柱骨髓炎也是有用的，而且几乎总是用于手术后的患者。

> **知识点**
> - T2W FSE 序列对于脊髓病变未必是最敏感的。无论选择哪个序列，必须显示灰质和白质之间的良好对比。
> - GRE（T2* 加权）序列比 T2W FSE 序列更好地显示颈椎骨赘。
> - 基于 Dixon 技术的脂肪抑制技术往往是获取颈椎脂肪抑制图像的最佳选择。
> - 当怀疑脊髓内病变时，钆对比剂是最常使用的。
> - STIR 序列对于显示病变和（或）椎体骨折非常有用。

（黄嘉欣　王骏　刘小艳　胡玉川　吴虹桥　张文杰
　　　　　　　　　　　　　　　　林海霞　译）

第 10 章

胸部

(待续)

表 10.1　参数总结

1.5T		3.0T	
SE		SE	
短 TE	Min~30ms	短 TE	Min~15ms
长 TE	70ms+	长 TE	70ms+
短 TR	600~800ms	短 TR	600~900ms
长 TR	2000ms+	长 TR	2000ms+
FSE		FSE	
短 TE	Min~20ms	短 TE	Min~15ms
长 TE	90+	长 TE	90ms+
短 TR	400~600ms	短 TR	600~900ms
长 TR	4000ms+	长 TR	4000ms+
短 TEL	2~6	短 TEL	2~6
长 ETL	16+	长 ETL	16+
IR T1		IR T1	
短 TE	Min~20ms	短 TE	Min~20ms
长 TR	3000ms+	长 TR	300ms+
TI	200~600ms	TI	短或组织的零值
短 ETL	2~6	短 ETL	2~6
STIR		STIR	
长 TE	60ms+	长 TE	60ms+
长 TR	3000ms+	长 TR	3000ms+
短 TI	100~175ms	短 TI	210ms
长 ETL	16+	长 ETL	16+
FLAIR		FLAIR	
长 TE	80ms+	长 TE	80ms+
长 TR	9000ms+	长 TR	9000ms+(TR≥4TI)
长 TI	1700~2500ms(取决于 TR)	长 TI	1700~2500ms(取决于 TR)
ETL	16+	长 ETL	16+

表 10.1(续)

1.5T			3.0T		
相干 GRE			相干 GRE		
长 TE	15ms+		长 TE	15ms+	
短 TR	<50ms		短 TR	<50ms	
翻转角	20°~50°		翻转角	20°~50°	
不相干 GRE			不相干 GRE		
短 TE	最小		短 TE	最小	
短 TR	<50ms		短 TR	<50ms	
翻转角	20°~50°		翻转角	20°~50°	
平衡 GRE			平衡 GRE		
TE	最小		TE	最小	
TR	最小		TR	最小	
翻转角	>40°		翻转角	>40°	
SSFP			SSFP		
TE	10~15ms		TE	10~15ms	
TR	<50ms		TR	<50ms	
翻转角	20°~40°		翻转角	20°~40°	

1.5T 和 3.0T

2D 层厚		3D 层厚	
薄	2~4mm	薄	<1mm
中等	5~6mm	厚	>3mm
厚	8mm		
FOV		矩阵	
小	<18cm	小	256×128/256×192
中	18~30cm	中等	256×256/512×256
大	>30cm	大	512×512
		极大	>1024×1024
NEX/NSA		3D 层数	
少	1	少	<32
中	2~3	中	64
多	>4	多	>128
2D 和 3D PC-MRA		2D TOF-MRA	
TE	最小值	TE	最小值
TR	25~33ms	TR	28~45ms
翻转角	30°	翻转角	40°~60°
静脉 VENC	20~40cm/s	3D TOF-MRA	
动脉 VENC	60cm/s	TE	最小值
		TR	25~50ms
		翻转角	20°~30°

注:Min,最小值。

此表适用于 1.5T 和 3.0T 系统,参数取决于磁场强度,在极低磁场或极高磁场时需调整参数。

肺和纵隔

基础解剖(图 10.1)

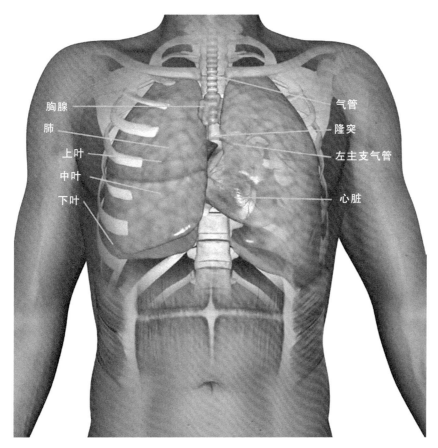

胸腺
肺
上叶
中叶
下叶

气管
隆突
左主支气管
心脏

图 10.1 胸腔结构前面观。(见彩图)

常见适应证

- 纵隔淋巴结肿大
- 中央和上沟支气管肿瘤
- 区分肿瘤与肺之间关系
- 当患者对对比剂过敏时,替代纵隔和胸壁的 CT 检查
- 主动脉夹层、肺栓塞、主动脉瘤或血管狭窄的血管评估
- 肺灌注检查
- 膈肌运动的评估
- 胸壁感染
- 胸膜疾病
- 肋骨病变或肋骨转移的病变

设备

- 体线圈/容积躯干多线圈阵列
- RC 球囊
- 心电图或外周门控导线
- 耳塞/耳机

患者定位

患者仰卧于检查床上,连接好 RC 球囊(如果需要)和心电门控导线。衬垫可以放置在患者的膝下(为了舒适)和患者的肘旁(为了最佳 MR 成像)。在某些情况下,如果患者不习惯仰卧和(或)患者有密闭空间恐惧症,俯卧位可能是适合的替代方案。

调整患者体位,使纵向定位线位于人体正中线,且横向定位线通过第 4 胸椎或乳头。如果 ECG 轨迹不满意,患者可以改为足先进入磁体,以改变患者相对于主磁场的极性 (见第 2 部分"门控和呼吸补偿技术")。

推荐扫描方案

冠状位屏气快速不相干(扰相)GRE/SE T1
(图 10.2)

如果三平面定位不可用,其可作为定位像或诊断序列。规定中等层数/层间距相对于垂直定位线,从胸后部肌肉到胸骨。整个肺野从肺尖到肺的基底部包括在图像中。由于胸部解剖结构通常位于更前方,所以层数在前方被抵消。

后 60 mm~前 80 mm

轴位 FSE T1/ 不相干(扰相)GRE T1 (图 10.3 至图 10.5)

除了调节层厚/层间距以适应 ROI 外,其余同冠状面 T1 序列。规定层面从横膈至肺尖或通过 ROI。

轴位 FSE PD/T2/SS-FSE T2/GRE T2* (图 10.6)

层面描述同轴位 T1 序列。

有助于检测活跃的组织特征,如区分肺部肿瘤、评价流体肺炎或胸腔积液。

辅助扫描序列

灌注检查

肺灌注可以通过注射对比剂或"自旋标记灌注"技术来评价。在这些情况下,对比剂标记或动脉自旋标记应用于肺动脉施加在患者中线,试图饱和从心脏流出并进入肺的血液。

通气检查

此项检查类似于核医学的 VQ 扫描。患者呼吸超极化的氙气,并且在图像采集时屏住呼吸。

冠状位快速不相干(扰相)GRE T1/ SS-FSE T2

这些序列可以在呼吸过程中用于评估横膈的运动。在这种情况下,获取正常呼吸间期的层数并重放连续的切片或电影回放。

图像优化

技术问题

由于肺野的质子密度少,胸部具有相对低的 SNR。此外,没有脂肪提供良好的对比。容积阵列线圈的实施有助于保持 SNR。当采用较薄的切片和更大的矩阵时,这特别有用。胸部成像可以使用许多射频线圈。虽然体线圈有众人皆知的低 SNR,但是它可用于大面积的覆盖。此外,在图像增强扫描中,对比是主要决定因素,如主动脉或肺动脉的 MRA,此时也可应用体线圈。在大多数情况下,体线圈将产生胸部最佳成像。对于较高的信噪比,应采用更高分辨率的躯干阵列线圈(见"心脏和大血管")。

使用多个 NEX/NSA 不仅因为信号平均而降低一些呼吸和心脏的伪影,也由于增加了数据采集而改善了信噪比。但这种策略的缺点是扫描时

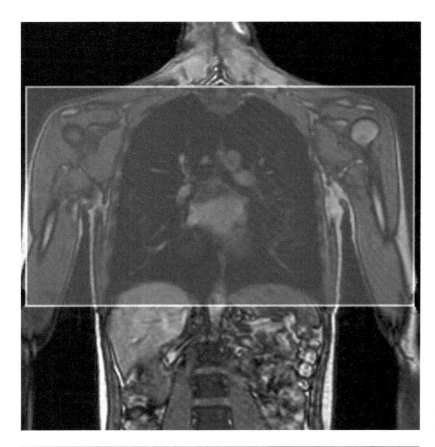

图 10.2 胸部冠状位屏气不相干(扰相)GRE T1 显示轴位层数。

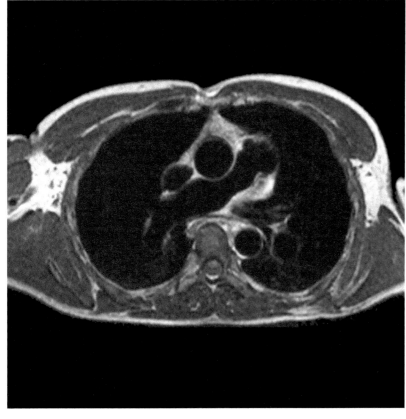

图 10.3 轴位 SE T1 加权胸部门控图像或轴位成像。

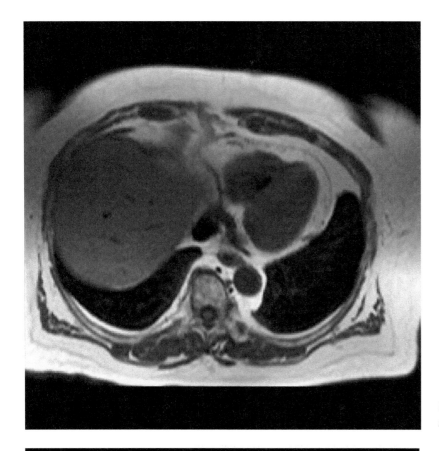

图 10.4 胸部轴位 FSE T1 加权图像显示左肺大块病变。

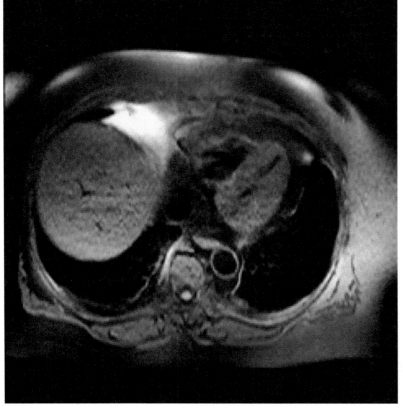

图 10.5 轴位不相干 GRE T1 图像。与图 10.4 为同一层面。

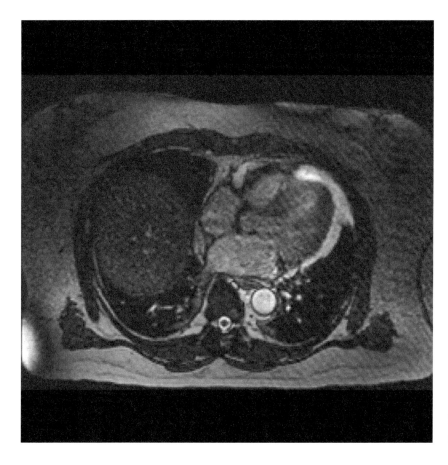

图 10.6　轴位 SS-FSE。与图 10.4 为同一层面。

间相应增加,虽然一定程度上可通过采用小矩阵或矩形/非对称 FOV 来补偿。SE T1 加权序列传统上用于显示解剖及黑血。暗血图像可以通过使用双反转恢复(DIR)技术消除血液信号来获得。DIR 序列可以是 FSE,在这种情况下,每幅图像是在一次屏气或单次激发时采集,多幅图像是在一次屏气时获得。DIR 图像总采用 ECG,以便减少心脏运动伪影。GRE 序列对于流量的评估是有用的,且 T2 加权序列用于显示病变及自由流体。在某些系统中,FSE 与使用相位编码的 RC 技术是不兼容的。在这些情况下,SE 序列可以被取代。当在非常短的采集时间内对液体填充结构成像时,也应考虑快速成像采用 T2 稳态采集序列替代 SS-FSE。

伪影问题

　　呼吸、心脏和血流的运动是胸部最明显的伪影。图像质量可能会因肺和心脏的生理运动,以及血管内血液的流动而受到影响,并且在某些情况下,还受食管和胃的影响。可通过多种成像选项,包括呼吸补偿、屏气技术、心脏门控、心脏触发或其他成像选项(饱和脉冲或梯度瞬间归零),来减少胸部生理运动的伪影。屏气技术是通过采用快速成像序列采集完成(20s 或更短),并指导患者在图像采集过程中屏住呼吸来实现。

　　运动伪影总是沿相位编码轴产生,并且对图像的干扰程度取决于采用的呼吸补偿技术和 ECG 门控的熟练程度。对于呼吸门控和(或)呼吸触发,将呼吸监控设备——真空管置于患者胸部或腹部周围。放置的位置可以由患者的呼吸类型来确定。例如,如果患者的呼吸运动是由胸部运动产生的,那么,真空管应放在胸部。然而,如果患者的运动在腹部发生更多时,真空管应置于腹部区域。(有关真空管放置的更多信息,请参阅第

2 部分"呼吸补偿技术"。)还可选择屏气技术使呼吸暂停。检查 ECG 导线被正确地连接，并且 ECG 轨迹具有良好的幅度，并被正确触发(见第 2 部分"门控和呼吸补偿技术")。如果实施得当，心电门控可有效降低心脏运动伪影。然而，如果 ECG 门控使用不当，图像质量则受损。

　　相位编码方向一般由系统规定，因此默认沿着一个给定的方向上。在大多数情况下，相位方向默认沿着解剖结构的短轴。因此，相位编码轴通常在轴位图像上从前到后，冠状位图像上则从右到左。轴位扫描时交换相位轴从右到左，以及冠状位扫描时从上到下有助于去除兴趣区伪影。例如，对于轴位胸部成像，相位方向通常默认为前后方向。然而，如果运动伪影"条纹"穿过兴趣区的解剖或病变组织，可选择交换相位和频率方向，使"重定位"的运动伪影从右到左穿过图像(图 10.7 和图 10.8)。因为该措施使解剖结构的长轴沿着相位轴的方向，需过采样以避免混叠。此外，如果采用矩形 FOV 且矩形的短轴线沿相位方向，此时应谨慎。因此，交换相位方向，矩形的方向也相应改变。

　　空间预饱和脉冲对于进一步减少流动伪影同样重要。它们被置于 FOV 的上方和下方以降低来源于主动脉和下腔静脉的伪影。右侧和左侧的空间预饱和脉冲有利于减少冠状位图像中从锁骨下血管进入胸腔静脉的血流伪影。此外，当 SE 或 FSE 序列一起使用时，空间预饱和脉冲产生黑血(见图 10.19)。如果血管内的信号仍然存在，它可能表明血流速度慢或闭塞。GMN 进一步降低流动伪影，但也增加了血管内的信号和可用的最小的 TE，所以在 T1 加权序列中它通常无益，除非已使用对比剂。当与 GRE 序列结合使用，GMN 产生亮血(见图 10.18)。如果有在血管内的低信号，提示血流缓慢流动或闭塞。此外，当一个结构呈明亮信号时，并在 MR 图像采集期间移动，它可以呈"条纹"状在相位方向贯穿 MR 图像。

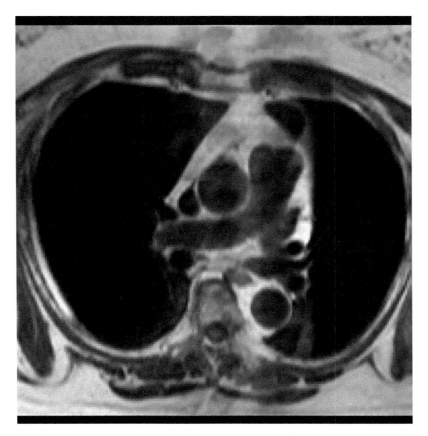

图 10.7　胸部轴位 FSE T1 加权图像，相位从前到后。

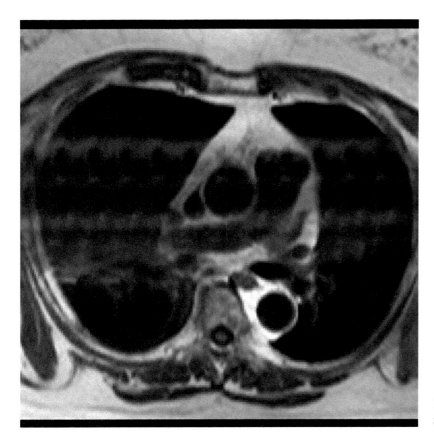

图 10.8　胸部轴位 FSE T1 加权图像,相位从左到右。

患者关怀

　　进行这种检查的患者往往需要屏气,因此,最大限度地减少扫描时间很重要。然而,如果患者具有缓慢的心率或心输出量较低时,系统不能总是在每个 R 波触发,因此应显著延长扫描时间。在这些情况下,限制序列的数量是有利的,并且不断安慰患者可稳定他们的心率及呼吸。此外,对于呼吸急促和可能需要氧气设备的患者,推荐使用患者监控。由于一些相关序列过分嘈杂的梯度噪声,必须提供耳塞或耳机,以防患者听力受损。

增强扫描

　　造影可以增强肺、纵隔或肺门肿块。这可能有助于增加具有低固有对比的病变组织的对比,并且显示胸膜炎症。造影也可用于显示胸部血管。气态对比剂,如超极化氦气 ^{3}He 正在 MRI 研究设置中使用,用于显示和评估慢性阻塞性肺病(COPD)的局部通气。

心脏和大血管

基础解剖(图 10.9 和图 10.10)

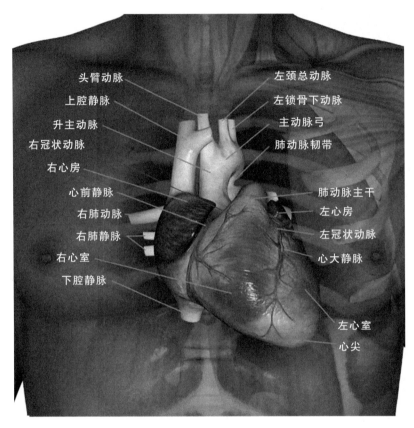

头臂动脉
上腔静脉
升主动脉
右冠状动脉
右心房
心前静脉
右肺动脉
右肺静脉
右心室
下腔静脉

左颈总动脉
左锁骨下动脉
主动脉弓
肺动脉韧带
肺动脉主干
左心房
左冠状动脉
心大静脉
左心室
心尖

图 10.9　大血管及心腔。(见彩图)

常见适应证

- 胸主动脉瘤、夹层动脉瘤和主动脉缩窄
- 复杂先天性心脏和大血管的异常
- 心房或心室间隔缺损
- 心室功能的评价
- 心室肌肿块评价
- 血管的通畅及血栓
- 瓣膜功能不全

设备

- 体线圈/容积躯干阵列线圈
- RC 球囊
- ECG 门控导线
- 耳塞/耳机

患者定位

患者仰卧于检查床上,连接好 RC 球囊(如果

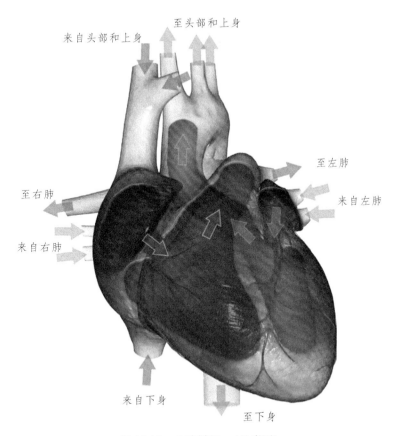

来自头部和上身 至头部和上身

至左肺

至右肺

来自左肺

来自右肺

来自下身

至下身

图 10.10 心脏循环。(见彩图)

需要)和 EGG 门控导线。如果不能屏气,推荐采用呼吸门控或触发来减少呼吸伪影。调整患者体位,使纵向定位线位于人体正中线,横向定位线穿过第 4 胸椎水平或乳头位置。如果 ECG 轨迹不满意,患者可以改为足先进,以改变患者与主磁场的相对极性(见第 2 部分"门控和呼吸补偿技术")。

推荐扫描方案

三平面定位是最佳的,因为胸腔内的心脏和血管结构呈斜位。3 个正交平面提供的定位图像,使心脏和大血管可斜面显示。

冠状位屏气快速不相干(扰相)GRE/SE T1
(图 10.11)

如三平面定位不可用,其可作为定位像或诊断序列。规定中等层厚/层间距相对于垂直定位线,从胸肌后部到胸骨。从胸骨的最上端到横膈区域包括在图像中。

后 60mm~前 80mm

轴位 SE/FSE T1(图 10.12)

除了调整层厚/层间距以适应 ROI 外,其余同冠状位 T1 序列。规定层面从心脏下缘到主动脉弓上方(见图 10.11)。

特殊的心脏切面

长轴观(两室):轴位 T1 投影,扫描层通过左心室,使扫描层平行于室间隔,确保扫描范围覆盖整个左心室(图 10.13 和图 10.14)。

四腔观:长轴观,定位线通过左心室的顶点和二尖瓣。确保扫描层面覆盖整个左心室。该平面也可以从短轴视图获取 (图 10.15 和图 10.16)。

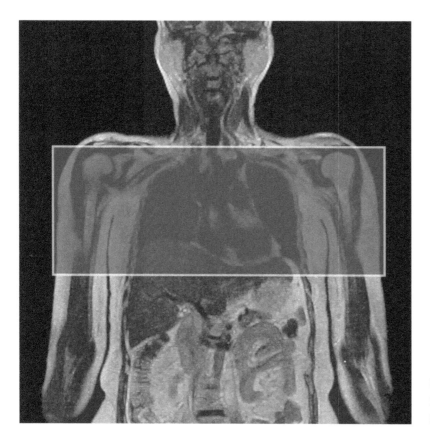

图 10.11   胸腔冠状位 SE T1
加权图像，显示心脏轴位成像
时的层面边界和定位。

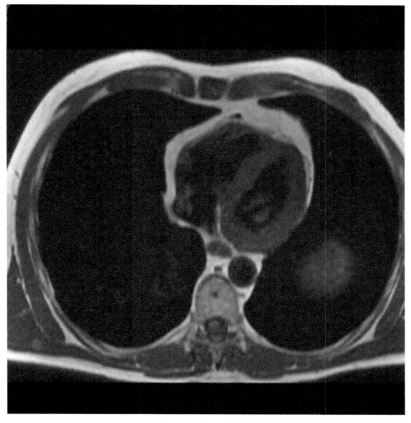

图 10.12   采用心脏门控的
胸部轴位 T1 加权 FSE 图像。

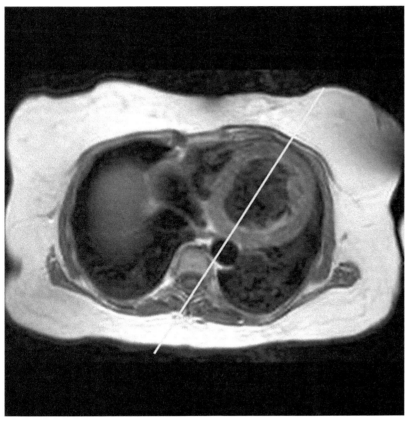

图 10.13　轴位 FSE T1 加权图像,显示长轴观定位。

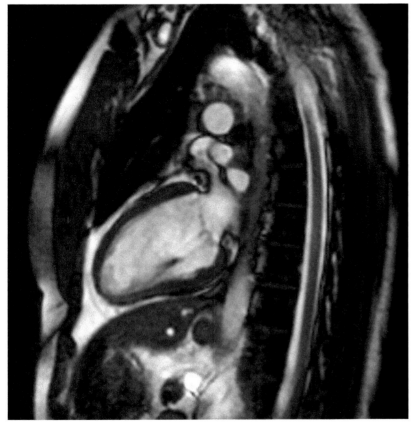

图 10.14　两室长轴观。

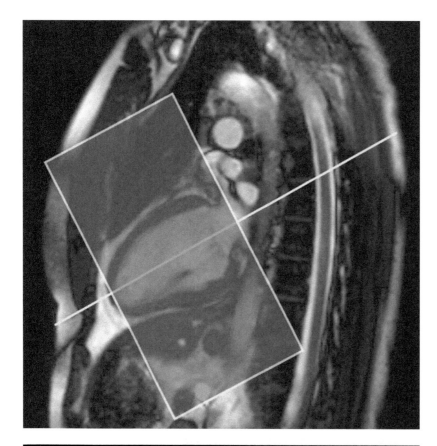

图 10.15 四腔观长轴扫描方位及边界。

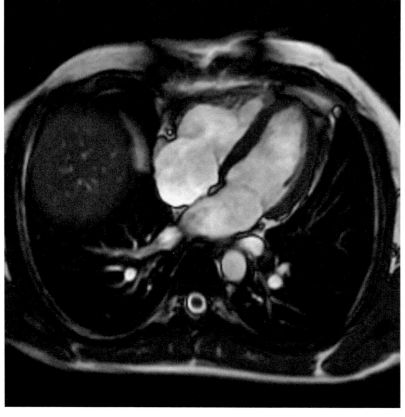

图 10.16 四腔观视图。

短轴观：长轴观,定位线垂直于长轴视图成像平面,以使定位线平行于二尖瓣。确保扫描层面覆盖整个左心室(图 10.17 和图 10.18)。短轴平面上也可以规定从冠状位定位。可以将位置确定在冠状位定位,在主动脉根的后部,另一个在冠状位向前扫描至心脏的顶部。一旦这些位置是已知的,该短轴可明确规定识别该位置。扫描仪将绘制点之间的假想线,扫描垂直于假想线。四腔视图也可以从短轴视图,通过平行于横膈与左、右心室成角定位扫描层面获得。

矢状位 / 斜位 SE T1

除了层面与升主动脉和降主动脉成角外,其余同轴位 SE T1 序列,并规定从血管壁的一侧到另一侧。

该序列用于在 1 张图像中显示升主动脉和降主动脉。从轴位系列图中选择 1 幅图像,显示主动脉的两部分。在更好的层面上校准层面位置,以显示主动脉弓。

黑血成像与亮血成像(图 10.19)

对于黑血评价,通常采用饱和脉冲 SE 或 FSE,而对于亮血的评价,可采用 GMN 的梯度回波、PC 或 EPI 成像序列。其他黑血成像技术利用改良的反转恢复序列,称为 DIR 或三相 IR。虽然各个厂商对这些序列有各自的缩写,前提是一样的。在每一种情况下,序列开始施加 1 个 180°射频脉冲,紧接着又施加 1 个 180°射频脉冲(DIR)。在这种情况下,该序列已基本上趋于均衡。由于血液的流动在层面内没有足够的时间经历 2 个 180°射频脉冲,流动的血液呈黑色。在三相 IR 序列中,DIR 序列于脂肪频率施加额外的 180°脉冲进行频谱预饱和。在这种情况下,为更好地显示心肌,可采用心外膜脂肪抑制结合心腔内的黑色流体。

倾斜不相干(扰相)GRE T1 或相干 GRE T2* 多相(电影)

在心脏周期的多相位期间获取心脏图像,以

提供心脏搏动期间的心脏图像,这项技术叫作多相位成像。在每个心脏周期内获得的层面越多,时间分辨率就越好。对于心脏成像时间分辨率,尤其是在多相位成像中受扫描时间限制。例如,如果在 1 个心脏周期采集 16 个相位, 这意味着这些图像在同样的层面位置采集,除非在不同时间心脏周期的 RR 间隔。

心脏电影(类似于多相位成像)用于评估心脏功能。心脏电影图像最常用的视角是胸部短轴视图或直轴视图。这类视图通常用于评估左心室。对于心脏的其他区域,可以用两室或四室视图。两心室可以在矢状位/斜位视图上最佳显示,而四心室则在冠状状/斜位平面上显示。附加视图如左心室流出技术也可运用。

在 ROI 相关的平面内规定中等层厚/层间距(通常轴位或斜位)。选择适合系统的电影功能,取决于每次采集的层数及相位(见第 2 部分"门控和呼吸补偿技术")。

辅助扫描序列

SPAMM 标记

在心脏的区域内,SPAMM(磁化空间调制)可调制或改变磁场,如电磁波。因为 RF 脉冲取决于磁场,RF 激发脉冲仅激发具有相同频率的组织。因此,RF 脉冲匹配是波峰而不是波谷。这一效果是 RF 匹配(共振)位置的信号,并且 RF 脉冲频率不匹配的地方无信号。调制可用于多个方向。如果用于一个方向,图像中会出现条纹。如果调制用于两垂直轴,最终的图像呈栅格状。斑纹与栅格之间的选择通常取决于放射学家。

这项技术结合多相位或快速心脏 SE 或 GRE 序列使用, 以评估心肌梗死后心肌壁功能。SPAMM 技术与多相位成像结合使用可显示随心肌运动的 SPAMM 斑纹或栅格。事实上,这些斑纹或栅格不仅运动且在正常心肌 (或心壁肌肉)心脏运动期间随时间而消失。然而,在心肌梗死区域,心壁肌肉不能正常运动。因此,SPAMM 图像

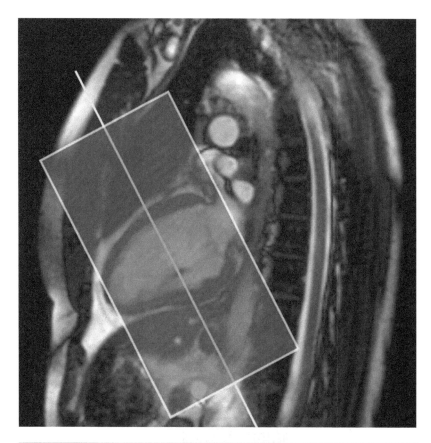

图 10.17　短 轴 视 图 的 长 轴
扫描方位及边界。

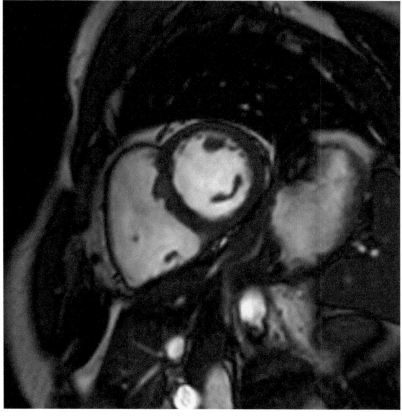

图 10.18　短轴视图。

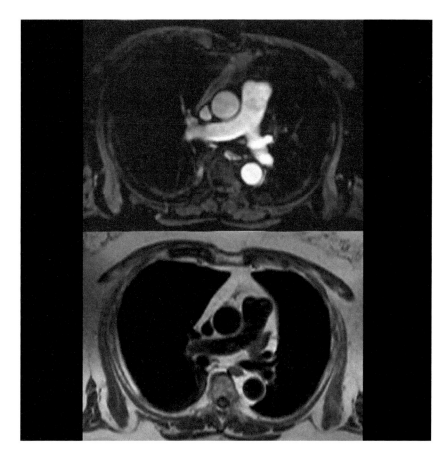

图 10.19 轴位图像显示大血管的亮血成像(上图)和黑血成像(下图)。

因此不断产生斑纹或栅格。这提供了关于心脏功能的信息。

SPAMM 序列和电影 PC 共同显示心脏的实时成像状态。此外,PC 图像可以用于磁矩图像或相位图像的重建。磁矩图像的重建类似 MR 图像,用相位数据产生相位图像。相位图像提供了关于心壁运动和流向的重要信息。

EPI

EPI 与电影 PC 共同使用,显示心脏和冠状血管的实时成像。此外,EPI 成像采集快速,以减少运动伪影。然而,EPI 存在图像伪影,如化学位移和磁化率伪影。

对比增强的心脏和血管检查(图 10.20)

心脏的钆增强 GRE 序列可以用来显示心脏肿块或梗死,以及胸部和心脏血管。GRE 对比增强提供流动血液区域内的高信号图像。MRA 序列获得主动脉弓的斜矢状面或"糖果手枪",可显示主动脉夹层的比较视图。

通常,由矢状位或斜矢状位序列评估主动脉弓。然而,评价肺动脉冠状面最佳。肺 MRA 序列采集具有动态对比增强。冠状动脉亮血成像需采集高分辨率、多幅斜位动态对比增强图像 (图 10.21)。

心肌灌注检查

在某些情况下,心脏灌注检查对于心功能评估可使用或不使用对比剂(应激反应)。

其中一种试剂为多巴酚丁胺,该试剂产生心脏的压力,因此,在药物引起反应期间且心脏处于静息状态时获取图像。但这种试剂可能不会被批准用于磁共振。鉴于此,在药物引起反应期间,应谨慎进行 MR 心脏成像。

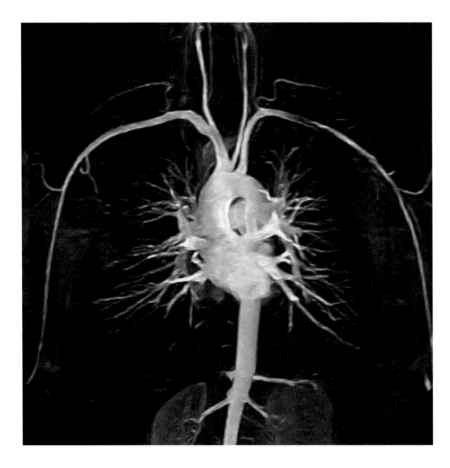

图 10.20 对比增强后获取冠状面快速非相干（扰相）GRE T1 加权图像。

弥散成像

最近有研究采用扩散张量成像显示心肌，但需要很强的快速梯度。

图像优化

技术问题

由于胸部的信噪比相对低，容积阵列线圈的实施有助于保持信噪比。这一点尤其有用，因为心脏高分辨率成像要求较薄的层厚和较大的矩阵。然而需记住，FOV 受限于线圈的大小。对于较小的结构，如心脏和冠状动脉，推荐使用多通道线圈和相控阵线圈，可改善信噪比，因为较小的体素可获得更高的分辨率。多次 NEX/NSA 的使用不仅可减少呼吸和心脏伪影，也可提高信噪比。该方法的缺点是相应增加扫描时间。在某种程度上，可采用较小的矩阵弥补。

伪影问题

呼吸、心脏和血液流动是最明显的胸部伪影。它们出现在相位编码轴上，其干扰图像的程度主要取决于 RC 和 ECG 门控的能力。确保 RC 球囊正确连接和有效地工作。另外，为停止呼吸，可采用屏气技术。检查 ECG 导线正确连接，且 ECG 轨迹具有良好的振幅和正确的触发（见第 2 部分"门控和呼吸补偿技术"）（图 10.22）。

空间预饱和脉冲对于进一步降低流动伪影也很重要。它们被放置于 FOV 的上下方向上，以减少主动脉和下腔静脉的流动伪影。在冠状位图像中，左右方向的预饱和脉冲有利于减少从静脉流入胸部锁骨下血管的伪影。当结合 SE 序列使用，空间预饱和脉冲产生黑血。如果信号在血管内可见，这可能表明血流减慢或闭塞。GMN 可进

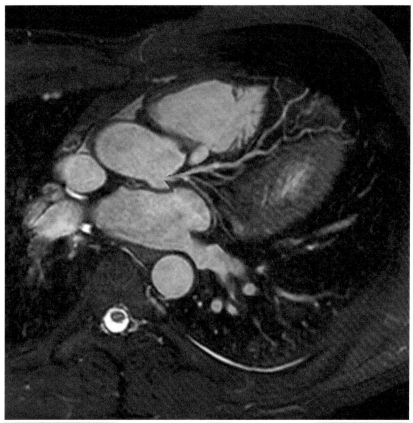

图 10.21 对比增强后冠状动脉成像。

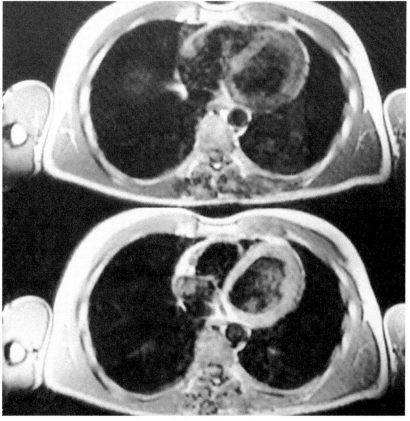

图 10.22 心脏轴位图像，无心脏门控(上图)和心脏门控(下图)。

一步降低流动伪影，主要用于电影成像（见第2部分"门控和呼吸补偿技术"）。这在 T1 加权 SE 序列中不常用，因为它增加了血管内信号和可用的最小 TE。当结合使用相干 GRE 序列时，GMN 产生亮血。如果血管内有信号丢失，则提示血流减慢或闭塞。

患者关怀

进行心脏 MRI 检查的患者通常有心脏问题。这些患者必须应用脉搏血氧仪密切监测心脏功能。

厂商可能改变所有心电门控导线及由此产生的 ECG 轨迹，以减少磁场导致"T"波抬高的影响。这种效应被称为磁−血流动力学效应或磁氢动力学效应。如果患者心率慢或心输出量差，此系统总是不能触发每个 R 波，因此考虑延长扫描时间。在这种情况下，限制序列的数目是有益的，可持续保证患者稳定其心率和呼吸。向量心脏触发方法已证明可更准确地描述心动周期的潜力。这类门控的触发依赖于心脏运动，因此，现已克服了传统 ECG 门控的许多不足，甚至是心律失常的患者。氧还可用于呼吸急促的患者。由于一些相关的序列有过高的梯度噪声，建议用听力保护装置，如耳机或耳塞，以防听力受损。

增强扫描

对比剂结合快速 GRE 序列常用于心脏和大血管成像，如心脏、主动脉弓、大血管、肺动脉和冠状动脉的动态成像(图 10.20 和图 10.21)。2 倍或 3 倍的剂量可改善血管的显示。另外，对比增强后，心脏肿块有时可更好地显示。

胸腺

常见适应证

- 重症肌无力患者胸腺的评价
- 一般胸腺肿块的评价
- 术后纵隔的评价

设备

- 体线圈/容积躯干阵列线圈
- RC 球囊
- 心电门控导线
- 耳塞/耳机

患者定位

患者仰卧于检查床上,并备有 RC 球囊(如果需要)及匹配的心电门控导线。调整患者体位,使纵向定位线位于人体正中线,横向定位线通过胸骨水平。如果心电图轨迹不满意,患者可足先进入磁体(见第 2 部分"门控和呼吸补偿技术")。

推荐扫描方案

矢状位屏气快速不相干(扰相)GRE/SE T1

如果 3 平面定位不可用,其可作为定位像或诊断序列。中等层厚/层间距根据纵向定位线两侧设定。横膈到肺尖区域包括在图像中。

左 15mm~右 15mm

轴位 SE T1

规定中等层厚/层间距通过胸腺。

轴位 SE T1 增强序列

层面描述同轴位 SE T1 序列,除了使用组织抑制以区分增强的病理组织与脂肪。

辅助扫描序列

轴位 SE/ FSE T2

层面描述同轴位 T1 序列。

化学位移成像(同相/失相 GRE)

在失相和同相的图像中,化学位移率(CSR)可以用来比较胸腺相对于椎旁肌肉组织所接收的信号强度的相对变化。当前纵隔有肿块时,这种方法有助于区分胸腺增生与肿瘤。

图像优化

技术问题

因为肺野质子密度低,胸部信噪比相对较低。此外,几乎没有脂肪能提供良好的对比。容积阵列线圈的实施有助于保持 SNR。当需要较薄的层厚和更大的矩阵时,这特别有用。使用多个 NEX/ NSA 不仅减少了由于信号平均引起的呼吸和心脏伪影,而且提高了增加数据收集产生的信噪比。这种方法的缺点是相应增加了扫描时间,尽管这可以在一定程度上由一个较小的矩阵实现补偿。在某些系统中,FSE 不兼容采用相位编码的 RC 技术。然而,在胸腺检查中,结合多个 NEX/ NSA 和矩形/不对称 FOV 时,可提高分辨率和信噪比。

伪影问题

呼吸、心脏和血液流动是胸部最显著的伪影。它们发生在相位编码轴,对图像干扰的程度主要取决于 RC 和 ECG 门控的能力。确保 RC 球囊连接正确并有效地工作。另外,屏气技术可以用来停止呼吸。检查 ECG 导联正确连接,ECG 轨迹具有良好的振幅并触发正确(见第 2 部分"门控和呼吸补偿技术")。当正确实施时,心电门控可有效减少心脏运动伪影。然而,如果心电门控无效,图像质量会受损。

在轴位图像上,相位编码轴通常位于前后方向以致于任何相位伪影的干扰位于胸腺的前方。因此,有必要交换相位轴至左右方向,以去除胸腺伪影。此位置沿相位轴的解剖长轴;因此,过采样是必要的,以避免混叠伪影,特别是 FOV 很小时(见第 2 部分"流动现象和伪影")。

空间预饱和脉冲对于进一步减少流动伪影也很重要。它们置于 FOV 的上下方向,以减少主动脉和下腔静脉的流动伪影。GMN 可进一步减少流动伪影,但也增加了血管内的信号和最小的 TE,它通常在 T1 加权序列中是不利的。在组织抑制序列前需附加匀场。

患者关怀

胸腺成像通常用于检查儿科患者,例如随着儿童成长胸腺腺体萎缩。因此,依据儿童的年龄可以考虑镇静剂。

患者检查应尽可能舒适,并应仔细解释检查的重要性。如果患者紧张,往往会影响其心电图轨迹,从而减少 ECG 门控的有效性。在这种情况下,不断安慰患者可稳定他们的心率和呼吸,并提高门控的有效性。由于与一些序列相关的过高的梯度噪声,必须提供耳塞或耳机,以防患者听力受损。

增强扫描

注射对比剂往往可以增强胸腺的显示。该方法与组织抑制技术结合特别有用。

乳腺

基础解剖（图 10.23）

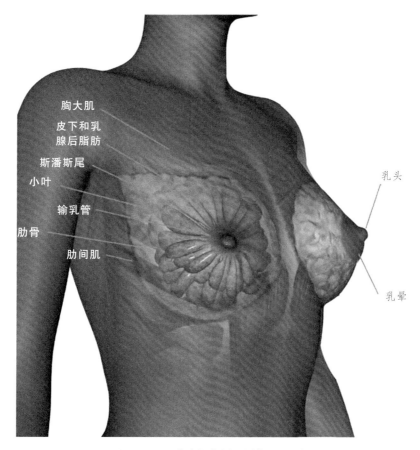

胸大肌

皮下和乳
腺后脂肪

斯潘斯尾

小叶

输乳管

肋骨

肋间肌

乳头

乳晕

图 10.23　乳腺矢状层面图像。（见彩图）

常见适应证

乳腺病变

- 高危患者的筛选
- 良性和恶性疾病的分期
- 乳腺植入物患者异常的特征
- 当常规或数字影像检查不佳
- 脂肪或致密型乳腺患者的异常特征

乳腺植入物

- 植入物破裂(扁征)
- 已知破裂（内囊与外囊）
- 植入后患者的病变

设备

- 乳腺线圈,可以是单、双或相控阵列
- 延伸管、针和对比剂(如果计划行 MR 介

入操作需 MR 兼容的活检针)

- 磁性安全自动注射器(如果可以获得)
- 耳塞/耳机

患者定位

患者俯卧位,乳腺置于乳腺线圈内。患者的具体位置通常取决于乳腺成像的方法。有些成像中心选择采用所谓的欧洲方法,而另一些选择所谓的美国方法(见后面"技术因素")。当用美国方法评估病变时,在矢状位获取图像,1 次检查 1 侧乳腺。而欧洲方法在轴位成像可同时采集 2 侧乳腺图像。

调整患者体位,使纵向定位线位于人体正中线,横向定线穿过线圈中心。对于垂直磁场系统,在前/后方向上应提高乳腺使其位于等中心处。这确保了乳腺位于磁场最均匀的部分,因此在造影后的图像上优化脂肪抑制。

如果检查期间需要对比增强 (评价乳腺病变),检查前需将针插入肘前窝。对比剂可通过延长管给药,使得患者在注射期间运动最小化。如果有条件,可使用磁性安全自动注射器。压力注射器能够提供稳定的注射时间和剂量,这在随访时对于乳腺病变的评价特别有用。此外,由于乳腺病变的血流动力学是决定病变良恶性的一个因素,稳定的时间和钆对比剂注射的剂量很重要 (见第 2 部分"脉冲序列"中的"动态成像")。

注意压迫:许多乳腺病变有大血管供养,导致血管浓密,称为新生血管和血管生成。这种新生血管和血管生成导致病变高血流被称为血管过多。乳腺癌血管过多导致乳腺病变快速增强。乳腺的过度压缩可导致一些乳腺病变显示减少。这是因为一些病变的血管由于压迫而减少,不能增强。一些线圈在设计时具有压迫装置。当评估植入物时不需要压迫。使用美国或欧洲的方法时,乳腺变形(轻轻地压迫)以减少在单次采集中所需覆盖整个乳腺的层面数目。这在可接受的成像时间内提供乳腺动态图像。

美国方法推荐扫描方案

3 平面定位像 / 非相干(扰相)GRE T1

3 平面定位最适合于在 3 个正交平面内评价乳腺。对于最佳的乳腺成像,重要的是包括所有乳腺组织,从上面腋尾到乳头,向后包括胸大肌和胸壁。

轴位 SE/FSE/ 非相干(扰相)GRE T1

如果 3 平面定位不可用,可以获取轴位定位像。在横向定位线两侧规定厚层/层间距通过一侧或两侧乳腺。

下 25mm~上 25mm

矢状位 SE/FSE T1

在矢状位扫描平面中获取乳腺高分辨率图像。

为了平面内高分辨率,选择小的 FOV(足以包括整个乳腺)。规定薄层/层间距通过乳腺,包括胸骨内侧至腋窝侧。脂肪抑制不能用于本次采集,因为相对于乳腺内脂肪高信号,病变通常为黑色。

矢状位 SE/FSE T2 +/− 组织抑制

为比较层面定位及平面内分辨率,规定层面描述同矢状位 T1 序列。脂肪抑制可用于这次采集,因为相对于乳腺内脂肪抑制的低信号,病变通常较亮。

矢状位快速非相干(扰相)GRE T1 组织抑制(造影前)

为比较层面定位及平面内分辨率,层面描述同矢状位 T1 和 T2 序列。高分辨率采集提供有关病变结构的信息。在许多情况下,病变边界模糊很可能是恶性的,而病变边缘光滑很可能是良性的。

矢状位三维快速非相干(扰相)GRE T1 组织抑制(造影后)(图 10.24)

为兼顾层面定位和平面内分辨率,层面描述同矢状位 T1、T2 序列。对比剂注射前和注射后几分钟获取图像。每次采集时间不应超过 1.5 分钟,注射对比剂后应重复 3~5 次。在注射开始后每次定时采集,它是图像判读所必需的。脂肪抑制是有用的,因为相对于乳腺内脂肪抑制的低信号强度,增强的病变具有高信号。

矢状位快速非相干(扰相)GRE T1(后处理)

减影技术去除来自脂肪的多余信号。在这种技术中,从钆增强后图像减去造影前图像。最终,图像仅显示增强的结构。此外,最大密度投影(MIP)处理可评价乳腺血管系统。血管过多提示乳腺为恶性疾病。乳腺工作站越来越受欢迎,因为它们为乳腺病变的进一步评估提供彩色化和重组的机会。

欧洲方法推荐扫描方案

3 平面定位像或轴位定位像 / 非相干(扰相)GRE T1

该方法的定位像与前面介绍的美国方法相同。然而,如果系统中没有 3 平面定位像,可使用轴位定位像。

轴位 SE/FSE/ 非相干(扰相)GRE T1

如果不能获得 3 平面定位像,可采用轴位定位像。在横向定位线的两侧,规定厚层/层间距通过一侧或两侧乳腺。

下 25mm~上 25mm

轴位 SE/FSE T1(图 10.25)

在轴位扫描平面内, 获得乳腺高分辨率图像。选择足够大的 FOV,以包括两侧乳腺。规定薄

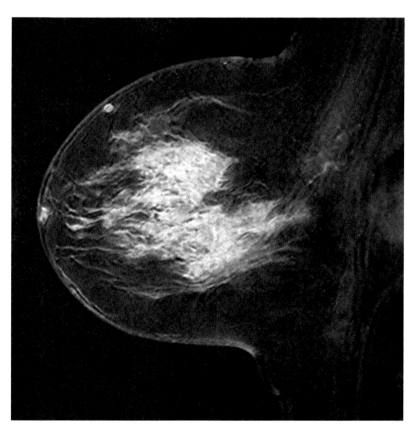

图 10.24 对比增强后矢状位非相干(扰相)GRE 组织抑制图像。

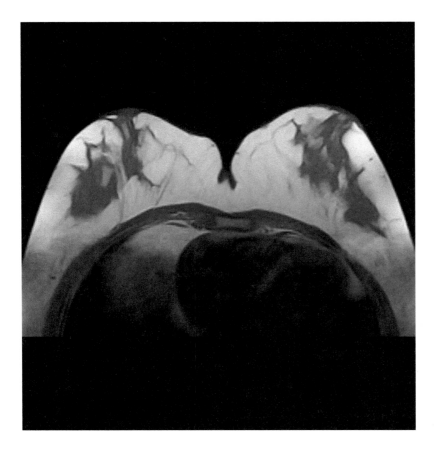

图 10.25 通过两侧乳腺的轴位 SE T1 加权图像。

层/层间距通过乳腺,以包括从上腋尾到乳头的所有乳腺组织,后面包括胸大肌及胸壁。

脂肪抑制不必用于这次采集,因为相对于乳腺内脂肪高信号强度,病变通常为黑色。

轴位 SE/FSE T2+ /− 组织抑制(图 10.26)

为兼顾层面定位及平面内分辨率,层面描述同矢状位 T1 序列。脂肪抑制可用于本次采集,因为相对于乳腺内脂肪抑制的低信号强度,病变通常为亮信号。

轴位三维快速非相干(扰相)GRE T1(增强前)(图 10.27)

为兼顾层面定位及平面内分辨率,层面描述同矢状位 T1、T2 序列。同美国方法,但在轴位平面获取图像。脂肪抑制不必用于这次采集。

轴位三维快速非相干(扰相)GRE T1(造影后)

同美国方法,但在轴位平面上获取图像。脂肪抑制不必用于本次采集。减影图像采用后处理软件显示增强的血管及病变。

对于硅胶植入物评价的推荐方案

3 平面定位像或轴位定位像 / 非相干(扰相)GRE T1

同如前所述的美国和欧洲的方法。

矢状位 T1、T2 FSE(高分辨率)

层面位置和分辨率同美国方法。

矢状位频谱 IR 或 IR-FSE 组织抑制对比增强

为了评估植入物是否完整,必须采用抑制硅

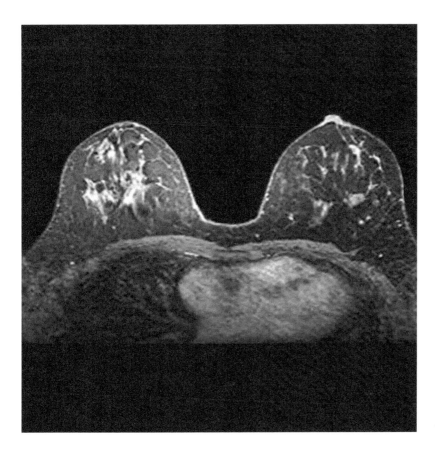

图 10.26 通过两侧乳腺的轴位 T2 加权图像。

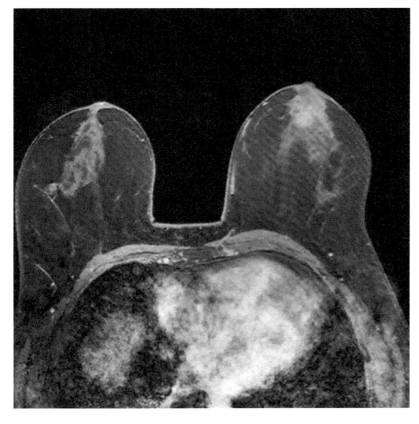

图 10.27 组织抑制轴位非相干（扰相）GRE 图像。

胶或同时抑制脂肪及水的序列。这些抑制技术包括水抑制(采用水预饱和脉冲),乳腺内脂肪采用STIR抑制以显示硅胶(硅胶成像),或抑制硅胶本身,以显示乳腺的其他解剖(硅胶抑制)。硅胶成像与硅胶抑制的选择通常是放射科医生的职责。层面描述同美国方法的矢状位T1序列或欧洲方法的轴位序列。

辅助扫描序列

轴位 SE/FSE T1/T2 或 STIR

用于显示植入物。SE/FSE序列代替STIR可以实现组织抑制。注意:对比增强后不能使用STIR(见第2部分"脉冲序列")。STIR与水抑制获得的图像仅显示硅胶。

SS-FSE/SE-EPI/GRE-EPI/ 弥散成像

在乳腺检查中已采用实时成像。在实时MR控制下,这些包括乳腺的穿刺活检、热消融或聚焦射频消融。乳腺的DWI可潜在地用于良恶性病变的区分,也可评价转移瘤对于化疗的反应。

图像优化

技术问题

线圈技术的发展极大地提高了乳腺线圈的信噪比。相控阵列线圈返回最高和最均一的信号,而另一些可在乳头上出现眩光,并在靠近胸部处信号下降。通常有好的组织对比且信噪比相对较高,空间分辨率可以最大化。FSE是乳腺检查的一个很大的优势,因为其可在相对较短的扫描时间内获取极大的矩阵。并行成像也很有用,可减少扫描时间而不降低分辨率,这需要多通道线圈。

一些成像中心选择利用所谓的欧洲方法,而其他也有选择使用所谓的美国方法。在动态对比增强中,每种方法包括采用快速扫描时间获得高分辨率图像。

欧洲方法采用轴位扫描平面获取乳腺图像。在该方法中,在相同轴位图像上获取轴位图像以包含两侧乳腺。这需要一个相对较大的FOV,虽然通常选择高成像矩阵以改善平面内分辨率,但这延长了扫描时间,不是最佳的动态成像。薄层可根据需要覆盖的范围以及所希望的纵向分辨率使用,但覆盖范围可能是一个问题。

美国方法在矢状位扫描平面上获取图像,1次一侧乳腺,可单侧也可双侧。因为该平面用较少的层面数覆盖乳腺,所以采集时间短(理想的动态成像)。此外,用小的FOV可达到很高的平面和纵向分辨率。单侧乳腺成像选择病变乳腺成像,然后再择期选择对侧成像(因为不能在同一天对对侧乳腺行另一种钆剂量成像)。一侧乳腺成像后,再同样获取另一侧乳腺。更佳的双侧采集产生3D扫描,在对比增强期间动态获得隔行采集。

需要注意的是,美国方法乳腺成像一般都是1次获得1侧乳腺图像,而欧洲的方法是同时获取两侧图像。

需要注意的是,相比于用平面内高分辨率[小FOV和(或)大矩阵]矢状位成像的美国方法,欧洲方法趋于用少于最佳平面内分辨率 [大 FOV 和(或)小矩阵]试图显示更多解剖结构(胸部及周围结构)。

在乳腺成像中,组织抑制技术区分周围多脂肪乳腺组织中的病灶十分有用。传统的脂肪抑制不总是最佳的,尤其是轴位获取双侧乳腺的欧洲方法,利用大FOV掩盖了乳腺图像。不幸的是,在钆注射之后因为它抑制钆增强病变, 所以 STIR(即使是同质的脂肪抑制技术)不能用。光谱抑制技术改善同质脂肪抑制,常通过大FOV产生更均匀的抑制。

局部磁场均匀性也可通过这些技术改善脂肪抑制的质量。因为这个原因,在组织抑制序列之前需匀场。然而对于乳腺来说,匀场可能存在很多问题。乳腺可以被单侧或双侧匀场。通常包括两侧乳腺双侧匀场，在乳腺和胸壁前有空气，因此具有许多不一样的组织类型。单侧匀场的抑制会更佳，因为匀场容积包括了相似的组织成分。然而，对侧乳腺会有一个次优的匀场（图10.28 和图 10.29）。

伪影问题

通过让患者俯卧而不是仰卧，呼吸伪影会有所减少。当患者俯卧时呼吸期间线圈也不会移动。心脏运动和乳头血管内的血流也可能很麻烦。在矢状位图像上交换相位编码轴为上下方向，在轴位交换相位编码轴为从右到左，去除乳腺后的伪影，但它可能干扰腋窝。然而，如果轴向也在研究范围内，利用相位轴回到最初方向的重复扫描通常也是需要的。如果信号在线圈内被组织反射回来，在相位轴交换时过采样是必要的，但要在相位方向内的 FOV 外。在减少心脏移动伪影方面，空间预饱和脉冲置于 FOV 后的心脏上是有用的。

患者关怀

很多患者非常焦虑，因为一些人已经有了异常的乳腺 X 线图像和(或)先前的疾病。此时有力的保证和仔细的程序解释就比平时重要得多。复杂且耗时的检查往往会使患者觉得畏惧。在注射后或注射期间患者不能随意移动，因为动态序列在先前的轴位就计划好了，且在对比图像前后之间进行比较。

由于患者位于一个相当不自然的位置中(俯卧，手臂向前或向后)，而且检查需较长时间，因此在检查前确保患者舒服很重要。一些研究显示，由于乳腺内受激素影响组织的变化，检查应该安排在月经周期内 10~15 天进行。因为相关序列过度的梯度噪声，必须为患者提供耳塞和耳机，以防听力受损。

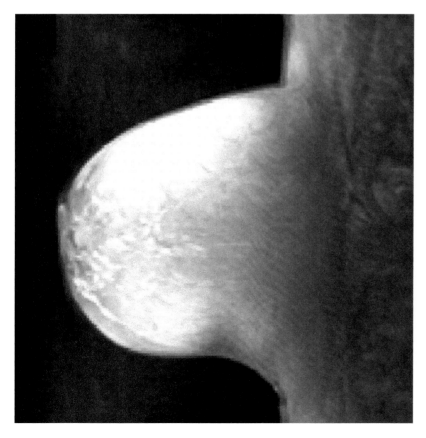

图 10.28　匀场不佳乳腺的矢状位图像。

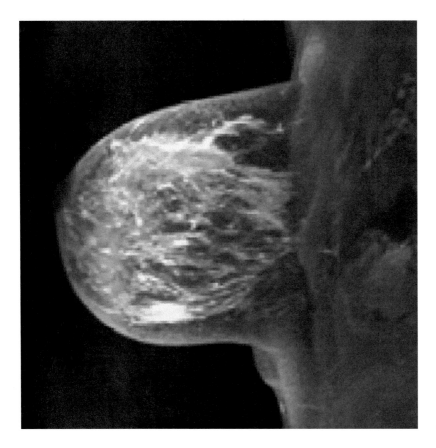

图 10.29　好的匀场乳腺的矢状位图像。

增强扫描

　　对比剂结合快速成像以评价病灶的时间分辨率(见第 2 部分"脉冲序列"中的"动态成像")。此动态成像可以评价乳腺病变的血流动力学。在很多情况下，进展很快的病灶更可能是恶性的。进展较慢的变灶可能是良性的。

　　评价乳腺癌的最佳成像窗大约是月经后 10天。在月经周期的其他时间，可有激素的变化和正常乳腺实质增强遮盖了小病灶。不幸的是，患者一般会焦急地尽快检查，而不是在月经周期之间等待进展。如果患者不能等待的情况下，应该注意让放射科医师意识到在正常乳腺组织内可能发生不能解释的增强。这有时是无效的，因为这些患者需要在她们月经周期的正确时间来做

重新检查。重复检查应该至少等待 24 小时以使钆排出体外。

　　单侧乳腺成像选择有问题的乳腺成像，而选另一天拍摄对侧。对于单侧成像，有问题的乳腺应该做动态成像。不建议观察对比增强后的另一侧图像，在延迟采集图像前许多乳腺病变不明显，从而产生错误结果。记住，重复检查应该等待至少 24 小时，以便让钆排泄出去。

　　双侧扫描图像先扫一侧乳腺，再用同样方法获取另一侧乳腺。在对比增强期间，获取的最佳双侧图像产生间隔 3D 动态扫描。在这个例子中，一个 3D 采集在注射期间及注射后数分钟几乎同时获取右侧乳腺，然后再左侧乳腺，再次获取右侧乳腺。

腋窝

常见适应证

- 主要用于诊断和鉴别腋窝淋巴结转移疾病,也可以用于乳腺癌的患者
- 诊断和鉴别腋窝的包块

设备

- 体线圈/表面线圈/相位阵列/多阵列线圈
- RC 球囊
- Pe 门控导线
- 耳塞/耳机

患者定位

患者仰卧于检查床上,双手放松置于身体两侧,或置于头颅上方,将线圈置于腋窝上。RC 球囊(如果需要)和 Pe 门控导线正确连接。调整患者体位,以便纵向定位线位于人体正中线,横向定位线通过腋窝水平。两侧腋窝都能一起检查。

推荐扫描方案

冠状位 SE/FSE/ 屏气快速不相干（扰相）GRE T1

如果 3 平面定位不能用,其可作为定位像或诊断序列。规定厚层/层间距从胸部后肌肉到胸骨相关的垂直定位线。两侧腋窝和锁骨上区域包含在图像中。

后 60 mm~前 80 mm

轴位 SE/FSE T1

规定中等层厚/层间距通过两侧腋窝和锁骨上窝。

轴位 SE/FSE PD/T2 或 STIR

除了在 SE/FSE 序列中采用组织抑制外,其余同轴位 T1 序列。

辅助扫描序列

矢状位 SE/FSE T1 和 T2

利用其他平面显现臂丛神经。规定层面从胸锁关节中间到肱骨侧。

图像优化

技术问题

腋窝通常有相对良好的固有 SNR 及对比。如果表面线圈置于腋窝附近,或相位阵列乳腺线圈代替体线圈可进一步改善。采用中等到极大矩阵,尽可能小的 FOV 和中等层厚,而不损害 SNR 可获得好的分辨率。SE 序列一般是用来描述解剖和病理结构的,但 FSE 也是有益的尽管有呼吸运动和血液流动。尤其是在 T2 图像上,因为相关的扫描时间减少会得到更好的矩阵,故而就有更好的分辨率。通过选择更多的 NEX/NSA 可进一步获得更佳的图像质量,有效地减少流动和呼吸移动伪影,归咎于增强信号平均次数。在轴位成像中,矩形长轴置于左右方向上,矩形/不对称 FOV 是有益的(尤其是结合 FSE 使用时)。但是,如果选择小的 FOV,混淆伪影可能成为问题。为获得 FOV,空间预饱和脉冲置于前后方向,以减少此问题(见第 2 部分"流动现象和伪影")。

伪影问题

该区域内的伪影主要来源于呼吸和锁骨下动脉血流。要在此区域内减少呼吸伪影,采用 FSE 结合多次 NEX/NSA 与 RC 一样有效。在轴位图像上沿着前后方向轴线会产生相位伪影,因此这通常不会干扰到腋窝成像。然而,在冠状位数据集上,在左右方向轴线的相位伪影可能是个问题。

在 FOV 的右侧和左侧施加空间预饱和脉冲可减少从锁骨下静脉进入腋窝的流动伪影,但必须注意确保没有饱和重要的解剖结构。GMN 对于进一步减少伪影也有用。但因为它让血管有了高信号并使 TE 最小化,故在 T1 加权序列上通常是不利的。在组织抑制序列之前需要额外的匀场。

患者关怀

患者手臂置于身体两侧或头部上方,如果需要,采用固定衬垫保证患者不动。告知患者在检查期间保持手臂静止的重要性。由于某些序列相关的过度梯度噪声,必须提供耳塞或耳机,以防患者听力受损。

增强扫描

对比剂可以用来鉴别在这个区域内的病理组织。因为腋窝有时含有脂肪,必须经常应用脂肪抑制技术。尤其是在脂肪返回与病灶相似信号的 FSE T2 加权图像中。

臂丛神经

基础解剖(图 10.30)

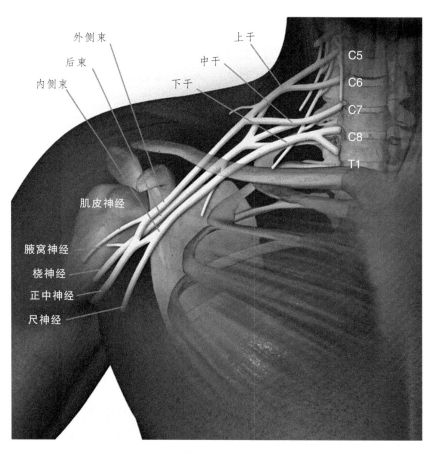

图 10.30　臂丛的组成。(见彩图)

常见适应证

- 诊断和鉴别臂丛病灶，尤其是乳腺和支气管的一些癌前病变
- 胸廓出口综合征
- 评价臂丛的进行性创伤

设备

- 体线圈/颈前线圈/颈部容积线圈/多阵列线圈
- RC 球囊
- 耳塞/耳机

患者定位

患者仰卧于检查床上，如果需要，RC 球囊可匹配使用。调整患者体位，使纵向定位线位于人体正中线，横向定位线通过胸锁关节水平。

推荐扫描方案

轴位 SE/FSE T1

如果 3 平面定位不可用，其可作为定位像或诊断序列。在横向定位线的每边规定厚层/层间距。胸锁关节到第 3 颈椎区域都包含在图像中。

下 25mm~上 25mm

冠状位 / 斜位 SE/FSE T1（图 10.31）

采用矢状位图像，从脊髓后方到胸锁关节，规定薄层间隔平行于下颈椎椎体（C4~C7）的长轴。从第 3 颈椎到主动脉弓包含在图像中。利用轴位图像调整冠状面，以使臂丛对称显示。

轴位 3D 不相干(扰相)GRE T1

规定应用矢状位薄层和少量或中等数量的层数定位，垂直于从主动脉弓到第 3 颈椎的下颈椎椎体。覆盖范围可延伸到层面包绕。

轴位 SE/FSE PD/T2

规定薄层/层间距从主动脉弓到第 3 颈椎。组织抑制脉冲有时对于区分肿瘤与脂肪有用。

斜矢状位 SE/FSE T1

采用冠状位图像显示臂丛神经，规定薄层/层间距垂直于有症状的臂丛长轴，包括脊髓到肱骨中部。斜矢状位比矢状位能更好地显示臂丛。

图像优化

技术问题

臂丛的 SNR 和 CNR 特性依赖于所使用的线圈类型。比起体线圈，表面线圈和特别设计的容积线圈能返回较高的信号，因此可改善空间分辨率。SE 提供了最佳对比，但如果需要，FSE 也可实现。因为在臂丛范围内显示神经路径是很必要的，故空间分辨率是重要的。冠状面需要尽可能以最薄层隔行扫描。在任何平面内，若要实现无间隔的十分薄的层厚显示解剖结构，容积采集也是有利的。但是，扫描时间相当长，增加了患者移动的可能性。容积采集是为了显示解剖结构，可选择不相干(扰相)GRE T1 脉冲序列。

伪影问题

伪影的主要来源是呼吸运动，如果有妨碍，可采用 RC。另外，屏气技术也可以用来减少呼吸运动。在相位方向上产生运动伪影，因此，交换冠状序列的相位轴至上下方向常有益处。当选择小 FOV 用来优化空间分辨率时，如果采用体线圈，混淆伪影是个问题。在相位方向上，如果解剖结构位于线圈内但在 FOV 外，过采样是必需的。

对于由上而下减少颈动脉和颈静脉的流动，空间预饱和脉冲是重要的。另外，在冠状序列中，右侧和左侧空间预饱和脉冲减少来自锁骨下血管的流动伪影。GMN 也可以减少流动伪影，但也增加了血管内的信号，使 TE 尽可能小，在 T1 加权序列中通常是不利的。在容积采集的第一和最后一层总有一些层卷积。空间预饱和脉冲置于容积外的解剖上，在获取的层面方向上明显减少该

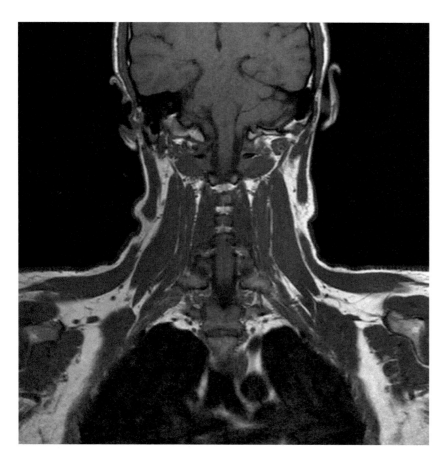

图 10.31   正常臂丛冠状位 SE T1 加权图像。

影响。例如,在轴位容积采集中,空间预饱和脉冲置于上下方向进行容积成像,消除包绕在容积层上下的信号(见第 2 部分"参数及其利弊"中的"容积成像")。

患者关怀

提醒患者容积采集的时间长度和保持不动的重要性。由于某些序列相关的过度梯度噪声的影响,必须为患者提供耳塞或耳机,以防听力受损。

增强扫描

对比剂可用来增强臂丛中的包块,但通常不用。

知识点

- 体线圈多半会产生胸部成像的最佳图像。为了较高的 SNR，应该采用较高分辨率的躯干阵列线圈。
- SE T1 加权序列一般用于显示解剖和黑血。通过利用 DIR 技术消除来自血液的信号可以产生黑血图像。
- GRE 序列对于评价流动现象很有用，而 T2 加权序列用来阐述病理结构和游离液体。
- 胸部内生理运动的伪影可以通过许多成像技术来补偿，包括呼吸补偿、屏气技术、心电门控或其他成像技术（饱和脉冲或梯度力矩消除）。通过快速成像序列采集(20s 或 20s 以下)完成屏气技术，在图像采集时患者屏住呼吸来实现。
- 通过心电门控或交换相位编码方向使心脏运动的影响有效减少，使运动伪影远离兴趣区。
- 由于心脏在胸部呈斜位，有必要用特殊的心脏视角来观察心室并实现功能成像。
- 心脏特殊序列对于评价心脏解剖和功能也是必要的。
- 女性乳腺成像需要注意方案细节和来自放射技师操作程序的专业知识。患者的担忧、定位，层面的规定和对比剂应用的时间都需使诊断质量最优化。
- 当扫描某些部位，如腋窝和臂丛时，来自不同部位层厚及运动所产生的伪影都影响图像，因此需很好地应用 MR 专业技术及其原理知识。

（郭然　王骏　刘小艳　胡玉川　吴虹桥　张文杰
林海霞　译）

第11章

腹部

表 11.1 参数总结

1.5T		3.0T	
SE		SE	
短 TE	Min~30ms	短 TE	Min~15ms
长 TE	70ms +	长 TE	70ms +
短 TR	600~800ms	短 TR	600~900ms
长 TR	2000ms +	长 TR	2000ms +
FSE		FSE	
短 TE	Min~20ms	短 TE	Min~15ms
长 TE	90ms +	长 TE	90ms +
短 TR	400~600ms	短 TR	600~900ms
长 TR	4000ms +	长 TR	4000ms +
短 TEL	2~6	短 TEL	2~6
长 ETL	16 +	长 ETL	16 以上
IR T1		IR T1	
短 TE	Min~20ms	短 TE	Min~20ms
长 TR	3000ms +	长 TR	300ms +
TI	200~600ms	TI	短或组织零值
短 ETL	2~6	短 ETL	2~6
STIR		STIR	
长 TE	60ms +	长 TE	60ms +
长 TR	3000ms +	长 TR	3000ms +
短 TI	100~175ms	短 TI	210ms
长 ETL	16 +	长 ETL	16 +
FLAIR		FLAIR	
长 TE	80ms +	长 TE	80ms +
长 TR	9000ms +	长 TR	9000ms +(TR≥4TI)
长 TI	1700~2500ms(取决于 TR)	长 TI	1700~2500ms(取决于 TR)
长 ETL	16 +	长 ETL	16 +

（待续）

表 11.1(续)

1.5T		3.0T	
相干 GRE		相干 GRE	
长 TE	15ms +	长 TE	15ms +
短 TR	<50ms	短 TR	<50ms
翻转角	20°~50°	翻转角	20°~50°
不相干 GRE		不相干 GRE	
短 TE	最小值	短 TE	最小值
短 TR	<50ms	短 TR	<50ms
翻转角	20°~50°	翻转角	20°~50°
平衡 GRE		平衡 GRE	
TE	最小值	TE	最小值
TR	最小值	TR	最小值
翻转角	>40°	翻转角	>40°
SSFP		SSFP	
TE	10~15ms	TE	10~15ms
TR	<50ms	TR	<50ms
翻转角	20°~40°	翻转角	20°~40°

1.5T 和 3.0T			
2D 层厚		3D 层厚	
薄	2~4mm	薄	<1mm
中等	5~6mm	厚	>3mm
厚	8mm		
FOV		矩阵	
小	<18cm	小	256×128/256×192
中	18~30cm	中等	256×256/512×256
大	>30cm	大	512×512
		极大	>1024×1024
NEX/NSA		3D 层数	
少	1	少	<32
中	2~3	中	64
多	>4	多	>128
2D 和 3D PC-MRA		2D TOF-MRA	
TE	最小值	TE	最小值
TR	25~33ms	TR	28~45ms
翻转角	30°	翻转角	40°~60°
静脉 VENC	20~40cm/s	3D TOF-MRA	
动脉 VENC	60cm/s	TE	最小值
		TR	25~50ms
		翻转角	20°~30°

注:Min,最小值。

　　此表适用于 1.5T 和 3.0T 系统。参数取决于磁场强度,在极低磁场或极高磁场时需调整参数。

肝脏和胆道系统

基础解剖(图 11.1)

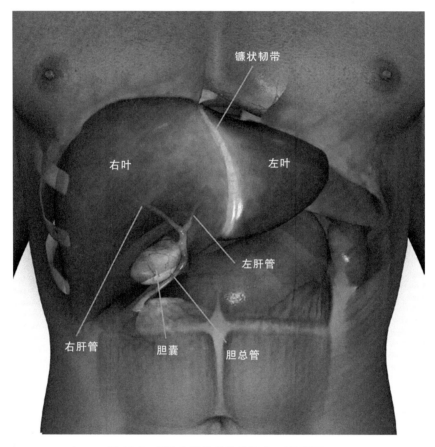

图 11.1　肝脏和胆道系统的组成。(见彩图)

镰状韧带

右叶

左叶

左肝管

右肝管

胆囊

胆总管

常见适应证

- 局灶性病变和肿瘤的分期
- 良性肝脏病变,尤其是血管瘤和局灶性结节增生
- 血色素沉着症
- 胆囊疾病
- 胆道梗阻
- 评价肝脏浸润物,如铁或脂肪

设备

- 体线圈/容积躯干阵列或多线圈
- RC 球囊
- 耳塞/耳机
- Pe 门控导线(如果需要)

患者定位

患者仰卧在检查床上,RC 球囊(需要时)要

保证安全接触。调整患者体位,使纵向定位线位于人体正中线,横向定位线通过第 3 腰椎水平或低位肋缘水平。

推荐扫描方案

冠状位屏气不相干(扰相)(图 11.2)

如果 3 平面定位不可用,其可作为定位像或诊断序列。规定厚层/层间距从腹部肌肉后到腹壁前的垂直定位线。从耻骨联合到横膈的区域包含在图像中。

后 60mm~前 40mm

冠状位屏气 SS-FSE

层面描述同冠状位 T1 序列。

后 60mm~前 40mm

轴位 SE/FSE/ 不相干(扰相)GRE T1/– 同相位和失相位(图 11.3 和图 11.4)

同冠状位 T1 序列,除了横膈到肝脏下缘的层面。

有时需要对比增强后采用组织抑制技术延迟扫描,以评价动脉相、静脉相和平衡相。

轴位 SE/FSE T2 或 GRE T2* (图 11.5 和图 11.6)

层面描述同轴位 T1 序列。

轴位 BGRE T2*

层面描述同轴位 T1 序列。

轴位 SE/FSE/ 屏气不相干(损毁)GRE T1 对比增强

扫描层面同轴位 T1 序列。

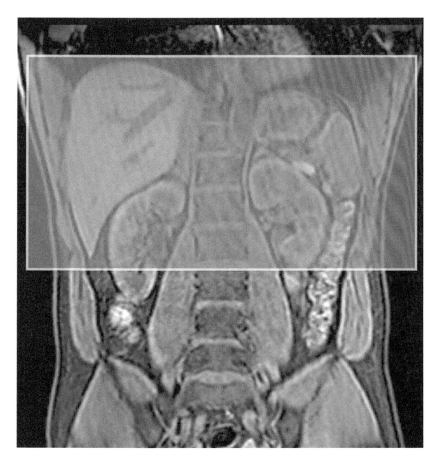

图 11.2 腹部冠状位不相干(扰相)T1 加权图像,显示肝脏轴位成像时扫描层面的边界和定位。

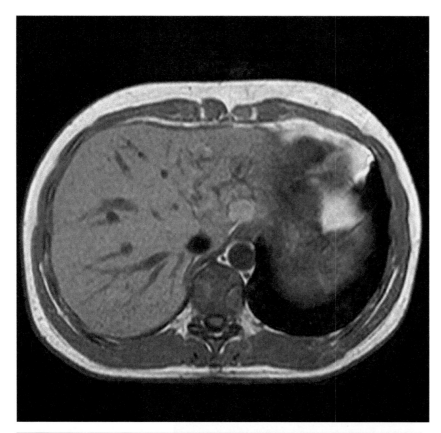

图 11.3   肝脏轴位 FSE T1 加权图像。

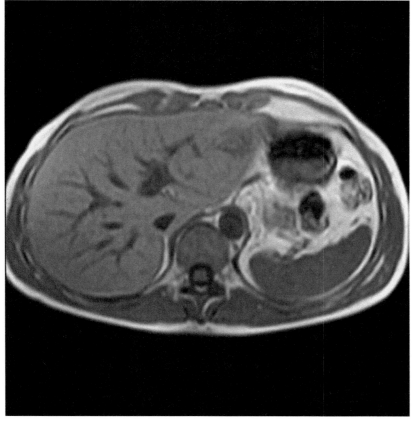

图 11.4   肝脏轴位不相干 (扰相)T1 加权屏气图像。

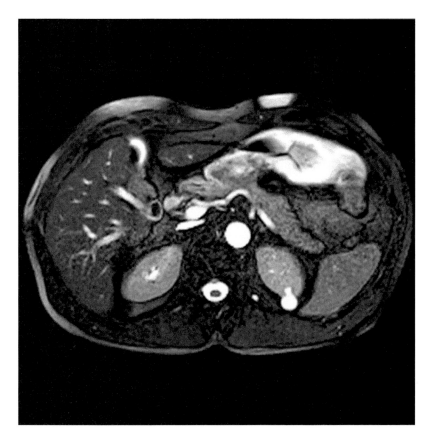

图 11.5 肝脏轴位快速 GRE T2* 图像。

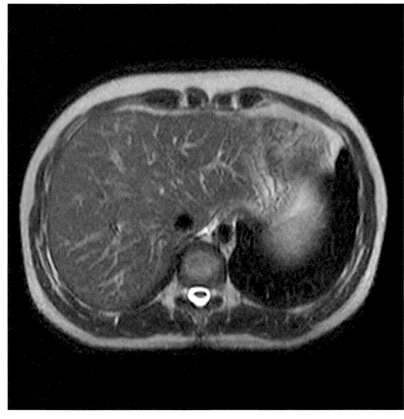

图 11.6 肝脏轴位 SS-FSE T2 图像。

辅助扫描序列

SS-FSE MRCP(图 11.7)

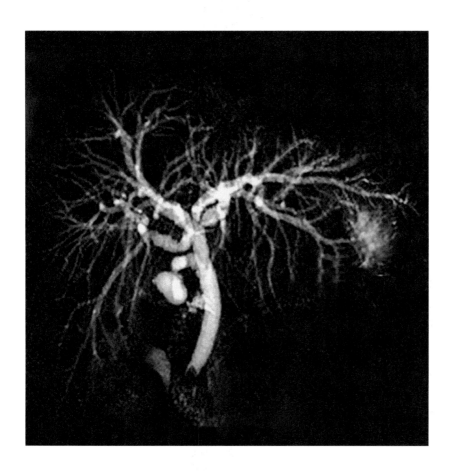

图 11.7　胆管冠状位 SS-FSE 图像(MRCP)。采用很长的 TR 和 TE 获取仅能看见液体的图像。

　　此序列展示了富含液体的空间图像,如胆囊和胆道返回的信号。为有效消除来自有长 T2 衰减之外的所有组织的信号,有必要采用很长的 TE 和 TR。TE 要求超过 200ms,TR 要求超过 10s(见"胰腺和唾液腺")。如果不能应用 SS-FSE,则用 FSE 序列代替。

SS-FSE/GRE-EPI/SE-EPI/ 弥散成像

　　实时成像可应用在肝脏和胆道系统。包括在实时 MR 监控下肝脏病变的活检和热消融。此外,在未来,肝脏的弥散和灌注技术可发展到不必应用对比剂的程度。DWI 图像覆盖可获得 T1 加权。DWI 图像提供了病理信息,而获得的 T1 加权图像

提供了解剖数据。产生的图像和 PET/CT 扫描基本一样。此外,联合平行成像技术的弥散张量成像可以鉴别良恶性肝脏病变,也可定量诊断肝纤维化。

图像优化

技术问题

　　腹部内容物由于其高质子密度,通常具有很好的固有 SNR 和 CNR,而采用躯干阵列线圈又使其进一步提高。另外,利用多阵列线圈的平行成像技术明显减少了扫描时间。由于呼吸伪影,必需应用 RC 和呼吸触发技术。另一方面,屏气技术也可用来延迟呼吸运动。在轴位 T1 序列中,考

虑到显示肝脏对比的最佳值，在 SE 序列中有必要将 TR 至少缩短到 400ms。由于短 TR 每次采集的层数可能会减少，需要 2~3 次采集覆盖整个肝脏。为显示血管瘤特性，选择 80ms 和 160ms 获取 2 次 FSE 序列，在后一次回波图像上保持高信号强度。

伪影问题

在肝脏中，伪影主要来源于呼吸、流动和蠕动造成的运动。由于接近横膈，常需要 RC 或呼吸触发，尤其是在上层的轴位层面。而屏气技术也常常应用。有时也应用 Pe 门控，但它常会使扫描时间增加，尤其是患者心率低或心输出量不足时，该系统不能有效触发每个 R 波。一般来说，Pe 门控不会有效提高图像质量，只是延长了扫描时间。在这种情况下，不必应用此方法。为了减少主动脉和下腔静脉的血液流动伪影，有必要将空间预饱和脉冲置于 FOV 的上方和下方。GMN 也可以减少流动伪影，但它也增加了血管信号并使 TE 最小化，因此在 T1 加权序列中常无益。在肝脏的低位轴位层面中，肠运动也经常是个问题，而胃蠕动伪影有时显示在更上的层面。检查前通过静脉、肌肉或皮下注射解痉药可以有效减少蠕动。

患者关怀

向患者仔细解释检查程序很重要。应尽可能确保患者处于舒适状态。有一些通过肌内注射的解痉药可能会造成恶心，检查后给予果汁可减轻这种症状。

由于某些序列相关的过度梯度噪声，必须为患者提供耳塞或耳机，以防听力受损。

增强扫描

增强扫描常有利于显示肝转移。加权取决于使用的对比剂种类。T1 缩短剂如钆，需要对比剂注射后 T1 加权扫描。联合组织抑制序列和多相位可以获取这些，以评价肝病变的动态对比增强特性。在注射超顺磁 T2 缩短（肝专用）剂（见第 2 部分"对比剂"）后需选择 T2 加权。为了让肝脏摄取对比剂，注射对比剂后约 1 小时进行延迟扫描。对比剂的应用和动态成像在显示肝脏的脉管系统和胆道系统越来越常见。对于胃肠疾病的评估，也可口服和经直肠注射对比剂（见第 2 部分"对比剂"）。

肾和肾上腺

基础解剖(图 11.8)

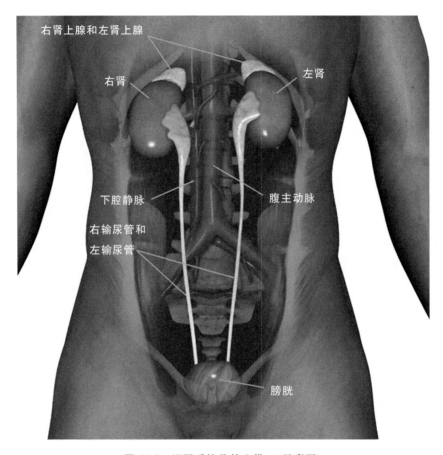

右肾上腺和左肾上腺

右肾

左肾

下腔静脉

腹主动脉

右输尿管和
左输尿管

膀胱

图 11.8 泌尿系统及其血供。(见彩图)

常见适应证

- 肾上腺肿块和出血
- 肾肿块和出血
- 肾细胞癌
- 肾移植反应
- 输尿管梗阻

设备

- 体线圈/多相位阵列或多线圈阵列
- RC 球囊
- 耳塞/耳机

患者定位

患者仰卧于检查床上,确保 RC 球囊(如果需要)安全接触。调整患者体位,使纵向定位线位于人体正中线,横向定位线通过第 3 腰椎水平或低位肋缘水平。肾脏通常在剑突下大约 4 指的位置。

推荐扫描方案

冠状位屏气快速不相干(扰相)GRE/SE/FSE T1(图 11.9)

如果 3 平面定位不可用则作为定位像。另外

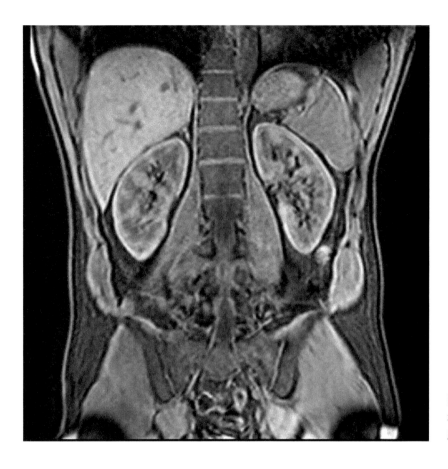

图 11.9 腹部不相干（扰相）GRE T1 加权图像显示肾脏。

也可以用作诊断序列。在垂直定位线的两边规定中等层厚/层间距，从后腹部肌肉到前腹壁。从耻骨联合到横膈的区域包含在图像中。

后 60mm~前 40mm

冠状位屏气 SS-FSE T2

用作定位像，而且作为提供 T2 加权信息的诊断序列也有价值。此序列的局限是相对低的SNR。

轴位屏气 BGRE T2

层面描述同轴位 T1 序列。

该序列理想显示富含液体的病变和血管状态以及检测实性病变。

轴位不相干（扰相）GRE T1 同相位或失相位 +/− 增强 +/− 组织抑制（图 11.10 至图 11.12）

同冠状位 SE/FSE T1 序列，除了中等层厚/层间距从肾脏下缘到肾上腺上缘的层面（图11.13）。也可依赖病灶情况采用冠状面。也可以减少层数专门显示肾上腺(图 11.14)。

辅助扫描序列

尿路造影

FSE 或 SS-FSE 序列也可采用很长的 TE 和 TR 产生重 T2 加权图像，图像中只能见到有长 T2 衰减的液体其在胆道系统（见该章前面的"肝脏和胆道系统"）和唾液腺中也有应用。同时它也应用在泌尿系统，以观察肾脏收集系统、输尿管和膀胱。

弥散成像

SS-EPI 联合并行采集技术获得的 DWI，可以用来鉴别恶性肾脏病变与增生或腺瘤，还可以鉴别肾囊肿与肾细胞癌。

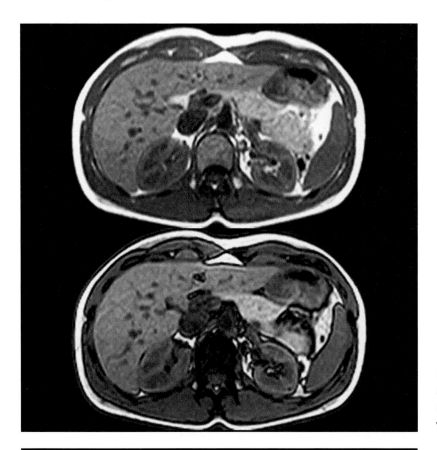

图 11.10　当脂肪和水 TE 同相位(上图)与失相位(下图)获取轴位不相干 (扰相)GRE T1 加权图像。

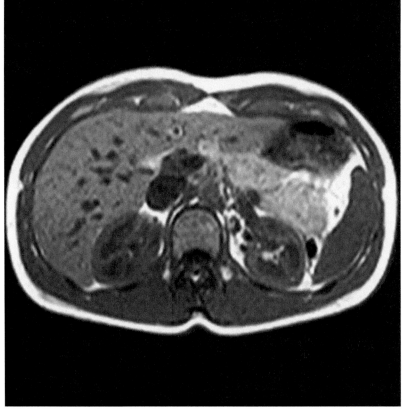

图 11.11　肾脏轴位不相干 (扰相) 快速 GRE T1 加权图像。

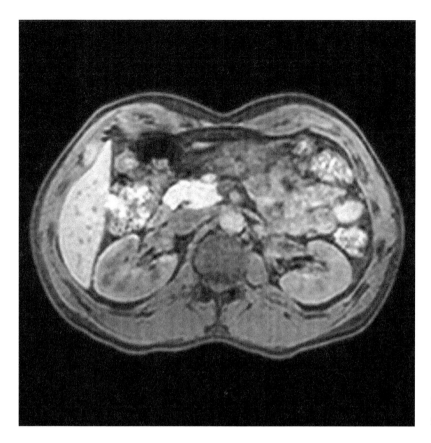

图 11.12　轴位不相干（扰相）GRE T1 加权组织抑制图像。

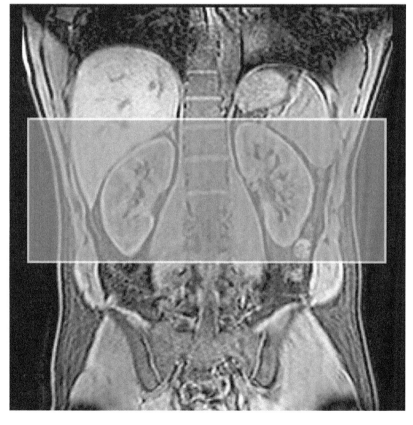

图 11.13　腹部冠状位不相干（扰相）GRE T1 加权图像，显示肾脏轴位成像时扫描层面的边界及定位。

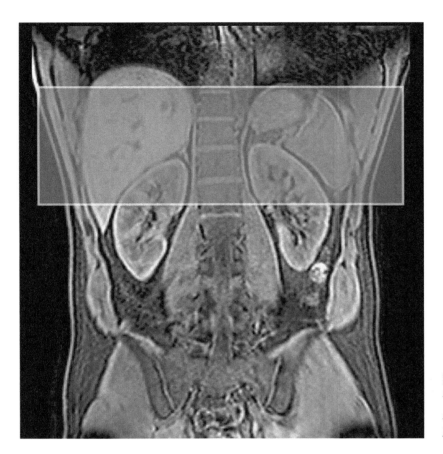

图 11.14　腹部冠状位不相干(扰相)GRE T1 加权图像,显示肾上腺轴位成像时扫描层面的边界及定位。

图像优化

技术问题

　　腹部由于其较高的质子密度,图像通常有很好的固有信噪比和对比噪声比,躯干阵列线圈的使用则进一步改善固有信噪比和对比噪声比。此外,采用多阵列线圈的并行采集技术显著减少了扫描时间。空间分辨率很重要,尤其是当相对较小结构成像时,如肾脏和肾上腺,因此扫描时要求小的层厚/层间距。然而,在使用体线圈时,由于大的 FOV 和呼吸、流动伪影的存在,这通常难以实现。躯干阵列线圈的使用大大提高了腹部图像的分辨率。此外,并行采集技术可以在保持较短扫描时间的同时改善分辨率。在腹部 SE 序列通常产生最好的对比,但扫描时间相对较长。由于这一原因,屏气 GRE 和 SS-FSE 序列更常用。FSE

结合矩形/不规则 FOV 可以在更短的扫描时间内获得 PD 和 T2 加权图像。

伪影问题

　　这一区域图像伪影的主要来源为呼吸运动和主动脉、下腔静脉的血流。如果可以,则扫描时应屏气。屏气技术可得到患者的清晰图像。对于屏气困难者,在屏气前进行短时间的过度换气可能有所帮助。扫描应在呼气末进行,因为呼气像肾脏的位置比吸气像固定。如果序列太长无法在 1 次屏气期间完成,常使用 RC 或呼吸触发以显著减少呼吸伪影。另一种控制呼吸运动的技术是通过使用导航脉冲实现呼吸门控。需要将空间预饱和脉冲置于 FOV 的上方和下方,以减少主动脉和下腔静脉导致的流动伪影。由于肾脏和肾上腺为腹膜后结构,将空间预饱和带置于前腹壁 FOV 前以显著减少呼吸伪影而不模糊重要结构。GMN

也可以将流动伪影以及某些情况下的呼吸伪影降到最低，但是它增加了血管内的信号并使 TE 最小化。

化学位移伪影在肾脏通常较麻烦，尤其是在较高场强时。这是因为腹膜后的脂肪与富含液体的肾脏毗邻。降低接收带宽会增加这种伪影，但如果与脂肪抑制技术联合使用，会显著提高 SNR 并降低化学位移。然而，这种方法增加了 TE 最小值，因此不用于 T2 加权序列。肠运动也是个问题，但在检查前通过静脉注射、肌内注射或皮下注射解痉药可以有效降低。

患者关怀

对检查过程仔细解释是重要的。尽可能确保患者舒适。一些肌内注射解痉药可能导致恶心，但在此之后饮用果汁可以缓解。由于一些序列梯度噪声过大，必须提供耳塞或耳机，以防患者听力损伤。

增强扫描

对比剂有时与动态成像结合使用，以显示肾脏对对比剂的摄取(见第 2 部分"脉冲序列"中的"动态成像")。肾脏动脉的血管成像是一种常见技术，稍后讨论(见本章后面"血管成像")。对比剂对于增强肾上腺的显示可能也是必要的。最近，注射大分子对比剂进行肾脏功能成像在对各种肾脏疾病的评价上得到支持。这些药剂几乎全部被肾脏排泄，从而改善不同病变灌注特征的显示。

胰腺

基础解剖(图 11.15)

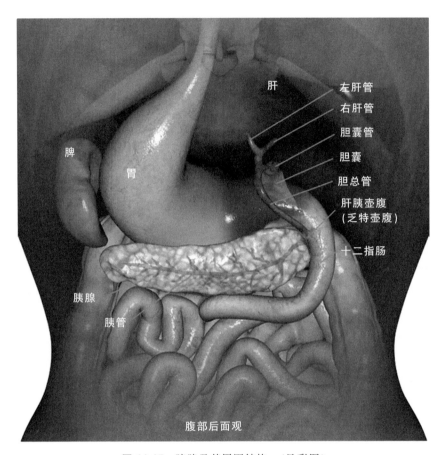

图 11.15 胰腺及其周围结构。(见彩图)

图中标注：肝、右肝管、右肝管、胆囊管、胆囊、胆总管、肝胰壶腹(乏特壶腹)、十二指肠、脾、胃、胰腺、胰管、腹部后面观

常见适应证

- 胰腺肿瘤
- 胰管梗阻

设备

- 体线圈/多相位阵列线圈/多阵列线圈
- RC 球囊
- 耳塞/耳机

患者定位

患者仰卧于检查床上,RC 球囊安全接触。调整患者体位,使纵向定位线位于人体正中线,横向定位线穿过第 3 腰椎或更低的肋缘。

推荐扫描方案

如果 3 平面定位不可用,则其可作为定位像或诊断序列。在垂直定位线的两侧规定厚层/层间距,从腹部肌肉的后部到前腹壁。从耻骨联合到横膈都包括在图像中。

后 60mm~前 40mm

轴位 FSE/SE/ 屏气快速不相干（扰相）GRE T1+/– 组织抑制 / 同相位和失相位成像

层面描述同冠状位 T1 序列，除了胰腺薄层/层间距（图 11.16）。

轴位 FSE/SS-FSE T2 或 BGRE T2* （图 11.17 和图 11.18）

层面描述同轴位 T1 序列。

轴位屏气快速不相干（扰相）GRE T1（图 11.19）

使用或不使用增强显示小的胰腺肿瘤。

SS-FSE（图 11.20 和图 11.21）

同胆道系统 MRCP 技术 ，用于显示胰管梗阻。

弥散成像

弥散成像与并行采集技术联合应用有助于检测胰腺腺癌，以及鉴别良性与囊性病变。

图像优化

技术问题

腹部由于高质子密度，其固有 SNR 和 CNR 常很好,躯干阵列线圈的应用使其进一步得到改善。此外,并行采集技术采用多阵列线圈,可显著减少扫描时间。空间分辨率很重要,尤其是当显示相对较小的结构时,如要求较小的层厚/层间距的胰腺。然而在使用体线圈时,大的 FOV 和呼吸及流动伪影的存在,高分辨率通常难以实现。躯干阵列线圈显著提高了 SNR 也相应提高了分辨率。此外,并行采集技术可以在保持较短扫描时间的同时提高分

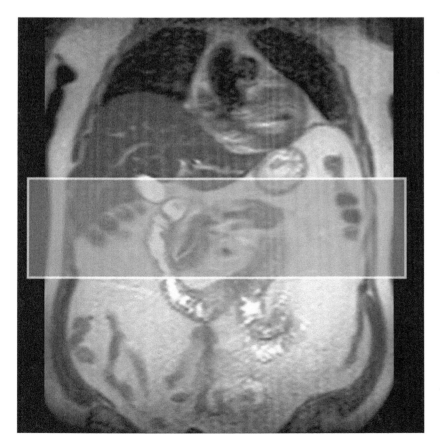

图 11.16　腹部冠状位 FSE T1 加权图像,显示胰腺轴位成像时扫描层面的边界和定位。

辨率。在腹部 SE 序列通常产生最好的对比度,但扫描时间相对较长,因此 FSE 较常使用。

伪影问题

这一区域图像伪影的主要来源为呼吸运动和主动脉、下腔静脉的血流流动。如果可以实现,则扫描时患者应该屏住呼吸。关于屏气技术,患者应得到明确的指令。屏气困难者,在屏气前进行短时间的过度换气可能会有帮助。扫描应该在呼气末进行,因为呼气末肾脏位置比吸气末固定。如果序列太长无法在 1 次屏气期间完成,常采用 RC 或呼吸触发,以显著减少呼吸伪影。另一用于控制呼吸运动的技术是通过使用导航脉冲实现呼吸门控。将空间预饱和脉冲置于 FOV 的上方和下方,这对减少主动脉和下腔静脉导致的流动伪影是必需的。GMN 也可以将流动伪影降至最低,但增加了血管内的信号以及使 TE 最小化,这对 T1 加权序列通常没帮助。组织抑制序列前可能

需要额外匀场。在这一区域由于胃、十二指肠邻近胰腺,胃和肠的运动也是问题。这类伪影在检查前通过静脉注射、肌内注射或皮下注射解痉药可以有效降低。

患者关怀

如果采用屏气序列,必须进行仔细的解释。一些肌内注射解痉药可能导致恶心,扫描后患者饮用果汁可以缓解。由于一些序列梯度噪声过大,必须为患者提供耳塞或耳机,以防听力受损。

增强扫描

对比剂常与动态成像结合使用以显示小的胰腺病变。阳性和阴性口服对比剂对于勾画肠和胰腺是有用的。最近,使用促胰液素作为增强剂的研究已经展开。其刺激液体分泌进入胰管,从而增强 T2 加权图像的显示。促胰液素也有评估胰腺功能的作用。

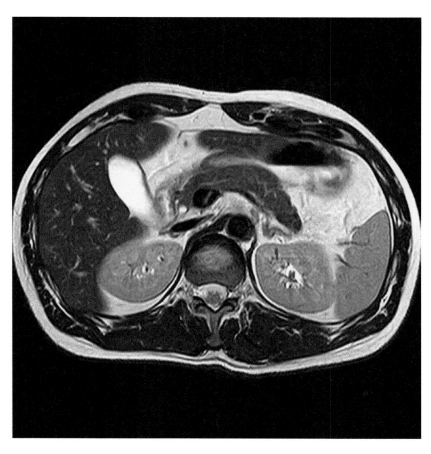

图 11.17 胰腺轴位高分辨率 FSE T2 图像。

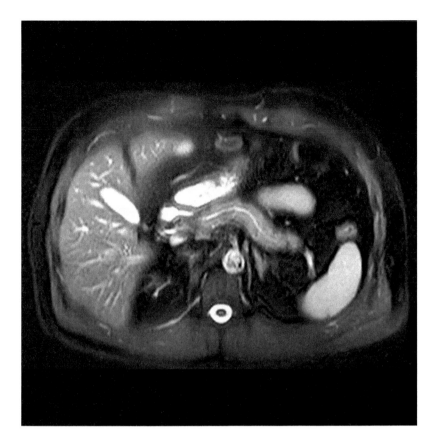

图 11.18　自由呼吸时胰腺轴位 SS-FSE T2 图像。

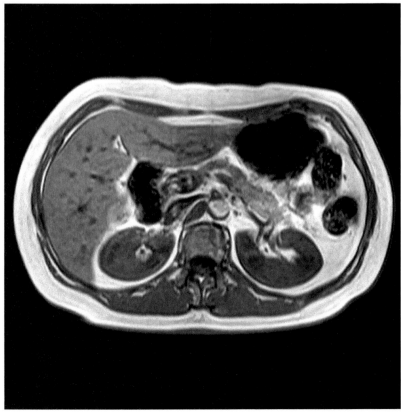

图 11.19　胰腺轴位快速不相干(扰相)T1 加权图像。

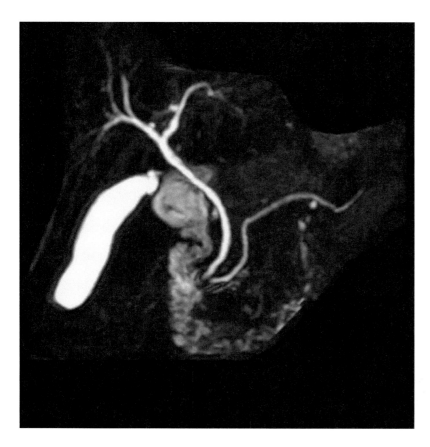

图 11.20　胰管 MRCP 图像。

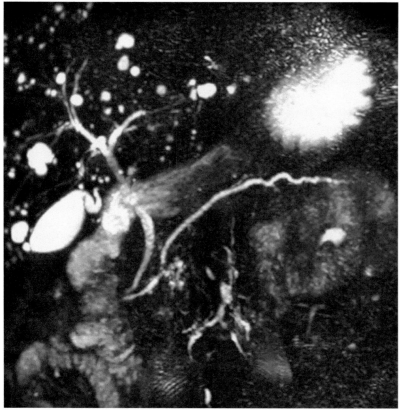

图 11.21　胰管和其他胆道系统 MRCP 图像。

血管成像

常见适应证

- 主动脉血栓、闭塞、狭窄、断裂的术前评估
- 显示主要血管异常
- 肝门或肝脏静脉血栓
- 肿瘤切除前评价肝脏血管解剖
- 肾静脉血栓
- 肾移植术前和术后脉管系统评价

设备

- 体线圈/容积躯干阵列线圈/多阵列线圈
- 耳塞/耳机

患者定位

患者仰卧于检查床上，调整患者体位，使纵向定位线位于人体正中线，横向定位线穿过第 3 腰椎或更低的肋缘。

为了成像定位，横向定位线通过需要成像的血管。

推荐扫描方案

MRA 目前已是较为完善的技术，但也有其局限性。冠状位或矢状位屏气不相干(扰相)GRE 定位像可能得到通过许多层面重建的轴位 2D 或 3D TOF-MRA 图像。尽管 2D TOF-MRA 覆盖范围较好，但百叶窗伪影和低分辨率会降低图像质量。3D TOF-MRA 分辨率更高，但覆盖范围更小(见第 2 部分"脉冲序列")。因此，其他显示腹部血管解剖的方法，如对比剂团注前、中、后采用屏气不相干(扰相)GRE T1 成像，SE 黑血，GRE 亮血序列也是重要的。

腹主动脉和肾动脉 CE-MRA 已是成熟的技术。通过前肘窝套管团注小剂量钆，当其到达兴趣区时采集图像(见第 2 部分"动态成像")。选择快速不相干(扰相)GRE 序列，采用冠状平面(图

11.22)。

当联合 SE 序列，空间预饱和脉冲产生黑血图像。如果信号停留在血管内，则提示血流缓慢或闭塞。当结合 GRE 序列使用,GMN 产生亮血图像。如果血管中出现流空信号,表明可能存在血流缓慢或闭塞。

由于近来涉及与钆有关的肾源性系统性纤维化 (NSF)，一些厂家研发出基于稳态序列 (如 BGRE)无需对比剂增强的 MRA 技术。在成像容积内，利用空间选择性翻转脉冲抑制静态组织产生对比。在成像容积内，该序列也抑制血液信号，如静脉血(增强流入 IR,synogo NATIVE 和 B-TRANCE)。

其他无对比剂增强技术利用的是 3D FSE，其显示血管的对比机制是基于血管内血液循环时最强与最弱流动间的差异。在舒张期图像中，动静脉均明亮。在收缩期图像中，动脉由于快速血流，信号失相位，出现黑色，而静脉为亮信号。因此，在两者减影的图像中，只有动脉可见(syngo NATIVE SPACE 和 TRANCE)。

图像优化

技术问题

由于相控阵列线圈的使用，腹部血管成像的 SNR 和 CNR 得到提高。此外，并行采集技术减少了扫描时间或提高了分辨率。然而，使用对比增强时，以降低 SNR 和 CNR 为代价可以迅速获得图像，因为钆的使用提供了足够的对比，使血管结构可见。当对比剂在成像容积内，还有其他选择，如 K 空间中心填充或螺旋桨成像(K 空间按辐条方式填充)，可改善瞬时分辨率。

如果使用传统 MRA，为优化 TOF-MRA 序列中的血管对比，将空间预饱和带置于 FOV 的上方以显示 IVC,置于 FOV 的下方以显示动脉。血管

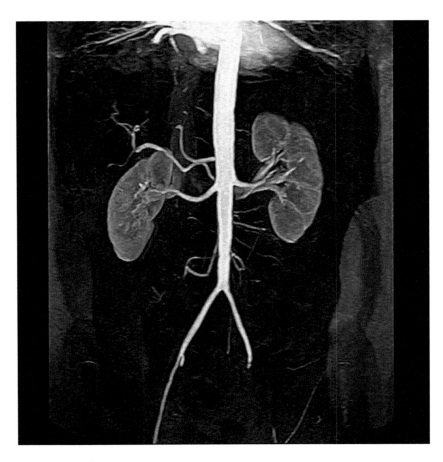

图 11.22　动态对比增强时获得冠状位屏气不相干(扰相)GRE T1 加权图像。

的显现通过 GMN 增强血管信号,而 MT 抑制背景信号(见第 2 部分"脉冲序列")。

BGRE 序列联合反转脉冲使用时,反转时间(TI)决定进入成像容积的血液有多少、有多远。然而,由于 TI 也影响背景信号的抑制,操作者可以通过优化 TI 控制血管可见性和背景抑制间的平衡。优化的 TI 取决于厂商,所以阅读他们的文献很重要。

伪影问题

在检查中呼吸运动是伪影的潜在来源。百叶窗伪影常见于 2D TOF-MRA 序列,也是由呼吸和搏动的血流所致(见第 2 部分"血管成像")。因此,屏气技术常作为补充也是必要的。门控 TOF-MRA 和预饱和带的使用可能减少血流搏动伪影。

患者关怀

由于一些序列梯度噪声过大,必须为患者提供耳塞或耳机,以防听力受损。

增强扫描

MRA 的使用是一项重要技术,与对比增强联合使用改善了图像质量。增强剂缩短血液的 T1,从而增强对 T1 敏感序列中的血管对比。此外,有时使对比剂停留在血液中可实现延迟血管成像(血池对比剂)。对于对比增强 MRA,早期采集显示动脉期,中期采集显示毛细血管,晚期采集显示静脉期。因此,掌握注射后各期采集的时间很重要。这常由系统自动控制,当钆到达主动脉,信号增强由导航器检测,从而触发数据采集。

知识点

- 腹部由于高质子密度,固有 SNR 和 CNR 常很好, 而躯干阵列线圈的应用更使其得以提高。此外,并行采集技术使用多阵列线圈显著减少扫描时间。
- 肝脏是腹部最常采用 MR 成像的器官,常受到呼吸、血流和蠕动伪影的影响。因此,对检查过程和屏气的仔细解释很重要。
- 对比剂的应用对于肝脏病理的研究十分常见。
- 化学位移伪影在肾脏的检查中通常较麻烦,尤其在较高场强时。这是因为腹膜后的脂肪与富含液体的肾脏毗邻。降低接收带宽同时采用脂肪抑制技术会显著改善 SNR 并降低化学位移, 以用于 T2 加权序列。
- 对于血管成像,一些厂家已研发出基于稳态序列(如 BGRE)无需对比增强的 MRA 技术。

(张晶晶　王骏　刘小艳　胡玉川　吴虹桥　张文杰

林海霞　译)

第 **12** 章

盆腔

表 12.1　参数总结

1.5T		3.0T	
SE		**SE**	
短 TE	Min~30ms	短 TE	Min~15ms
长 TE	70ms+	长 TE	70ms+
短 TR	600~800ms	短 TR	600~900ms
长 TR	2000ms+	长 TR	2000ms+
FSE		**FSE**	
短 TE	Min~20ms	短 TE	Min~15ms
长 TE	90ms+	长 TE	90ms+
短 TR	400~600ms	短 TR	600~900ms
长 TR	4000ms+	长 TR	4000ms+
短 TEL	2~6	短 TEL	2~6
长 ETL	16+	长 ETL	16+
IR T1		**IR T1**	
短 TE	Min~20ms	短 TE	Min~20ms
长 TR	3000ms+	长 TR	300ms+
TI	200~600ms	TI	短或无
短 ETL	2~6	短 ETL	2~6
STIR		**STIR**	
长 TE	60ms+	长 TE	60ms+
长 TR	3000ms+	长 TR	3000ms+
短 TI	100~175ms	短 TI	210ms
长 ETL	16+	长 ETL	16+
FLAIR		**FLAIR**	
长 TE	80ms+	长 TE	80ms+
长 TR	9000ms+	长 TR	9000ms+(TR≥4TI)
长 TI	1700~2500ms(取决于 TR)	长 TI	1700~2500ms(取决于 TR)
长 ETL	16+	长 ETL	16+

（待续）

表 12.1(续)

1.5T		3.0T	
相干 GRE		相干 GRE	
长 TE	15ms+	长 TE	15ms+
短 TR	<50ms	短 TR	<50ms
翻转角	20°~50°	翻转角	20°~50°
不相干 GRE		不相干 GRE	
短 TE	最小值	短 TE	最小值
短 TR	<50ms	短 TR	<50ms
翻转角	20°~50°	翻转角	20°~50°
平衡 GRE		平衡 GRE	
TE	最小值	TE	最小值
TR	最小值	TR	最小值
翻转角	>40°	翻转角	>40°
SSFP		SSFP	
TE	10~15ms	TE	10~15ms
TR	<50ms	TR	<50ms
翻转角	20°~40°	翻转角	20°~40°

1.5T 和 3.0T			
2D 厚层		3D 厚层	
薄	2~4mm	薄	<1mm
中等	5~6mm	厚	>3mm
厚	8mm		
FOV		矩阵	
小	<18cm	小	256×128/256×192
中	18~30cm	中等	256×256/512×256
大	>30cm	大	512×512
		极大	>1024×1024
NEX/NSA		3D 层数	
少	1	少	<32
中	2~3	中	64
多	>4	大	>128
2D 和 3D PC-MRA		2D TOF-MRA	
TE	最小值	TE	最小值
TR	25~33ms	TR	28~45ms
翻转角	30°	翻转角	40°~60°
静脉 VENC	20~40cm/s	3D TOF-MRA	
动脉 VENC	60cm/s	TE	最小值
		TR	25~50ms
		翻转角	20°~30°

注:Min,最小值。

此表适用于 1.5T 和 3.0T 系统。参数取决于磁场强度,在极低磁场或极高磁场时需调整参数。

男性盆腔

基础解剖(图 12.1)

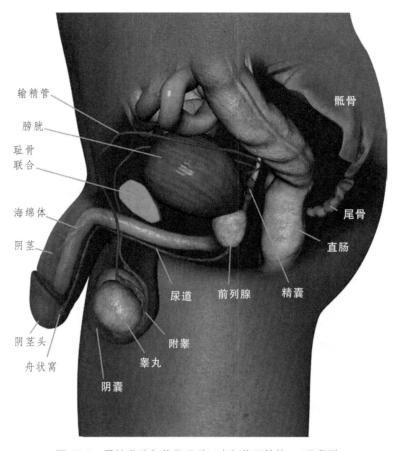

输精管
膀胱
耻骨
联合
海绵体
阴茎

骶骨

尾骨
直肠

阴茎头
舟状窝
阴囊

睾丸
附睾

尿道
前列腺
精囊

图 12.1　男性盆腔矢状位显示正中矢状面结构。(见彩图)

常见适应证

- 定位未下降至阴囊的睾丸
- 前列腺病变
- 膀胱癌
- 直肠病变
- 不育
- 阳痿

设备

- 体线圈/相控阵列盆腔线圈/多阵列线圈和

局部直肠线圈获得前列腺图像(可与相控或多阵列线圈联合使用)

- 压迫带和泡沫固定垫
- 耳塞/耳机

患者定位

　　患者仰卧于检查床上。泡沫垫和压迫带施加于患者盆腔低处以减少呼吸运动和肠蠕动(除非患者无法耐受)。调整患者体位,使纵向定位线位于人体正中线,横向定位线穿过耻骨联合与髂嵴中点。如果使用局部直肠线圈,需要在检查前小心放入。确保其定位准确并完全膨胀。

推荐扫描方案

冠状位屏气快速不相干(扰相)GRE/SE/FSE T1(图 12.2)

如果 3 平面定位不可用，则其可作为定位像或诊断序列。规定厚层/层间距从尾骨到耻骨联合前方。从耻骨联合到髂嵴的区域包括在图像中。

后 60mm~前 60mm

矢状位定位像与大 FOV 联合使用对于确定直肠线圈的正确位置和显示疑为前列腺癌患者的结节及骨转移瘤有所帮助。

左 25mm~右 25mm

矢状位 SE/FSE T2

显示正中矢状面器官(膀胱、直肠、前列腺、阴茎)。规定中等或厚层/层间距从盆腔壁左侧到右侧(图 12.3)。除非怀疑淋巴结受累，小的结构如前列腺要求高分辨率成像，需要使用直肠线圈并规定薄层/层间距只涵盖 ROI。当采用 FSE 序列时，常需要组织抑制脉冲。

轴位 SE/FSE T2(图 12.4)

显示附近器官(淋巴结)。规定中等或厚层/层间距从盆底到髂嵴(图 12.5)。除非怀疑淋巴结受累，小的结构如前列腺要求高分辨率成像，需要使用直肠线圈并规定薄层/层间距只涵盖 ROI。当采用 FSE 序列时，常需要组织抑制脉冲。

轴位 SE/FSE T1(图 12.6)

层面描述同轴位 T2 序列。

冠状位 SE/FSE T2(图 12.7)

层面描述同冠状位 SE/FSE T1 序列。

当采用 FSE 序列时，常需使用组织抑制脉冲。

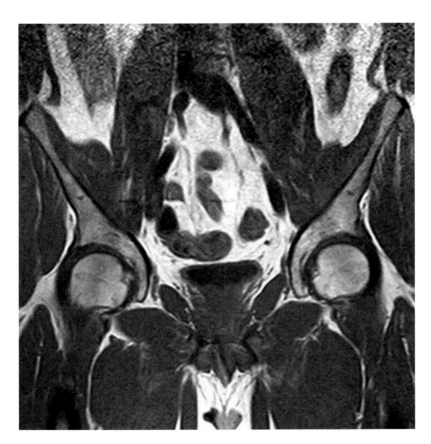

图 12.2　男性盆腔冠状位 FSE T1 加权图像。

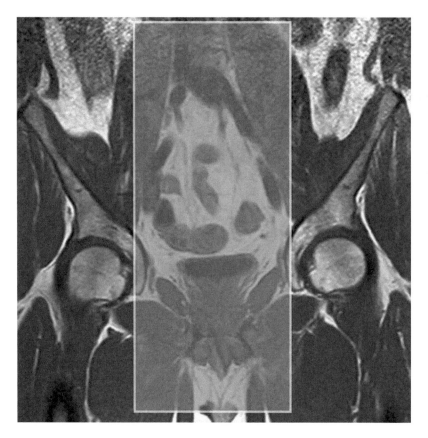

图 12.3 男性盆腔冠状位 FSE T1 加权图像,显示矢状位成像时扫描层面的边界和定位。

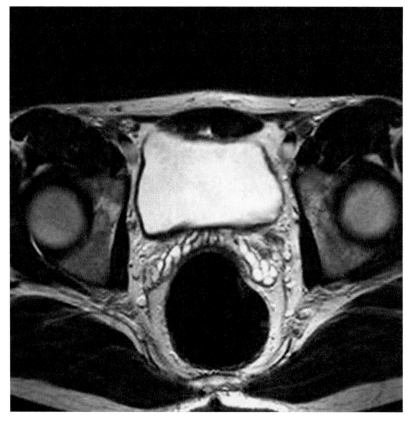

图 12.4 正常男性盆腔轴位 FSE T2 加权图像(原位直肠线圈)。

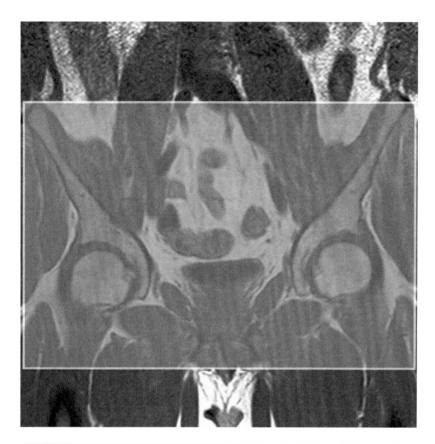

图 12.5　男性盆腔冠状位 FSE T1 加权图像，显示轴位成像时扫描层面的边界和定位。

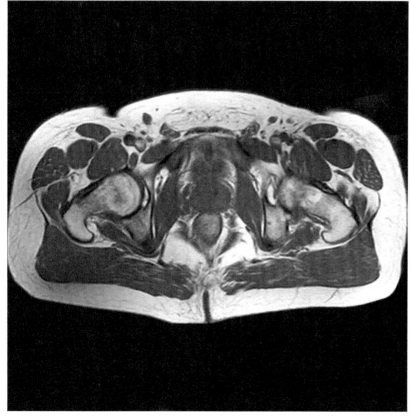

图 12.6　正常男性盆腔轴位 FSE T1 加权图像。

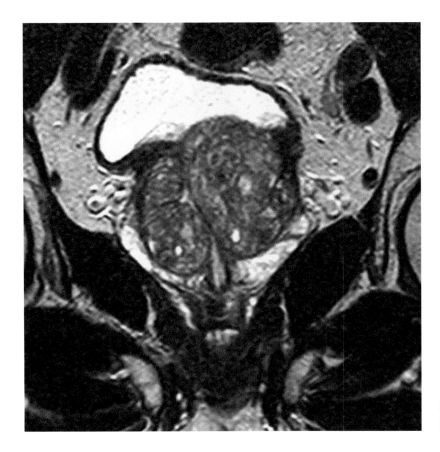

图 12.7 冠状位 FSE T2 加权图像,显示异常前列腺。

辅助扫描序列

快速不相干(扰相)GRE T1+/− 增强扫描
(图 12.8)

对比剂注射后快速成像,以增强盆腔血管,动态评估男性性功能(见第 2 部分"脉冲序列"中的"动态成像")。

SS-FSE/SE-EPI/GRE-EPI/ 弥散成像

盆腔器官,尤其是前列腺的 MR 实时成像,使 MR 监控下的病灶活检和激光消融得以实现。弥散加权成像与并行采集技术联合应用在区分病变良恶性方面具有价值,尤其是前列腺。此外,阴囊的小 FOV 高分辨率图像可能对睾丸癌的评估有价值(图 12.9)。

图像优化

技术问题

盆腔的 SNR 和对比极佳,尤其当使用相位阵列线圈、多阵列线圈或局部直肠线圈时。因此,空间分辨率在不损失信号的前提下容易获得。此外,并行采集技术的使用可以显著减少扫描时间或增加分辨率。因为呼吸和肠蠕动比腹部的影响小,所以,FSE 可以获得很好的盆腔图像。而且,矩形/不规则 FOV 按常规实施,矩形长轴在矢状位图像中沿上下方向,轴位图像中沿左右方向。FSE,矩形/不规则 FOV,局部或相位阵列线圈或多阵列线圈(施加小 FOV)联合应用使得在确保短的扫描时间同时可获得极大矩阵。

过采样有时不适于矩形/不对称 FOV。如果是

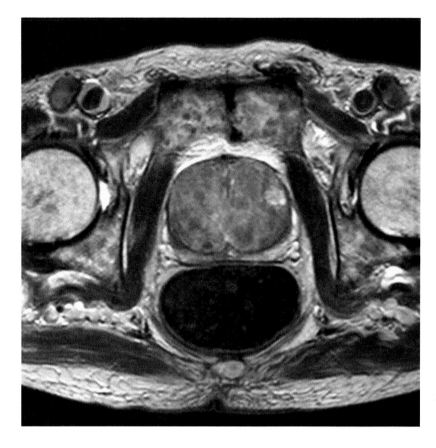

图 12.8 采用直肠线圈获得前列腺不相干（扰相)GRE T1 图像。

这样,应确保 FOV 足够大,以包含整个盆腔,或者将空间预饱和带置于 FOV 的前方和后方,以减少混淆伪影。若选用 SE 序列,可利用大矩阵来获得良好的空间分辨率和相当短的扫描时间。脂肪抑制技术通常有效,尤其是在 FSE T2 加权图像中。

伪影问题

检查前,可通过加压和静脉注射、肌内注射或皮下给予解痉药来抑制肠蠕动。加压也可以抑制呼吸运动,通过鼓励患者用上腹部和胸部进行呼吸,而不是用盆腔。将空间预饱和脉冲置于 FOV 的上方和下方来抑制下腔静脉、主动脉和髂血管的流动伪影。GMN 进一步抑制流动伪影,但因其增加了血管的信号并使 TE 最短,所以并不利于 T1 加权序列。在施加组织抑制序列之前可能需要额外的匀场。

当使用局部直肠线圈成像时,肠痉挛通常会导致伪影的产生。将相位编码和频率编码轴在矢状位和轴位图像上进行交换,这类伪影就不会使膀胱模糊不清。另外,在小 FOV 图像中常需过采样,因为在相位编码方向上 FOV 之外还有解剖结构,但信号产生在线圈容积内。

患者关怀

患者应禁食 4 小时,检查前排空膀胱和直肠,以减少由于肠蠕动和膀胱运动造成的运动模糊伪影。一些患者,尤其是近期做过腹部手术的患者,可能无法忍受压迫。压迫也会使患幽闭恐惧症的患者更加紧张。在这些情况下,让患者俯卧也可以达到和压迫相同(尽管会差一些)的效果。另外,如果感兴趣区位于后端(例如臀部的瘘),可让患者俯卧,以使兴趣区更接近磁场的等中心,从而提高图像质量。一些肌内注射的解痉药会造成恶心,检查后饮用果汁可缓解这一症

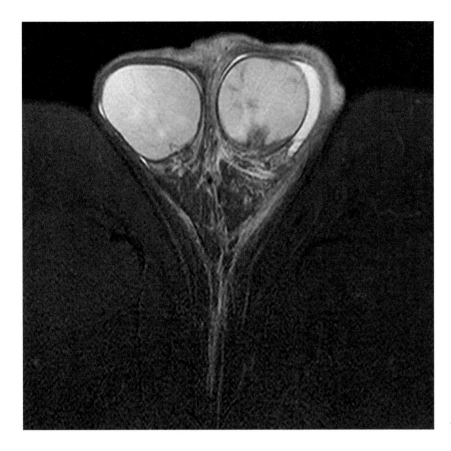

图 12.9　用表面线圈获得阴囊轴位 FSE T2 加权图像。可对睾丸癌进行评价。

状。由于一些序列会产生极大的梯度噪声,所以需要为患者提供耳塞或耳机,以防听力受损。

增强扫描

增强检查用于提高某些病变的显影,尤其是前列腺、盆腔肿块和脉管系统的检查。有时会使用包括空气(谨慎给药)在内的口服对比剂或直肠对比剂,以标记和显示直肠和下消化道。

女性盆腔

基础解剖(图 12.10)

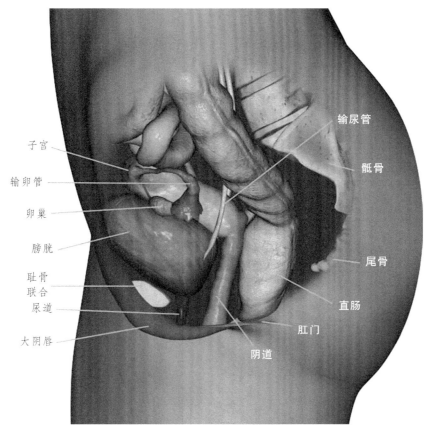

图 12.10 女性盆腔矢状位显示正中矢状面结构。(见彩图)

子宫
输卵管
卵巢
膀胱
耻骨联合
尿道
大阴唇

输尿管
骶骨
尾骨
直肠
肛门
阴道

常见适应证

- 泌尿生殖道先天性畸形的评估
- 宫颈病变
- 子宫病变
- 良性子宫肿瘤,如平滑肌瘤和纤维瘤
- 膀胱病变
- 直肠病变
- 不孕症

设备

- 体线圈/相位阵列盆腔线圈/多阵列线圈
- 使用体线圈需压迫带和泡沫固定垫
- 耳塞和耳机

患者定位

患者仰卧于检查床上。在盆腔下部使用泡沫垫和压迫带,以减少呼吸运动和肠蠕动(除非患者无法承受）。调整患者体位，使纵向定位线位于人体正中线，横向定位线穿过耻骨联合和髂嵴连线的中点。若使用局部直肠线圈，应在检查前小心将线圈插入直肠。确保线圈位置准确、膨胀充分。

推荐扫描方案

冠状位屏气快速不相干（扰相)GRE/SE/FSE T1

如果 3 平面定位不可用，其可作为定位像或诊断序列。从尾骨到耻骨联合的前方设定厚层/层间距。图像中包括从耻骨联合到髂嵴的区域。

后 60mm ~前 60mm

矢状位定位像有助于证实直肠线圈的准确位置，以及评估子宫。

左 25mm~右 25mm

矢状位 SE/FSE T2(图 12.11 和图 12.12)

显示位于正中矢状面的器官(膀胱、子宫、直肠、宫颈)。从左边到右边盆腔侧壁设定中等层厚或厚层/层间距(见图 12.3)。除非怀疑有淋巴结受累，否则像宫颈这样的小结构需应用直肠线圈和通过兴趣区设定薄层/层间距来获得高分辨率图像。运用 FSE 序列时常需使用组织抑制脉冲。

轴位 SE/FSE T2

显示位于侧面的器官(卵巢、淋巴、结节)。从盆底到髂嵴设定中等层厚或厚层/层间距（见图 12.5)。除非怀疑有淋巴结受累，否则像宫颈这样的小结构需应用直肠线圈和通过兴趣区设定薄层/层间距来获得高分辨率的图像。运用 FSE 序列时常需使用组织抑制脉冲。

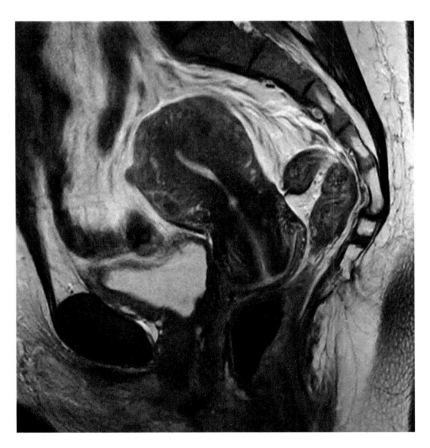

图 12.11 女性盆腔矢状位 FSE T2 加权图像。

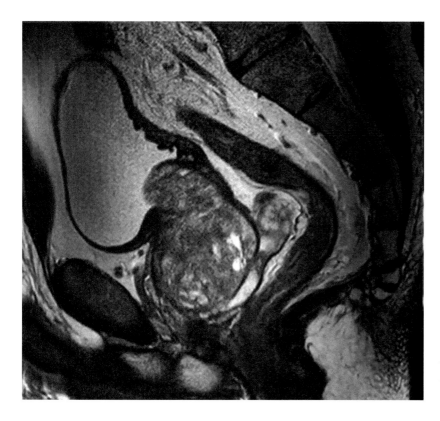

图 12.12 矢状位 FSE T2 加权图像,显示宫颈内的一个大肿块。该病例,病变已经阻塞了子宫内膜腔,导致扩张。

轴位 SE/FSE T1(+ / − 组织抑制)

层面描述同轴位 T2 序列。当临床怀疑有皮样囊肿或子宫内膜异位时,非常有必要行脂肪饱和 T1 加权序列扫描,以辨别附件内的脂肪或出血。

冠状位 SE/FSE T2

层面描述同冠状位 SE/FSE T1 序列。

应用 FSE 序列常需使用组织抑制脉冲。

辅助扫描序列

SS-FSE/GRE-EPI/SE-EPI/ 弥散成像

实时成像使得在 MR 引导下进行病变组织活检和激光消融成为可能。此外,电影成像可有效评估各种子宫收缩失调,还可用于评估盆腔底。DWI 联合并行采集技术可用于区别病变的良恶性,评估肿瘤的治疗效果。

图像优化

技术问题

盆腔具有良好的信噪比和对比度,尤其是使用相位阵列线圈、多阵列线圈和局部直肠线圈时。因此,在获得空间分辨率的同时并不损失信号。此外,使用并行采集技术可以极大地缩短扫描时间、提高分辨率。由于盆腔扫描的呼吸运动和肠蠕动较腹部扫描少,FSE 可获得良好的图像。此外,常规应用矩形/非对称 FOV,矩形的长轴在矢状位图像上从上到下, 在轴位图像上从右到左。FSE、矩形/非对称 FOV 和局部线圈或相位阵列线圈(使用小 FOV 时)的结合使得在短的扫描时间内确保极大矩阵采集。T2 加权是评估子宫结构的最佳选择。

在一些系统中, 过采样在矩形/非对称 FOV 中无法使用。如果这样,要确保 FOV 足够大,以包含整个盆腔,或者在前后方向施加空间预饱和带以减少混淆伪影。若选用 SE 序列,应使用大矩阵以获得良好的空间分辨率和相当短的扫描时间。脂肪抑制技术通常有效,尤其是在 FSE T2 加权图像中当脂肪和病变产生类似的信号时。

伪影问题

在检查前,可通过压迫和静脉注射、肌内注射或皮下给予解痉药来抑制肠蠕动。压迫也可以抑制呼吸运动,通过鼓励患者用上腹部和胸部进行呼吸,而不是用盆腔。在 FOV 的上方和下方施加空间预饱和脉冲来抑制下腔静脉、主动脉和髂血管的流动伪影。GMN 可进一步抑制流动伪影,但因其增加了血管的信号,并使 TE 最小化,所以并不利于 T1 加权序列。在施加组织抑制序列之前可能需要额外的匀场。

患者关怀

患者应至少禁食 4 小时,检查前排空膀胱和直肠,以减少由于肠蠕动和膀胱运动造成的运动模糊伪影。一些患者,尤其是近期做过腹部手术的患者或具有大病灶的患者,可能无法忍受压迫。压迫也会使患幽闭恐惧症的患者更加紧张。在这些情况下,让患者俯卧也可达到和压迫相同(尽管会差一些)的效果。另外,如果兴趣区位于后部(例如臀部的瘘),可让患者俯卧以使兴趣区更接近磁场的等中心,从而提高图像质量。一些肌内注射的解痉药会引起恶心,检查后饮用果汁可缓解这一症状。由于一些序列会产生极大的梯度噪声,所以需提供耳塞或耳机,以防患者听力受损。

增强扫描

对比增强检查用于提高某些病变的显影,尤其是宫颈、子宫和卵巢。注射对比剂后动态成像可提高肿瘤定位、分期、监测治疗效果。有时会使用包括空气(谨慎给药)在内的口服对比剂或直肠对比剂来标记和显示直肠和下消化道。

产科学

常见适应证

- 中、晚期妊娠头盆不适的评估或产后评估
- 前置胎盘
- 继发于妊娠的盆腔疾病，以及胎儿异常的评估

设备

- 体线圈/多线圈阵列
- 压迫带（如果产后可以忍受）
- 耳塞/耳机

患者定位

患者仰卧于检查床上。调整患者体位，使纵向定位线位于人体正中线，横向定位线穿过耻骨联合和髂嵴连线的中点。妊娠或刚实行剖宫产的部位不应压迫。

推荐扫描方案

矢状位 SE T1

在纵向定位线的每一边设定中等层厚/层间距，以包括耻骨联合和骶骨。可以用系统软件测量骨盆入口和出口的尺寸。

左 15mm~右 15mm

矢状位 / 冠状位 / 轴位 SE/FSE/SS-FSE T1 和 T2

同标准方案，用于继发于妊娠的盆腔疾病和评估胎儿异常。

图像优化

技术问题

MRI 可用于测量骨盆比例，评估继发于妊娠的盆腔病变。MRI 骨盆测量的目的是显示骶骨和耻骨联合的骨性标记，以便精确测量。由于这些患者不得不在短时间内立即接受检查，所以良好的信噪比和空间分辨率并不是必要的，扫描时间是最重要的因素。如果使用小矩阵和最小的 NEX/NSA，上述方案可在 1~2 分钟内完成。

如果为了检查胎儿异常或继发的盆腔疾病，由于胎儿运动会很难获得良好的分辨率。如果合乎临床要求，可以通过脐静脉注射药物使胎儿静止。作为一种选择，快速序列如 SS-FSE 序列或 BGRE 序列非常有效。尽管前后轴上的大块腹部可能导致伪影产生，但是矩形/非对称的 FOV 能提高分辨率。

伪影问题

胎儿运动和肠蠕动会干扰图像，但不足以掩盖骨盆测量所需的骨性标志。空间预饱和脉冲放置在 FOV 的上方和下方，以降低主动脉和下腔静脉血液流动的影响。对胎儿运用预饱和带时需格外谨慎，因其会增加射频脉冲在婴儿体内的累积。降低胎儿运动对图像影响的最好方法是使扫描时间最小化。呼吸运动伪影有时很麻烦，但 RC 并不是必要的，常用屏气技术消除伪影。

患者关怀

在大多数国家，由于未知的风险，早期妊娠不建议做 MRI 检查。然而，在中、晚期妊娠，MRI 通常优于 CT 或其他应用电离辐射的成像方法。在美国，如果磁共振优于其他侵入性监测，食品和药品监督管理局（FDA）批准孕期的 3 个阶段均可使用磁共振。在妊娠后期，当患者仰卧胎儿压迫下腔静脉时会感到头晕。稍微抬起一侧臀部有时可缓解这种情况，但是由于患者并不是完全处于矢状位，所以在骨盆测量研究中使得骨盆尺寸的计算复杂化。这可以通过倾斜矢状位定位像加以克服，但是由于涉及额外序列，导致扫描时间

延长。让患者保持仰卧而不是倾斜,尽快完成扫描也是可取的。妊娠患者或刚接受剖宫产的患者禁止压迫。由于一些序列的梯度噪声过大,应给患者提供耳塞和耳机,以防听力受损。

增强扫描

由于孕妇和哺乳期患者注射对比剂的后果尚不确定,所以一般不使用对比剂。

知识点

- 在盆腔成像中,压迫带(如果可以承受)和泡沫垫是良好的诊断成像的重要辅助装置。这些器材减少了呼吸运动和肠蠕动。解痉药可进一步有效减少肠蠕动伪影。
- 矢状位 T2 加权序列是评价位于盆腔正中矢状面上大部分器官影像的理想优先序列。
- 通常来说,盆腔方案在 3 个平面上均应包括 T2 加权序列,轴位 T1 GRE 序列用于动态成像。也可使用 T1W SE 或 FSE 序列。
- 在女性盆腔成像中,当临床怀疑有皮样囊肿或子宫内膜异位时,需采用 T1 加权脂肪预饱和序列以区分附件的脂肪或出血。
- DWI 联合应用并行采集技术,正逐渐成为盆腔方案的一个补充,用来区分良、恶性病变以及评估肿瘤治疗效果。

(牟薪砚 王骏 刘小艳 胡玉川 吴虹桥 张文杰 林海霞 译)

第 13 章

上肢

表 13.1　参数总结

1.5T		3.0T	
SE		SE	
短 TE	Min~30ms	短 TE	Min~15ms
长 TE	70ms+	长 TE	70ms+
短 TR	600~800ms	短 TR	600~900ms
长 TR	2000ms+	长 TR	2000ms+
FSE		FSE	
短 TE	Min~20ms	短 TE	Min~15ms
长 TE	90ms+	长 TE	90ms+
短 TR	400~600ms	短 TR	600~900ms
长 TR	4000ms+	长 TR	4000ms+
短 TEL	2~6	短 TEL	2~6
长 ETL	16 +	长 ETL	16 +
IR T1		IR T1	
短 TE	Min~20ms	短 TE	Min~20ms
长 TR	3000ms+	长 TR	300ms+
TI	200~600ms	TI	短或组织零值
短 ETL	2~6	短 ETL	2~6
STIR		STIR	
长 TE	60ms+	长 TE	60ms+
长 TR	3000ms+	长 TR	3000ms+
短 TI	100~175ms	短 TI	210ms
长 ETL	16 +	长 ETL	16 +
FLAIR		FLAIR	
长 TE	80ms+	长 TE	80ms+
长 TR	9000ms+	长 TR	9000ms+(TR≥4TI)
长 TI	1700~2500ms	长 TI	1700~2500ms
	(取决于 TR)		(取决于 TR)
长 ETL	16 +	长 ETL	16 +

（待续）

表 13.1(续)

1.5T		3.0T	
相干 GRE		**相干 GRE**	
长 TE	15ms+	长 TE	15ms+
短 TR	<50ms	短 TR	<50ms
翻转角	20°~50°	翻转角	20°~50°
不相干 GRE		**不相干 GRE**	
短 TE	最小值	短 TE	最小值
短 TR	<50ms	短 TR	<50ms
翻转角	20°~50°	翻转角	20°~50°
平衡 GRE		**平衡 GRE**	
TE	最小值	TE	最小值
TR	最小值	TR	最小值
翻转角	>40°	翻转角	>40°
SSFP		**SSFP**	
TE	10~15ms	TE	10~15ms
TR	<50ms	TR	<50ms
翻转角	20°~40°	翻转角	20°~40°

1.5T 和 3.0T			
2D 厚层		**3D 厚层**	
薄	2~4mm	薄	<1mm
中等	5~6mm	厚	>3mm
厚	8mm		
FOV		**矩阵**	
小	<18cm	小	256×128/256×192
中等	18~30cm	中等	256×256/512×256
大	>30cm	大	512×512
		极大	>1024×1024
NEX/NSA		**3D 层数**	
少	1	少	<32
中	2~3	中	64
多	>4	多	>128
2D 和 3D PC-MRA		**TOF-MRA 2D**	
TE	最小值	TE	最小值
TR	25~33ms	TR	28~45ms
翻转角	30°	翻转角	40°~60°
静脉 VENC	20~40cm/s	**TOF-MRA 3D**	
动脉 VENC	60cm/s	TE	最小值
		TR	25~50ms
		翻转角	20°~30°

注:Min,最小值。

此表适用于 1.5T 和 3.0T 系统。参数取决于磁场强度,在极低磁场或极高磁场时需调整参数。

肩

基础解剖(图 13.1)

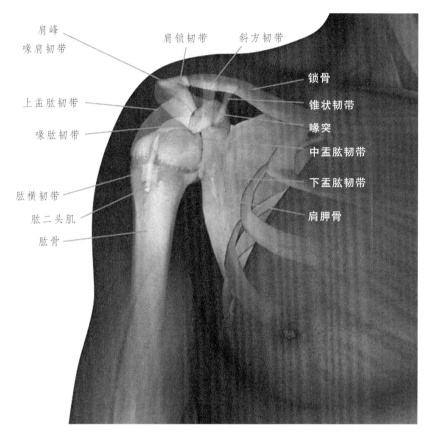

图 13.1 中标注:

肩峰
喙肩韧带
肩锁韧带
斜方韧带
锁骨
上盂肱韧带
锥状韧带
喙肱韧带
喙突
中盂肱韧带
下盂肱韧带
肱横韧带
肱二头肌
肩胛骨
肱骨

图 13.1 右肩前面观,显示骨性结构和主要韧带。(见彩图)

常见适应证

- 肩痛的评估
- 撞击综合征的诊断
- 怀疑肩袖撕裂
- 脱位复发的评估(失稳、半脱位、脱位)
- Hill-Sachs 损伤、Bankart 损伤、关节盂唇损伤
- 冰冻肩综合征

设备

- 肩部专用线圈或柔性表面线圈
- 固定垫和固定带
- 耳塞/耳机

患者定位

患者仰卧,双臂自然置于身体两侧。移动检查床上的患者,使受检的肩部尽可能接近腔体中

心。放松肩部，避免耸肩。患者受检手臂应受束缚，保持拇指向上（中立位）并用衬垫加以衬托，以使肱骨水平。线圈覆盖肱骨头，在解剖上线圈位于肱骨头上内侧。若使用表面线圈或柔性线圈，当置于肱骨头上时（图 1.1），应确保线圈平面与 Z 轴平行。FOV 中心与盂肱关节中心重叠。要获得良好的图像，患者和线圈的固定必不可少。如果可行，指导患者进行腹式呼吸而不是胸式呼吸，在上胸部放置沙袋，以减少运动伪影。扫描时，患者保持手静止。调整患者体位，使纵向定位线和横向定位线均通过肩关节。

推荐扫描方案

轴位 / 冠状位不相干（扰相）GRE/SE/FSE T1

　　3 平面定位无法使用时充当定位像，确保整个关节能返回足够的信号。参照横向定位线，设定中等层厚/层间距，以使图像包括冈上肌。

轴位定位像：下 0mm～上 25mm

轴位 SE/FSE T2 或相干 GRE T2*（图 13.2）

　　从肩锁关节上端到关节盂下缘（图 13.3）设定薄层/层间距。图像包括肱骨侧面的二头肌沟到冈上肌末端。轴位投影显示关节软骨、盂唇、与 Hills-Sachs 畸形相关的骨内改变以及肩袖撕裂的肌肉和肌腱的情况。

冠状位 / 倾斜 SE/FSE T1（图 13.4）

　　从冈下肌后缘到冈上肌前缘设定薄层/层间距，角度与冈上肌平行（图 13.5 和图 13.6）。这样可以从良好的轴位视图中最佳显示，但在轴位图像上更易于覆盖评估肱骨头下 1/3。图像包括肩峰上缘到冈下肌下缘（约低于关节盂下缘 1cm），三角肌侧面和冈上肌内侧远端 1/3。

冠状位 / 倾斜 SE/FSE T2 +/- 组织抑制

（图 13.7 和图 13.8）

　　同冠状位/倾斜 T1 序列。

　　脂肪抑制 T2 加权像清晰地显示肌肉拉伤、骨小梁损伤、关节液和肌腱断裂。若应用 SE 序列，不必使用组织抑制。在大多数系统中，脂肪抑制等级是可调节的。降低脂肪抑制等级可提高信噪比。

轴位 SE/FSE/ 倾斜 T1+ 组织抑制

　　从肩锁关节上端到关节盂下缘设定薄层/层间距。

辅助扫描序列

矢状位 / 倾斜 SE/FSE T1

　　同冠状位/倾斜 T1 序列，除了从关节盂腔内侧到二头肌沟侧面的层面。图像包括关节囊末端到肩峰上界的区域（图 13.9）。

矢状位 / 倾斜 / 轴位 FSE PD/T2 +/- 组织抑制

　　此序列提供解剖结构的显示，可评估肌腱功能，显示关节软骨，并且对骨小梁损伤敏感性高。

3D FSE 与可变重聚翻转角 PD 或 T2 增强 +/- 组织抑制

　　此序列提供 3D 肌腱功能评估和关节软骨的显示，对骨小梁损伤非常敏感。

3D GRE T2* BGE/GRE

　　此序列提供关节软骨病变的 3D 显示及较好的探测。

MR 关节造影术（图 13.10 和图 13.11）

　　在关节腔内注入钆（MR 关节造影）诊断肩袖撕裂、关节盂上唇中断、二头肌和软骨缺陷。此项技术要向关节囊内注入荧光对比剂，极稀的盐溶液（1:100）或浓度极低的钆，然后进行常规 MR 成像。可先注入盐溶液再扫描脂肪抑制 T2 加权 FSE 序列，或者长期运动导致关节积液恶化的检

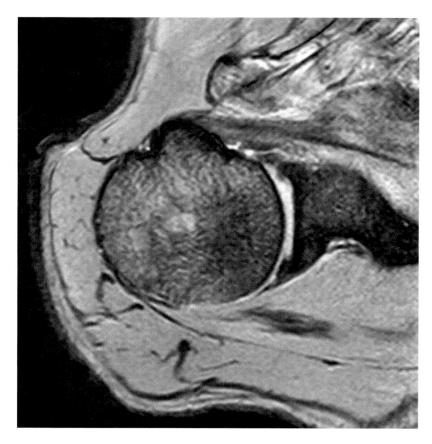

图 13.2 肩部轴位 GRE T2*
加权图像,显示正常形态。

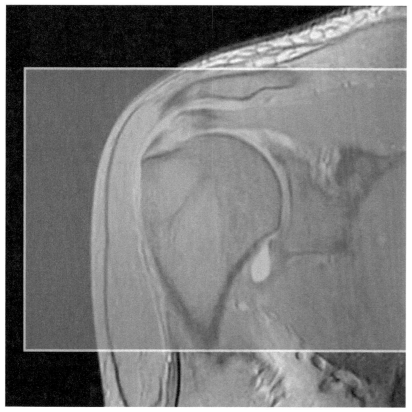

图 13.3 肩部轴位 GRE T2*
加权图像，显示轴位成像时
扫描层面的边界和定位。

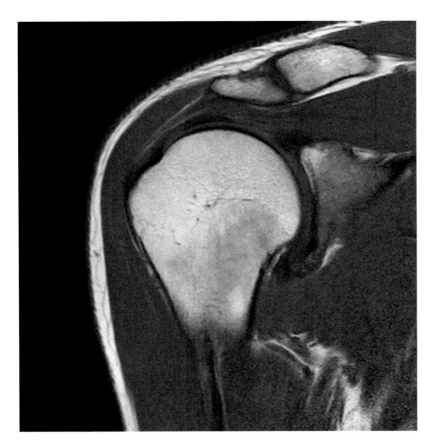

图 13.4 肩部冠状位/倾斜 T1 加权 FSE 图像。

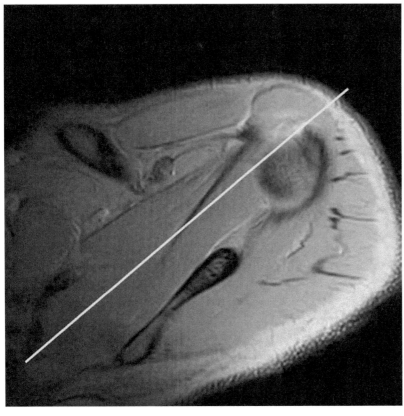

图 13.5 肩部轴位 SE T1 加权定位像，显示冈上肌的角度。

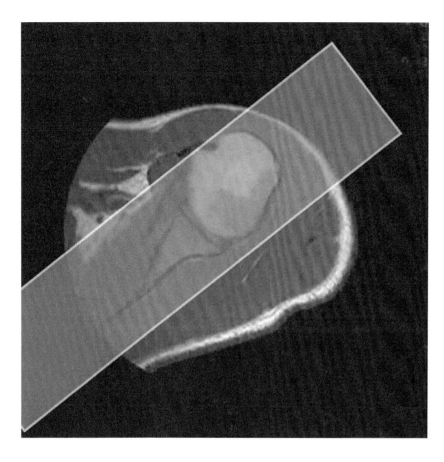

图 13.6　肩部轴位倾斜 T1 加权图像，显示冠状位倾斜成像时扫描层面的边界和定位。

查也有效。

关节造影术后序列选择：

- 轴位/倾斜 T1+组织抑制
- 冠状位/倾斜 T2+组织抑制
- 冠状位/倾斜 PD+组织抑制
- 冠状位/倾斜 T1+组织抑制
- 矢状位/倾斜 T2+组织抑制
- 3D T1 FS：各向同性体素 FSE 或 GRE 可取代常规 2D FSE

图像优化

技术问题

在肌肉骨骼成像中，TE 的长短会影响肌肉的信号。长 TE 使 T2 加权图像中的肌肉呈低信号，因而降低了信噪比，但是改善了流体的检测。组织抑制技术可进一步通过流体增强信号，然而，

需要增大体素来补偿固有的信噪比损失。选择适中的 TE 使肌肉保留信号(1 个灰阶强度)，图像为质子加权。信噪比有所提高，空间分辨率优于 T2 加权图像。这种对比度用于探测流体，获取解剖结构图像。由于流体信号有所降低，组织抑制技术推荐使用这种加权。探测软骨损伤应用长 TE (至少 30~40ms)，因为可以降低正常软骨的信号。

肩部的信噪比很大程度上取决于所用线圈的质量和类型。通常，肩部专用线圈比表面线圈获得的信号更强、更均匀，因此，这项技术得到了相应的改变。若使用专用线圈，采用薄层和大矩阵来获得需要的空间分辨率而不是过度延长扫描时间。如果信号强度不足，要牺牲一些分辨率来获得足够的信噪比，合理控制扫描时间。新研发的表面线圈有许多因素，可以配置成高性能肩部线圈。然而，空间分辨率是肩部成像精确性的关键，所以要有足够的分辨率(像素<0.8mm)。通

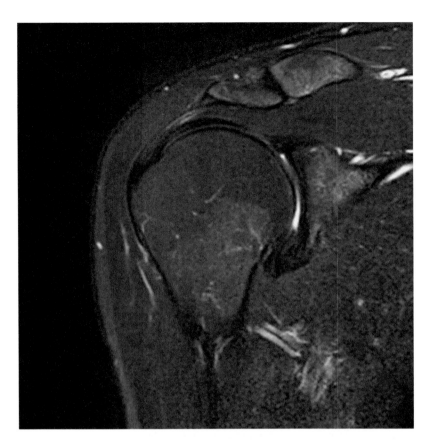

图 13.7   冠状位/倾斜组织抑制 FSE T2 加权图像。

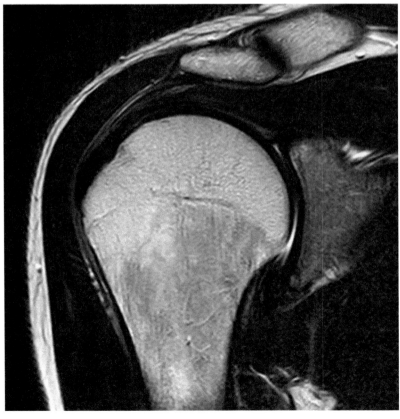

图 13.8   冠状位/倾斜 FSE T2 加权图像。

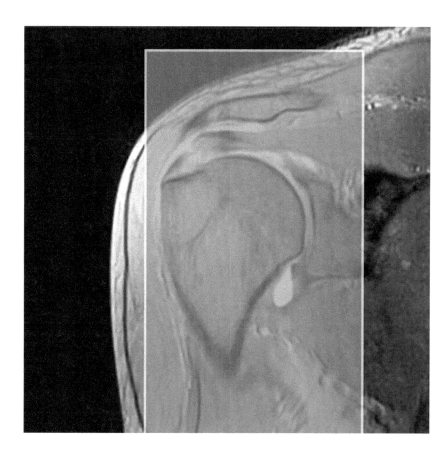

图 13.9　冠状位/倾斜 GRE T2 加权图像,显示肩部矢状位成像时扫描层面的边界和定位。

常可选择 SE 和 FSE 序列, 而相干 GRE 和 STIR 可使关节液有效显示。如果磁场无法匀场,STIR 成像效果优于脂肪抑制 FSE。

伪影问题

如果可行,指导患者进行腹式呼吸而不是胸式呼吸,在上胸部放置沙袋,减少呼吸运动伪影。在受检肩部内侧下方放置空间预饱和脉冲（带）可有效减少由于呼吸和锁骨下血管流动造成的相位伪影。GMN 可使流动伪影最小化,但会增加血管信号并使 TE 最小化,这在 T1 加权序列中效果不佳。然而, 在 T2 和 T2* 加权图像中,GMN 可有效增加滑液的对比。K 空间螺旋桨填充技术也有效。在冠状位/倾斜和轴位成像中,FOV 得到补偿,以便肩部中心和图像中心重合。若使用组织抑制技术,可能需要额外的匀场,因为脂肪抑制并非对所有患者都是均匀的。

采用大角度(>45°),一些系统可自动交换相位轴和频率轴的方向, 但由于这会造成严重的混淆伪影,所以需要反混淆软件。此外,由于冠状位倾斜方案得到的并不是冠状位倾斜而是矢状位/倾斜, 所以一些系统更改了设定的方向和解剖标记(右肩看上去像左肩)。同样的问题也出现在矢状位/倾斜成像中。为解决这个问题,稍微转动患者使肩胛骨平行于床面。如果不可行,检查每个倾斜扫描方案的相位编码方向,在矢状位/倾斜图像中使用解剖标记核对患者的前后。为使混淆伪影最小化,在轴位和矢状位/倾斜面前后方向以及冠状位/倾斜面的上下方向进行相位编码。也可以从线圈内侧缘设置空间预饱和脉冲使伪影最小化。

著名的“魔角”现象是当肌腱在主磁场中偏转 55°时,在短 TE 序列中肌腱的信号增加。通常,在常规 MRI 序列中,肌腱产生微弱信号或不产生信号,因为肌腱由平行的胶原纤维束组成。这种

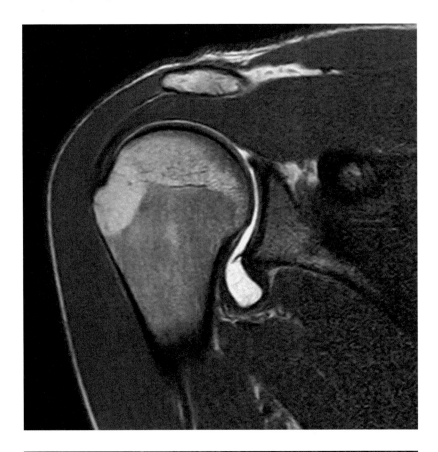

图 13.10 冠状位/倾斜 T1 加权关节造影图像。

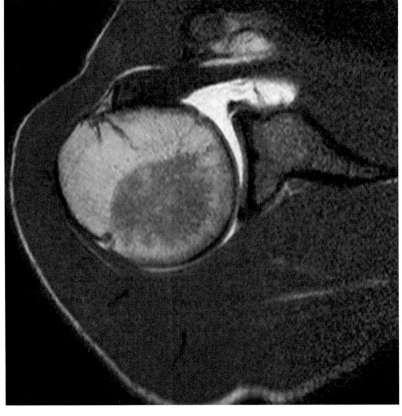

图 13.11 轴位 T1 加权关节造影图像。

叠加在静磁场上的结构各向异性导致局部静磁场的自旋-自旋相互作用增加,因此,大大降低了 T2 弛豫率,导致肌腱呈低信号。

自旋失相增加的速率与主磁场和肌腱长轴之间的角度成比例。基于这种关系,当这个角度为 55°时,由肌腱结构各向异性造成的附加自旋失相可以减少到零。因此,这个角度使 T2 弛豫时间增加,使得在短 TE 条件下信号强度增加。增强的信号与病理改变相似,例如正常肌腱成像显示为肌腱炎。这种情况见于多个肌腱,尤其是冈上肌和 Achilles 肌腱,以及腕部。魔角效应可通过重定位肌腱或增加 TE 时间大于 60ms(但不能过长,因为过长的 TE 会降低肌肉信号)的方法消除。

患者关怀

确保患者舒适,并详细告知其检查流程。由于一些序列会产生极大的梯度噪声,所以需提供耳塞或耳机,以防患者听力受损。放置衬垫以防患者皮肤与扫描仪机孔直接接触,并在患者身体有可能形成"传导回路"的部位放置衬垫。确保患者皮肤与表面线圈之间无直接接触也很重要(插入衬垫)。给所有可以合作的患者提供"患者预警"挤压球。告知患者你在操作室密切关注着他/她,保持沟通。

增强扫描

除了直接和间接 MR 关节造影术,增强并不常规用于肩部成像。为了获得直接 MR 关节造影信息,见先前的"辅助扫描序列"。间接 MR 关节造影术需在血管内注射稀释的钆,当直接关节造影术不可行时可运用。尽管与直接 MR 关节造影术相比间接 MR 关节造影术有许多缺陷,但是它不需要荧光标记或侵入性关节内注射。当关节液过少时,间接 MR 关节造影术在结构显示方面优于非对比 MR 成像。另外,此法可增强血管组织和炎症组织。

肱骨

基础解剖(图 13.12)

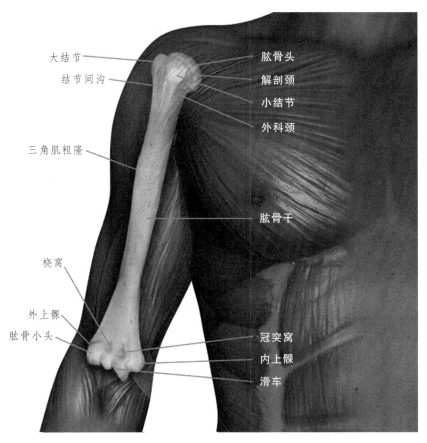

大结节

结节间沟

三角肌粗隆

桡窝

外上髁

肱骨小头

肱骨头

解剖颈

小结节

外科颈

肱骨干

冠突窝

内上髁

滑车

图 13.12　右肱骨前面观。

常见适应证

• 骨组织和软组织异常的诊断和评估（肿块、肌肉撕裂、变形）

• 通常首选单侧检查，因为双侧检查严重影响分辨率

设备

• 多阵列体线圈/置于肱骨下的长的表面线圈

• 固定衬垫和固定带

• 塑料尺

• 耳塞/耳机

患者定位

如果检查上臂，患者仰卧于检查床上，双臂置于身体两侧。然而，如果兴趣区靠近肘部，患者应俯卧，双臂上举过头（游泳姿势），确保检查区域在等中心，避免成像偏移。然而，游泳姿势难以维持很长时间，因此建议用于相对健康的患者。两种姿势都应将线圈长轴沿肱骨长轴放置。

一侧手臂成像时，将健侧手臂抬起 45°，受检手臂尽可能靠近纵向定位线。体阵列线圈上半部的侧边应完全包裹手臂,接触线圈单元的下界,避免手臂位于线圈边缘。对于整个肱骨成像,阵列上半部应上移以覆盖肩部,而肱骨下部用于肘部以上的成像。用固定带束缚线圈、患者和支撑垫。

若患者采取游泳姿势,则纵向定位线位于肱骨中线。这两种姿势,横向定位线均经过线圈中心或经过肩部和肘部的中线。手臂和线圈用泡沫衬垫抬高使垂直定位线经过手臂中心,从而避免垂直偏移。用塑料尺测量横向定位线到关节的距离,以确保手臂全长在 FOV 的长轴内。若不能,根据病变的位置要么包括肩部要么包括肘部。若病变可触及,放置一个填充油或水的标记。对于大的肿块或瘢痕,在病变两端各放置一个标记。

推荐扫描方案

冠状位 / 矢状位不相干(扰相)SE/FSE T1

3 平面定位无法使用时充当定位像,如果患者定位准确可以充当诊断序列。冠状定位像用于左右轴的病变,矢状定位像用于前后轴的病变。

冠状位成像:垂直定位线的每一边设定中等层厚/层间距,偏向肱骨中间(如果是一边手臂)。当纵向定位线对应肱骨中间时,游泳姿势无偏移。图像应包括整个肱骨,从肘部到肩部。

后 25mm~前 25mm

矢状位成像:游泳姿势垂直定位线的每一边设定中等层厚/层间距;当一侧手臂成像时,测定每边的偏移量。图像应包括整个肱骨,从肘部到肩部。

左 25mm~右 25mm(游泳姿势)

矢状位 STIR

设定中等层厚/层间距,从关节盂到近端桡骨和尺骨覆盖整个肱骨,沿肱骨长轴定位。此序列用于鉴定软组织和骨髓腔病变,并显示病变程度。

冠状位 FSE/SE T1

设定薄层/层间距,从后向前覆盖肱骨,沿肱骨长轴定位。此序列展示了上臂的解剖结构,可鉴定骨髓腔病变。

轴位 SE/FSE T1

设定中等层厚/层间距,在冠状位或矢状位图像中定位应包括病变。用轴位图像定位主要解剖腔内的病变,必须很好地包括病变的上下界。骨髓腔的缺口、肌肉内或肌肉分隔间的扩张以及神经血管束的融合带都是重要的特征。

轴位 FSE T2+ 组织抑制 /STIR

层面描述同轴位 T1 序列。

如果是一侧手臂或兴趣区远离纵向等中心,常需用 STIR 序列。采用游泳姿势,当兴趣区位于等中心时,组织抑制更有效。

图像优化

技术问题

由于肌肉和脂肪的存在,此区域的固有对比很好。在肌肉骨骼成像中,TE 的长短会影响肌肉的信号。长 TE 使 T2 加权图像中的肌肉呈低信号,因而降低了信噪比,但是改善了流体的检测。组织抑制技术可进一步通过流体增强信号,然而,需要增大体素来补偿固有的信噪比损失。选择适中的 TE 使肌肉保留信号 (1 个灰阶强度),图像为质子加权。信噪比有所提高,空间分辨率优于 T2 加权图像。这种对比度用于探测流体,获取解剖结构图像。由于流体信号有所降低,组织抑制技术推荐使用此种加权。探测软骨损伤应用长 TE(至少 30~40ms),因为可以降低正常软骨的信号。

中等层厚和分辨率结合敏感线圈可快速完成检查,因此,当病变靠近血管神经束或骨皮质破坏不明显时可获得更高分辨率的轴位图像。

在冠状位和矢状位上扩大 FOV,从而显示肱骨全长。这在诊断骨肿瘤、鉴定跳跃性病变时尤为重要。FSE 相关的扫描时间的减少使得中到大矩阵的实现成为可能，并没有过度延长扫描时间。在冠状位和矢状位，将矩形的长轴置于 FOV 上下方向，矩形/非对称 FOV 更易获得高分辨率。在冠状位成像中，偏移正方形视野或过采样可避免混淆伪影，尤其是使用大线圈时。

在 FSE T2 加权图像中，肌肉的信号低于 SE 序列，脂肪为高信号(见第 2 部分"脉冲序列")。通常用组织抑制技术区分脂肪和病理改变，但会降低信噪比。可用多次 NEX/NSA 补偿，或在手臂前上方放置线圈。

伪影问题

采用游泳姿势时，患者移动(即不能保持静止不动)常使人心烦，因为这个姿势更容易让患者觉得不舒服。小心制动或使患者仰卧加以解决。肱部血管的搏动可通过空间预饱和脉冲加以抑制，置于 FOV 的上方和下方，在轴位成像中置于下方。内侧的空间预饱和脉冲也可减少混淆伪影。GMN 可减少混淆伪影，但由于增加了血管的信号并使 TE 最小化，在 T1 加权序列中效果不佳。化学位移伪影必须控制住一个像素，尤其是在轴位成像中，以清晰显示骨髓和骨皮质的边界以及肌间隔的边缘。在运用组织抑制序列前要附加匀场。

患者关怀

若采用游泳姿势，患者应仔细定位，用泡沫垫固定，达到舒适检查的目的。为使肿块病变评估准确，应在活检前进行 MRI 检查。由于一些序列会产生极大的梯度噪声，所以患者需佩戴耳塞或耳机，以防听力受损。

增强扫描

对比增强可能对一些软组织异常的显示有效，但并不常规使用。

肘关节

基础解剖(图 13.13 和图 13.14)

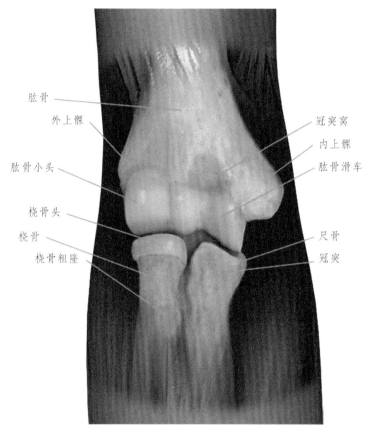

肱骨

外上髁

肱骨小头

桡骨头

桡骨

桡骨粗隆

冠突窝

内上髁

肱骨滑车

尺骨

冠突

图 13.13　右侧肘关节前面观显示诸骨组成。

常见适应证

- 软骨损伤和游离骨
- 桡骨头和肱骨小头的缺血性坏死(AVN)的评价
- 尺神经受压
- 创伤,尤其是尺侧副韧带损伤
- 软组织肿块
- 肌肉撕裂和断裂

设备

- 小表面线圈阵列/Helmholtz 线圈/柔性线圈/表面线圈固定前方关节
- 固定垫和固定带
- 肘部塑料垫板
- 耳塞或耳机

患者定位

患者仰卧，手臂置于身体两侧，或俯卧呈游泳姿势，受检肘关节置于头部，另一侧臂膀置于身体一侧。虽然这种方法确保被检测部位位于检测中心，但难以长时间保持，因此建议给适应的患者施行。

常用仰卧位，倾斜身体，尽可能将肘部置于中心线并避免身体接触。将肘部和手腕固定于一个放松的位置。塑料背板和(或)刚性线圈有助于保持该姿势，减少肌肉运动。手臂和线圈用泡沫垫抬高，这样垂直定位线就可以穿过关节中心，避免垂直偏移。纵向定位线在肱骨髁之间。

推荐扫描方案

冠状位 / 多平面不相干(扰相)GRE/SE/FSE T1

如果 3 平面不可用，可作为定位像，如果患者定位准确，也可作为诊断序列。所有主要的成像扫描平面应对准肘部的解剖轴线。当肘关节处于放松的斜位时，快速定位像可用于寻找和定位这些平面。快速低分辨率定位像还可通过设置小的 FOV 来快速评估是否需要使用抗混淆伪影选项。在垂直定位线的每边设定薄层/层间距，如果是双臂补偿两边。图像包括整个肘关节。

冠状位定位像：后 20mm~前 20mm

冠状位 SE/FSE T1(图 13.15)

设定薄层/层间距在皮肤表面从后到前通过肱骨内外髁连线。肱骨远端、肘关节和尺桡骨近端，以及外侧和内侧皮肤边缘包括在图像中。

冠状位 FSE PD/T2 +/– 组织抑制 /STIR (图 13.16 和图 13.17)

层面描述同冠状位 T1 序列，除了鉴定隐匿性骨折与关节病变时需要利用组织抑制。

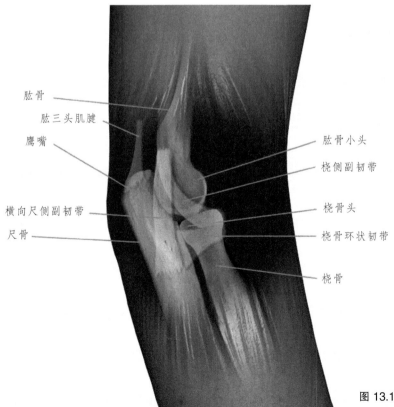

肱骨

肱三头肌腱

鹰嘴

横向尺侧副韧带

尺骨

肱骨小头

桡侧副韧带

桡骨头

桡骨环状韧带

桡骨

图 13.14　右侧肘关节矢状位观显示侧面韧带。

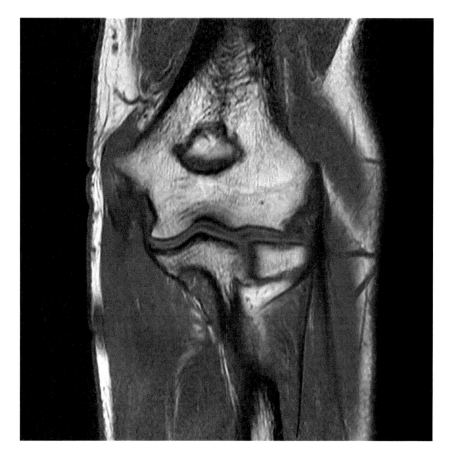

图 13.15　肘关节冠状位 SE 序列 T1 加权图像,显示正常解剖。

矢状位 SE/FSE T1

设定薄层/层间距,从肘部的内侧至外侧垂直冠状层面(图 13.18)。此序列可用于评估病变前或后的骨解剖结构以及相关的肌肉和肌腱长轴。

矢状面 STIR (图 13.19) 或矢状位 PD +/− 组织抑制

对于不完全脂肪抑制 STIR 采用 1 个很短的 TI,或 PD 具有微弱的脂肪抑制值。

层面描述同矢状位 T1 序列。

轴位 FSE T1 或 PD/T2 +/− 组织抑制 (图 13.20)

设定薄层/层间距在冠状位图像上垂直于肱骨和前臂长轴(图 13.21)。这些层面往往是倾斜

的,内侧缘比外侧缘更接近中线。

相干 GRE T2* +/− 组织抑制

这些图像清楚显示关节软骨及骨软骨缺损。

辅助扫描序列

不相干(扰相)GRE T1

在骨髓腔由于磁化率效应信号强度降低,再加上高信号的肌肉,使得该序列可用于检查肘关节的解剖结构。

冠状位 3D 相干 GRE PD/T2*

设定薄层和少量定位层数通过关节并包绕。使用各向同性数据集可进一步评估肘关节。

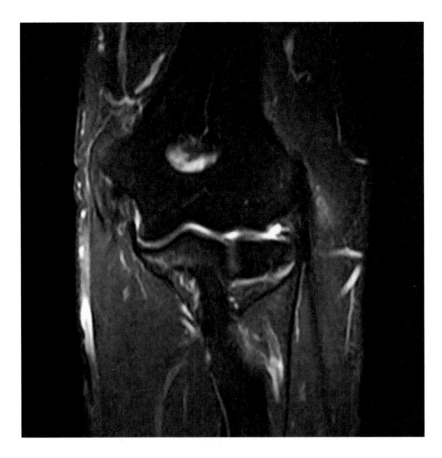

图 13.16　肘关节冠状位 FSE T2 加权组织抑制图像，显示正常解剖。

图像优化

技术问题

在骨骼肌肉成像中,TE 影响肌肉信号。由长 TE 产生的 T2 加权图像中, 肌肉呈低信号。因此 SNR 降低,但流体检测提高。组织抑制还可进一步增强流体信号, 但是因为固有 SNR 的降低,可能需要较大的体素来补偿。通过选择中等的 TE, 肌肉仍保持信号(1 个灰阶强度),获得 PD 加权图像。然而 SNR 以及空间分辨率比 T2 加权图像更好。这种对比用于检测流体和保留解剖图像。组织抑制技术推荐使用这种加权,因为流体信号降低。当 TE 长时(至少 30~40ms),软骨病变可更好地检测,因为正常软骨的信号减少。

要显示肘关节,需要高分辨率成像,并且图像质量主要取决于使用的线圈质量。如果使用 1 对线圈或阵列, 必要的空间分辨率则容易保持。在大多数情况下,FOV 接近磁场孔的边缘,因此, 额外的匀场可获得最大值的 SNR 和图像质量。在可接受的扫描时间内,采用 FSE 常保持高的分辨率。FSE 还提供良好的对比, 但使用 T2 加权时, 肌肉返回的信号比 SE 中低,脂肪仍为亮信号(见第 2 部分"脉冲序列")。因此组织抑制通常需要从病理上区分脂肪。采用 T2* 相干 GRE 序列可提供关节骨边缘和滑液间良好的对比。容积采集有时具有价值, 因为采用无间隙的非常薄的层厚, 且在任何平面都可观察关节结构。

伪影问题

采用游泳姿势时, 患者运动可造成麻烦,因为患者不舒适。小心固定,或使患者仰卧是有益的。将空间预饱和脉冲置于 FOV 的上方和下方, 来自肱骨和桡骨血管的脉冲信号降低。也可使用

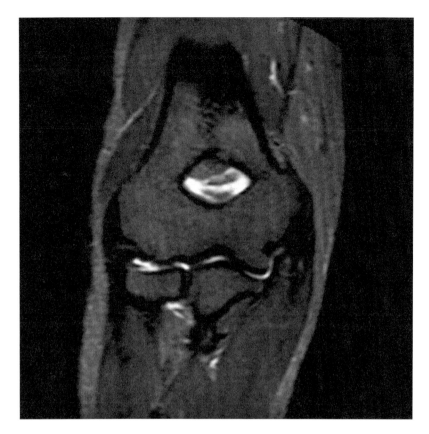

图 13.17　冠状位 STIR。

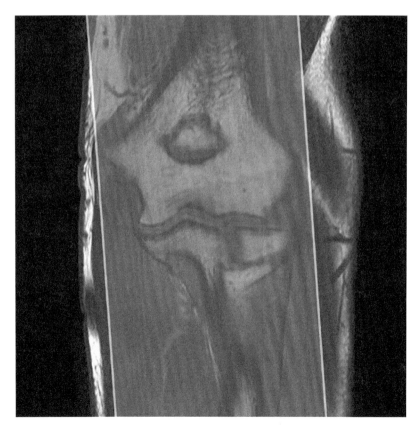

图 13.18　肘关节冠状位 SE T1 加权图像，显示肘关节矢状位成像时扫描层面的边界和定位。

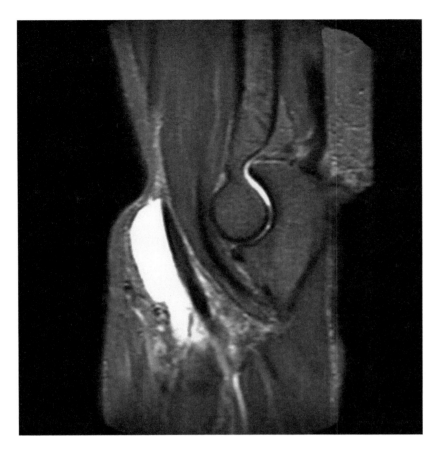

图 13.19　矢状位 STIR。

GMN,但血管信号增强并使 TE 最小化,因此 T1 加权序列常无益。然而,GMN 有效地增加了 T2 和 T2* 加权图像中滑液的对比。如果采用偏移成像,相位是由上而下,那么在冠状位上需进行过采样。在轴位成像中,在相位方向上 FOV 以外的解剖结构不显示,而在矢状位成像中无偏移。因此,在这些平面中常无需过采样。在组织抑制序列前可进行额外匀场。

患者关怀

如果采用游泳姿势,必须给患者很好地定位,并用固定垫使其舒适。由于一些相关序列的梯度噪声大,必须给患者提供耳塞或耳机,以防听力受损。

增强扫描

增强扫描对一些软组织异常的显示具有价值。此外,MR 关节造影可显示副韧带部分或全层撕裂,并在肘关节内勾勒其韧带。在关节造影中使用的序列包括:

- 冠状位 FSE T1+组织抑制
- 矢状位 FSE T1+组织抑制
- 轴位 FSE T1
- 3D FSE/GRE T1+组织抑制

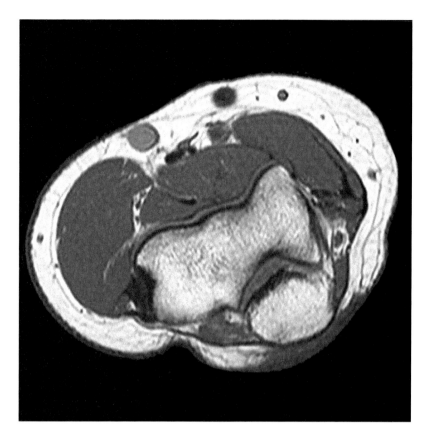

图 13.20　肘关节轴位 FSE T1 加权图像。

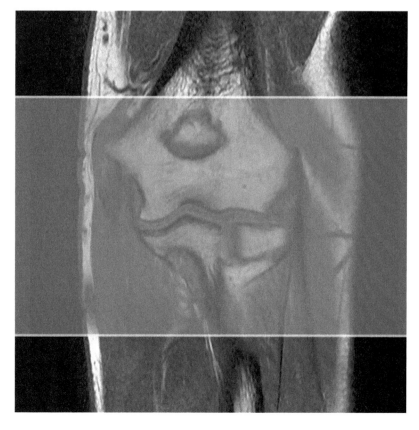

图 13.21　肘关节冠状位 SE T1 加权图像,显示肘关节轴位成像时扫描层面的边界和定位。

前臂

基础解剖(图 13.22)

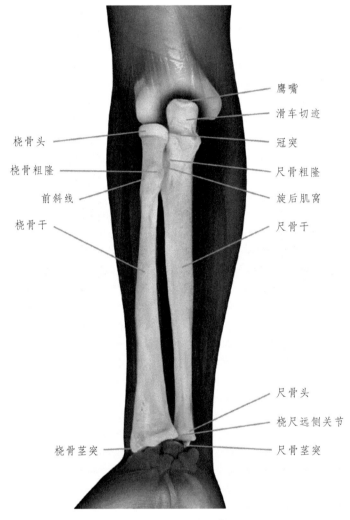

鹰嘴

滑车切迹

冠突

桡骨头

尺骨粗隆

桡骨粗隆

旋后肌窝

前斜线

桡骨干

尺骨干

尺骨头

桡尺远侧关节

桡骨茎突

尺骨茎突

图 13.22　右侧尺桡骨前面观。

常见适应证

- 可观察骨与软组织的异常

设备

- 阵列体线圈/置于前臂下的长表面线圈/用于局部病灶的下肢线圈/体线圈
- 固定垫和固定带
- 塑料尺
- 耳塞或耳机

患者定位

患者仰卧,手臂置于身体两侧,或俯卧呈游泳姿势,受检侧手臂可置于头上,另一侧可置于体侧。这确保了受检区域置于等中心点,以免成像的偏移。然而,这个位置很难持续较长时间,因此最好让适合的患者使用。

在一侧手臂成像时,抬高对侧手臂呈 45°,并使被检侧手臂尽可能靠近孔中心。定位体线圈阵列的上半部及其外侧缘,包绕整个臂膀,并减少边缘的接触。此外整个前臂成像时,所取图像向上以覆盖肘关节,向下到达手腕上部。同时保证手臂放松,对于避免手臂旋前是很重要的。用固定带固定线圈、患者、支撑的枕头或软垫。指导患者不要在数据采集期间移动手指。

在双侧成像时,横向定位线通过线圈的中点,或肘关节与腕关节连线的中点。可用泡沫垫抬高手臂和线圈的位置,至垂直定位线位于前臂中心,避免垂直偏移。使用塑料尺从水平定位标记来衡量每个关节。这保证整个前臂都位于 FOV中。如果不行,依据病变位置包括一侧肘关节或腕关节。如病变可接触,放置油或者水的填充物进行标记。对于大的肿块或瘢痕,在每一端均应放置标记。

推荐扫描方案

多平面 / 冠状位 / 矢状位不相干（扰相）GRE/SE/FSE T1

如果 3 平面定位不可用其可作为定位像,如果患者定位正确,则可作为诊断序列。应用冠状位定位像在左右轴上定位病灶,矢状位定位像在前后轴上定位病灶。表面线圈定位像可用于快速评估潜在的混淆伪影问题,并建立解剖平面。

冠状位成像:在垂直定位线的两侧设定中等层厚/层间距,并向前臂的中间偏移(如果手臂在一侧)。采用游泳姿势无偏移是必要的,作为纵向定位线应位于前臂正中。整个前臂,包括腕关节到肘关节均应包括在图像中。

后 25mm~前 25mm

矢状位图像:在游泳姿势,纵向定位线的两侧设定中等层厚/层间距,或当前臂成像位于一侧时,需估量偏向一边。整个前臂从腕关节到肘关

节均应包括在图像中。

左 25mm ~右 25mm（游泳姿势）

矢状位 STIR

设置中等层厚/层间距,包括从远端肱骨到近端掌骨的整个前臂,以及沿着肱骨长轴的方向计算前臂的"提携角"。该序列快速、灵敏,用于识别软组织和骨髓腔的病变。

冠状位 FSE/SE T1

沿着前臂皮肤表面由后到前设定薄层/层间距。

轴位 T1 FSE

设定中等层厚/层间距垂直于冠状切面,拓展至该切面以及矢状切面可见病变的上下方。在轴位图像上评估骨髓腔、延续内部或通过肌肉以及神经血管的特征最佳。

轴位 FSE T2 +/– 组织抑制或 STIR

层面描述同轴位 T1 序列。

如果前臂靠边或 ROI 离开等中心,常需要STIR 序列。在游泳姿势组织抑制有效。FSE 序列为最佳,因为它提供比 STIR 更好的分辨率。

图像优化

技术问题

由于脂肪和肌肉对比明显,因此该部位固有对比相对较好。在骨骼肌肉成像中,TE 影响肌肉信号。很长的 TE 产生的 T2 加权图像上肌肉呈低信号。因此 SNR 降低,而流体检测提高。也可以使用组织抑制进一步增强流体信号,但较大的体素可能需补偿固有 SNR 的下降。通过选择中等的 TE,肌肉仍保留信号(1 个灰阶强度),获得PD 加权图像。然而 SNR 及空间分辨率比 T2 加权图像更好。这种对比被用于检测流体并保持解剖结构图像。因为流体信号减少,建议使用这类

加权的组织抑制技术。当 TE 较高时（至少 30~40ms），可以更好地检测软骨病变，因为正常软骨信号降低。

中等层厚和分辨率加上灵敏线圈，可进行快速检查，由此对于病变靠近神经血管丛可采用高分辨率轴位图像，而冠状位不能显示骨质破坏。通常在冠状位和矢状位上增大 FOV，使整个前臂都可以显示。这在骨肿瘤的诊断中非常重要，以确保任何跳跃性病灶都可被识别。减少 FSE 相关的扫描时间以确保中等到大的矩阵，而不会过度延长扫描时间。在冠状位和矢状位，使用矩形/不对称的 FOV 时，矩形长轴沿前臂长轴是有用的。采用 T2 加权 FSE 图像时，肌肉产生一个比 SE 更低的信号，脂肪产生一个较高的信号。因此常有必要利用组织抑制技术从病理中区分脂肪。在均匀场的边缘，在大 FOV 以外的地方难以实现光谱脂肪抑制，因此 STIR 或 Dixon 方法常用于冠状位和矢状位图像。在轴位图像长轴方向近等中心处常可应用化学脂肪抑制。

伪影问题

因为在游泳姿势患者容易感到不适，患者移动有时带来麻烦。小心固定，或者使患者仰卧是有益的。将空间预饱和脉冲置于 FOV 的上方和下方以减少桡血管的脉冲。也可采用 GMN，但会增加血管信号并使 TE 最小化，因此在 T1 加权序列中往往是不利的。

患者关怀

如果患者采用游泳姿势，必须认真固定患者，并采用泡沫垫固定使其舒适。由于一些相关序列的梯度引起大的噪声，必须使用耳塞或耳机，以防患者听力受损。

增强扫描

增强扫描可用于显示一些软组织异常，但不常规使用。

腕关节和手

基础解剖(图 13.23)

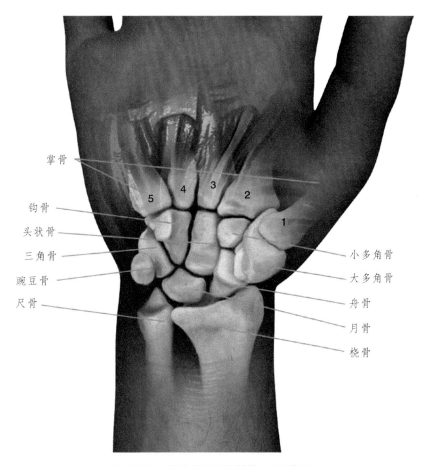

掌骨

钩骨
头状骨
三角骨
豌豆骨
尺骨

5　4　3　2

1

小多角骨
大多角骨
舟骨
月骨
桡骨

图 13.23　腕关节的骨性结构。(见彩图)

常见适应证

- 评估病因不明的手腕疼痛 [三角软骨的撕裂,月骨坏死(Kienböch 病),隐匿性腱鞘囊肿]
- 舟骨创伤的 AVN 评估
- 腕管综合征的诊断
- 早期评估类风湿关节炎可能有价值
- 当怀疑腕关节不稳定时,评估舟月和舟三角韧带
- 感染

- 肿瘤

设备

- 专用腕部线圈 (容积/Helmholtz/相位或多线圈阵列)/小表面线圈可通过相位装置来连接。为检查手指关节而设计的微小局部线圈
- 固定垫和固定带
- 耳塞或耳机

患者定位

患者通常仰卧扫描,此时手臂置于身体两

侧,肘腕向上,避免前臂移动和旋转,利于线圈放置。在检查床上尽可能移动患者,用泡沫垫支撑整个臂膀,使腕部尽可能接近等中心点。合适的患者可采用游泳姿势,手掌向上或向下并使肘部弯曲。如果使用小圆线圈,患者可进行仰卧与俯卧定位,手臂置于头上,弯曲肘部,以便前臂通过孔径。在矢状面上将线圈固定在垂直等中心处。如果使用两个线圈,腕部置于两个线圈敏感区会有利。因为需要激活线圈去耦,如果有疑问请核对系统操作手册。如果腕部在 3 个轴处于等中心,那么纵向定位线和横向定位线都集中于腕部。如果手臂在一侧,需要用塑料尺测量水平位移。

推荐扫描方案

多平面／矢状位 SE/FSE/ 不相干（扰相）GRE T1/ 相干 GRE T2*(图 13.24)

如果 3 平面定位不可用可作为定位像,如果患者被正确定位,则可作为诊断序列。在游泳姿势采用体线圈时,纵向定位线的两边设定中等层厚/层间距,或补偿每边手臂的偏移。图像包括从腕骨下缘到前臂末端的区域。

左 15mm~右 15mm(游泳姿势)

轴位定位像：这可能由多平面定位像或矢状位定位像确定。但用表面线圈可以更准确地确定冠状位成像的切面方向(图 13.25)。

冠状位 SE/FSE T1(图 13.26)

当轴位定位时,设定薄层/层间距或间隔通过关节,或 ROI 平行于腕骨长轴(远端尺桡骨关节通常不与腕骨成一线)。将选层置于腕管的下方。图像包括腕骨下缘到前臂末梢的区域。

冠状位 SE/FSE T2 或相干 GRE T2* +/– 组织抑制(图 13.27 和图 13.28)

层面描述同冠状位 T1 序列。

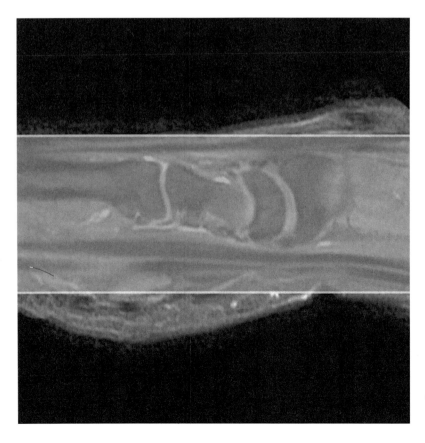

图 13.24 腕部矢状位 GRE T2* 加权定位像,显示冠状位成像时扫描层面的边界和定位。

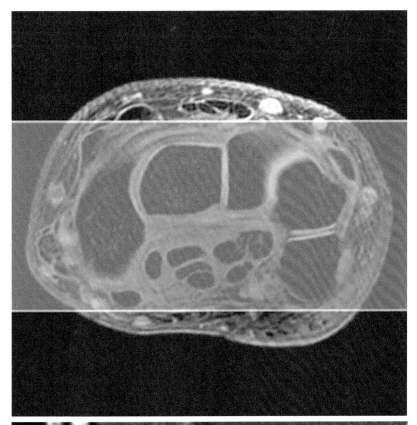

图 13.25　腕部轴位 GRE T2* 加权定位像，显示冠状位成像时扫描层面的边界和定位。

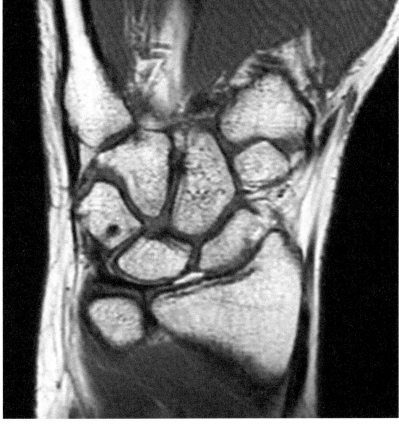

图 13.26　腕部冠状位 FSE T1 加权图像，显示正常表现。

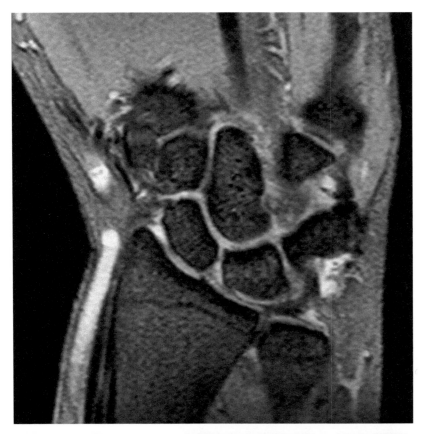

图 13.27　冠状位相干 GRE T2*。

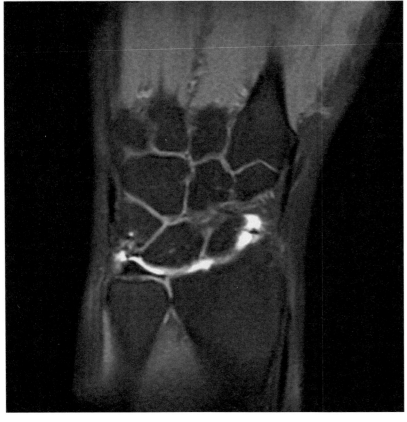

图 13.28　腕部冠状位 FSE T2 加权组织抑制图像。

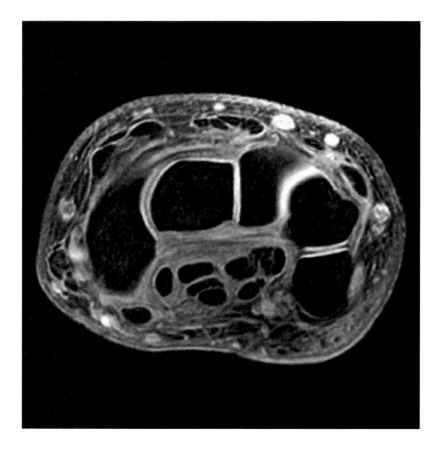

图 13.29 腕管轴位 FSE T2 加权图像。

这些序列对于检查三角纤维软骨、骨折或 AVN 具有价值。由于 SNR 差,很难取得良好的分辨率,因此 STIR 不常用。

轴位 FSE T2(图 13.29)

冠状位图像设定薄层/层间距,使 ROI 定向平行腕骨的中轴(图 13.30)。

轴位 FSE T1(图 13.31)

层面描述同轴位 T2 序列。

此序列可用于腕管综合征和尺神经病变。

辅助扫描序列

轴位 PD + 组织抑制(图 13.32)

层面描述同轴位 T2 序列。

此序列可用于关节软骨和腕管的显示。

矢状位 SE/FSE T1

设定薄层/层间距定向垂直于冠状面。此序列对定位背侧神经有用(图 13.33)。

矢状位 SE/FSE PD+ 组织抑制

层面描述同矢状位 T1 序列。

3D 不相干(扰相)GRE T1 或相干 GRE T2*(图 13.34)

采用薄层用于检查流体或固体的病理改变,但降低了分辨率。像平衡 GRE 混合对比序列显示解剖和液体也受欢迎。设定薄层和少量层面通过并包绕关节。

手或指骨矢状位 / 轴位 / 冠状位 FSE T1/T2(图 13.35)

用于检查骨骼或关节异常。高分辨率参数是

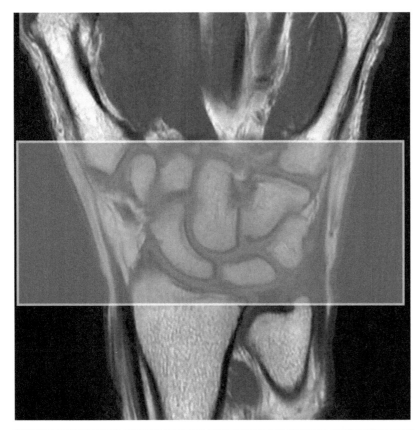

图 13.30　冠状位 FSE T1 加权图像,显示腕部轴位成像时扫描层面的边界和定位。

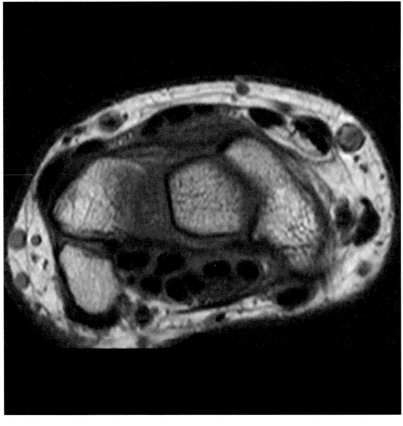

图 13.31　腕部轴位 FSE T1 加权图像,清晰显示了腕管结构。

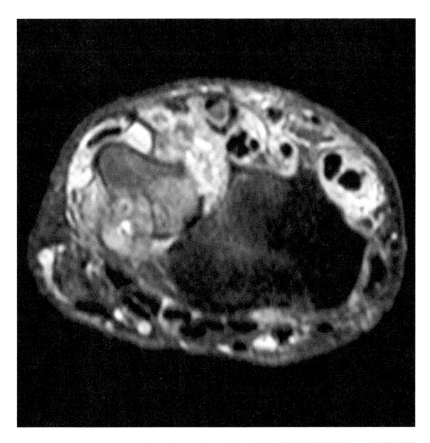

图 13.32　轴位组织抑制 FSE PD。

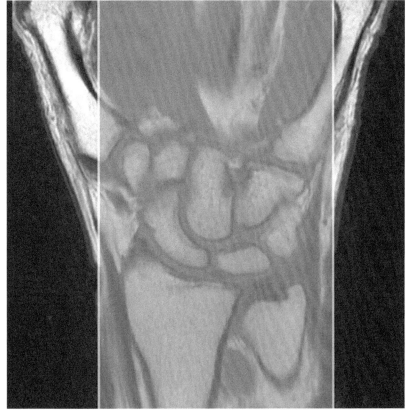

图 13.33　冠状位 FSE T1 加权图像,显示腕部矢状位扫描层面的边界和定位。

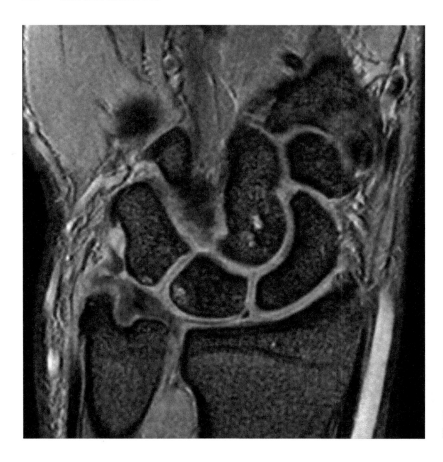

图 13.34 来自 3D T1 加权数据集的冠状位层面。

必需的。

图像优化

技术问题

在肌肉骨骼成像中,TE 影响肌肉的信号。很长的 TE 产生 T2 加权图像,其肌肉是低信号。因此 SNR 降低,但液体检测提高。也可使用组织抑制以进一步增强液体的信号,但为弥补固有 SNR 的下降,需采用较大的体素。通过选择中等 TE,肌肉仍保留信号 (1 个灰阶强度),获取 PD 加权图像。因此,SNR 较高,且空间分辨率比 T2 加权图像更好。这种对比用于检测液体且保留解剖图像。因为液体信号减小,建议使用这类加权的组织抑制技术。当 TE 值高(至少 30~40ms)时,可更好地检测软骨病变,因为来自正常软骨的信号降低。

对于腕部检查,线圈的质量很重要。固有 SNR 和 CNR 相对较低,因为大多数为骨性结构,且几乎不含脂肪。专用腕部线圈的使用,确保获取高信号及信号均匀,以便容易获得腕部所需的高分辨率。而新近研发的采用多元件构造的表面线圈能提供优秀的图像质量。多 NEX/NSA 对提高 SNR 也是必要的。专门设计的十分小的表面线圈可单独用于检查手指,但这种检查目前不常见。

为显示腕部的细微解剖,高空间分辨率是必需的,因此大矩阵、薄层和间隔是必需的。常用 FSE 序列,虽然在 T1 加权图像中较长的 ETL 和回波间隔可引起显著模糊或影响肌腱病变的诊断(见第 2 部分"脉冲序列")。

伪影问题

在该部位,由于血管搏动不强,几乎无伪影产生,但将空间预饱和脉冲置于 FOV 的上方和下方可减少相位伪影。另外,对于冠状位和矢状位成像,频率和相位可相互变换,使相位沿动脉轴。

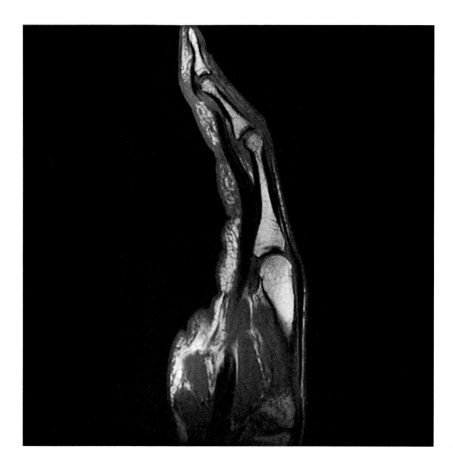

图 13.35　手指矢状位 T1 加权图像。

在腕部 GMN 通常不需要降低流动伪影，但它有效地增加了 T2 或 T2* 加权图像中流体的对比。采用游泳姿势患者运动是麻烦的，尤其是如果扫描时间长。因此，有必要确保患者仔细固定并使其舒适。指导患者不要在扫描时移动手指。由于不适导致患者移动是常见的问题。K 空间填充技术，如螺旋桨扫描技术可减少运动和流动的敏感性。脂肪抑制在均匀磁场的边缘很难实现。匀场提高化学脂肪抑制和长 TE GRE 序列的质量。去除患者衣服和身体上所有的金属物件，以保持良好的匀场。空间预饱和脉冲可用于在轴位成像序列上来自身体的无效信号，或可选择性地切换相位方向到前后方向。

患者关怀

告知患者长时间的扫描和保持安静的重要性。确保患者舒适且固定良好。由于一些相关序列的梯度噪声很大，可提供耳塞或耳机，以防听力受损。

增强扫描

腕部不常使用对比增强，但 MR 关节造影有时在增强韧带和三角纤维软骨的特性显示方面具有价值。在某些情况下，静脉注射钆可用于观察术后纤维化。

知识点

• 见第 14 章。

（张航　王骏　刘小艳　胡玉川　吴虹桥　张文杰　林海霞　译）

第 14 章

下肢

表 14.1　参数总结

1.5T		3.0T	
SE		**SE**	
短 TE	Min~30ms	短 TE	Min~15ms
长 TE	70ms+	长 TE	70ms+
短 TR	600~800ms	短 TR	600~900ms
长 TR	2000ms+	长 TR	2000ms+
FSE		**FSE**	
短 TE	Min~20ms	短 TE	Min~15ms
长 TE	90ms+	长 TE	90ms+
短 TR	400~600ms	短 TR	600~900ms
长 TR	4000ms+	长 TR	4000ms+
短 TEL	2~6	短 TEL	2~6
长 ETL	16+	长 ETL	16+
IR T1		**IR T1**	
短 TE	Min~20ms	短 TE	Min~20ms
长 TR	3000ms+	长 TR	3000ms+
TI	200~600ms	TI	短或组织零值
短 ETL	2~6	短 ETL	2~6
STIR		**STIR**	
长 TE	60ms+	长 TE	60ms+
长 TR	3000ms+	长 TR	3000ms+
短 TI	100~175ms	短 TI	210ms
长 ETL	16+	长 ETL	16+
FLAIR		**FLAIR**	
长 TE	80ms+	长 TE	80ms+
长 TR	9000ms+	长 TR	9000ms+(TR≥4TI)
长 TI	1700~2500ms(取决于TR)	长 TI	1700~2500ms(取决于TR)
长 ETL	16+	长 ETL	16+

（待续）

表 14.1(续)

1.5T		3.0T	
相干 GRE		相干 GRE	
长 TE	15ms+	长 TE	15ms+
短 TR	<50ms	短 TR	<50ms
翻转角	20°~50°	翻转角	20°~50°
不相干 GRE		不相干 GRE	
短 TE	最小值	短 TE	最小值
短 TR	<50ms	短 TR	<50ms
翻转角	20°~50°	翻转角	20°~50°
平衡 GRE		平衡 GRE	
TE	最小值	TE	最小值
TR	最小值	TR	最小值
翻转角	>40°	翻转角	>40°
SSFP		SSFP	
TE	10~15ms	TE	10~15ms
TR	<50ms	TR	<50ms
翻转角	20°~40°	翻转角	20°~40°

1.5T 和 3.0T

2D 层厚		3D 层厚	
薄	2~4mm	薄	<1mm
中等	5~6mm	厚	>3mm
厚	8mm		
FOV		矩阵	
小	<18cm	小	256×128/256×192
中等	18~30cm	中等	256×256/512×256
大	>30cm	大	512×512
		极大	>1024×1024
NEX/NSA		3D 层数	
少	1	少	<32
中等	2~3	中等	64
多	>4	多	>128
2D 和 3D PC-MRA		2D TOF-MAR	
TE	最小值	TE	最小值
TR	25~33ms	TR	28~45ms
翻转角	30°	翻转角	40°~60°
静脉 VENC	20~40cm/s	3D TOF-MAR	
动脉 VENC	60cm/s	TE	最小值
		TR	25~50ms
		翻转角	20°~30°

注:Min,最小值。

　　此表适用于 1.5T 和 3.0T 系统。参数取决于磁场强度,在极低磁场或极高磁场时需调整参数。

髋部

基础解剖(图 14.1)

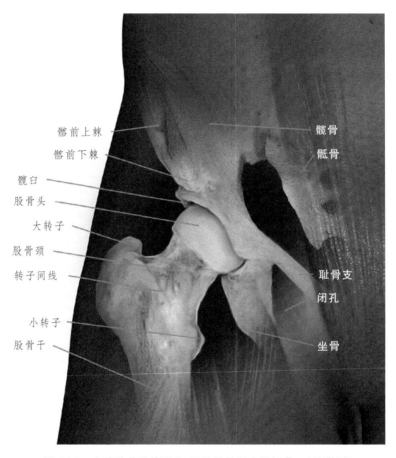

髂前上棘
髂前下棘
髋臼
股骨头
大转子
股骨颈
转子间线
小转子
股骨干

髋骨
骶骨

耻骨支
闭孔

坐骨

图 14.1 右髋关节骨前面观,显示骨性组成及韧带。(见彩图)

常见适应证

- 不明原因的单侧或双侧髋关节疼痛的评价
- 怀疑隐匿性骨折
- 肌肉撕裂
- 盂唇撕裂、软骨损伤或其他关节软组织的病理改变

注意：单侧或双侧的髋部检查在这节中描述。总的来说,髋关节疼痛的原因包括 AVN、转移瘤和可影响双侧髋关节的隐匿性骨折。特定的单侧关节疾病,如盂唇撕裂或软骨损伤需要对有问题的髋关节进行高分辨率成像。然而,由于 AVN 患者广泛存在髋关节疼痛,最好是单侧髋关节扫描方案包括双侧序列。

设备

双侧髋关节成像

- 体相位阵列线圈/多线圈阵列/通用柔性线圈/体线圈
- 固定垫和固定带

- 20°楔形海绵
- 耳塞/耳机

单侧髋关节成像

- 小/大型柔性线圈/多线圈阵列/骨盆相位阵列线圈/小 Helmholtz 对线圈
- 固定垫和固定带
- 20°楔形海绵
- 耳塞/耳机

患者定位

患者仰卧于检查床上,双腿伸直,两足平行。此确保双侧股骨颈的角度相同,虽然它们不必像髋关节 X 线摄影一样内旋。腿借助固定垫和固定带裹住双足固定。此确保患者以一种轻松的方式保持姿势。

定位患者,使纵向定位线位于人体正中线,横向定位通过股骨头水平。它们靠触诊股动脉脉搏定位,通常位于髂前上棘(ASIS)和耻骨联合连线的中点外下 3cm。如果只有一侧髋关节成像,视野会偏离等中心,并且图像质量可能会受到影响。

推荐扫描方案:双侧检查

轴位 SE/FSE/ 不相干(扰相)GRE T1

如果 3 平面定位不可用,则作为定位像或诊断顺序。在横向定位线的每一边设定厚层/层间距。髋关节定位包括两侧髋关节。

轴位下 25mm ~上 25mm

冠状位 FSE T2+/– 组织抑制 /STIR

从后到前的髂部肌肉组织(从髂肌到臀大肌前部)设定薄层/层间距。可倾斜层面以补偿骨盆位置的旋转。图像应显示髋关节周围的肌肉(臀中肌),并从髂骨与髋臼上延伸到小转子上。

冠状位 SE/FSE T1 (图 14.2)

层面描述同冠状位 T2 序列。

轴位 SE/FSE T1

从髋臼的上部到小转子上缘设定薄层/层间距,定位线在双侧股骨头上表面,以校正错误位置(图 14.3)。

矢状位 FSE T2 / 相干 GRE T2*+/– 组织抑制

从大粗隆外侧通过髋臼部分设定薄层/层间距 (图 14.4)。这些图像明确显示股骨头与 AVN 相关的扁平化。通常,选择 FSE 序列,但 GRE 序列使软骨显示更好。

推荐扫描方案:单侧检查

此类检查通常要求比双侧检查需要更高的分辨率。应将图像平面置于相应的关节解剖,而不是人体的正中。偏移 FOV 需额外匀场,以优化组织抑制性能和 GRE 图像质量。

轴位 SE/FSE/ 不相干(扰相)GRE T1

如果 3 平面定位不可用,则作为定位像或诊断顺序。同双侧检查,采用体线圈包括两侧髋部。

冠状位 SE/FSE T1

从股骨头后部到前缘设定薄层/层间距,并且定位线平行于股骨颈。图像包括股骨近端边缘(小粗隆下方)到坐骨大切迹。

冠状位相干 GRE T2*/FSE T2+/– 组织抑制

层面描述同冠状位 T1 序列。

T2* 图像尤其有利于识别关节上唇及体部疏松。FSE T2 可能会提供更高的分辨率。

轴位 FSE T2+/– 组织抑制

为包括髋关节的组成,从冠状位图像设定薄层/层间距。层面角度平行于股骨颈。

轴位 SE/FSE/ 不相干(扰相)GRE T1

层面描述同轴位 T2 序列。

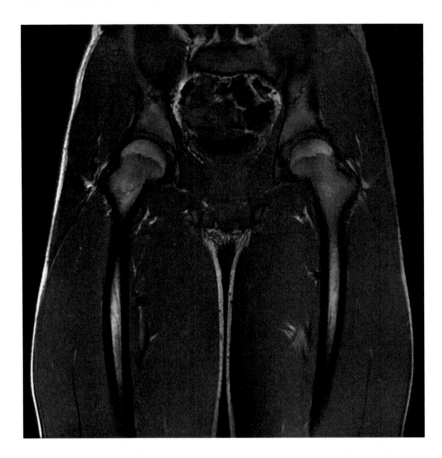

图 14.2　双侧髋部和股骨冠状位 FSE T1 图像。

辅助扫描序列

冠状位 FSE T2+/– 组织抑制（双髋）

这可作为单侧检查的辅助序列，特别是排除 AVN 引起的无症状的髋关节。使用体线圈来避免患者重新定位。由于该序列的对比灵敏度，中等层厚/层间距即可识别病理改变。定位像包括髋关节的骨性组成及周围肌肉。

冠状位 / 斜位 FSE T2+ 组织抑制（双髋）

这个序列采用薄层/层间距和大矩阵，可用于显示盂唇撕裂。

SE/FSE/ 不相干（扰相）GRE T1+ 增强扫描（图 14.5 和图 14.6）

该序列可用于关节内注射对比剂后，显示盂唇撕裂和软骨损伤。十分稀的钆对比剂盐水（1：100）被注入关节囊，单侧关节用组织抑制得到高分辨率图像。在三维平面使得股骨颈和髋臼缘对齐获得 T1 加权图像。

图像优化

技术问题

在肌肉骨骼成像中 TE 影响肌肉信号。很长的 TE 产生 T2 加权图像，其肌肉呈低信号。因此，信噪比降低而液体检测提高。组织抑制也可用来进一步增强液体信号；然而，可能需要更大的体素弥补固有信噪比的下降。通过选择适当的 TE，肌肉仍保留信号（1 个灰阶强度），获取 PD 加权图像。然而，信噪比和空间分辨率可优于 T2 加权图像。这种对比用来检测液体和保留解剖图像。组织抑制技术推荐这种权重，因为液体信号会减

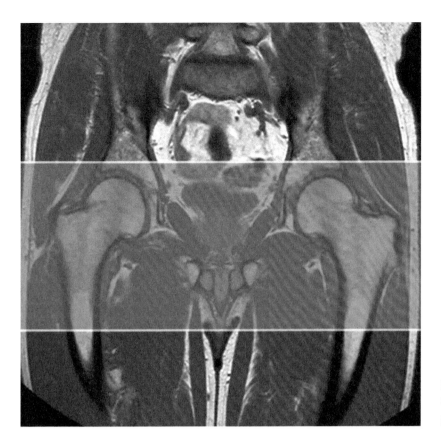

图 14.3 冠状位 FSE T1 加权图像，显示髋部轴位成像时扫描层面的边界和定位。

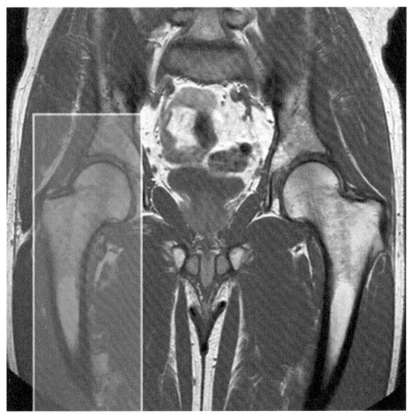

图 14.4 冠状位 FSE T1 加权图像，显示髋部矢状位成像时扫描层面的边界和定位。

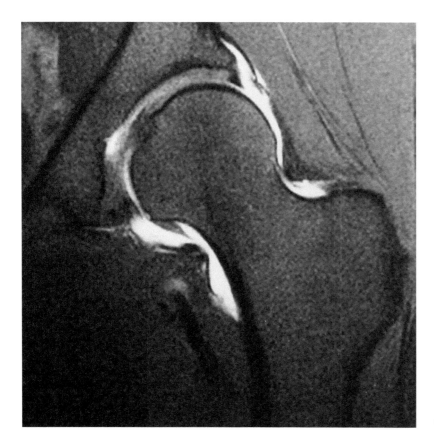

图 14.5   冠状位关节造影图像。

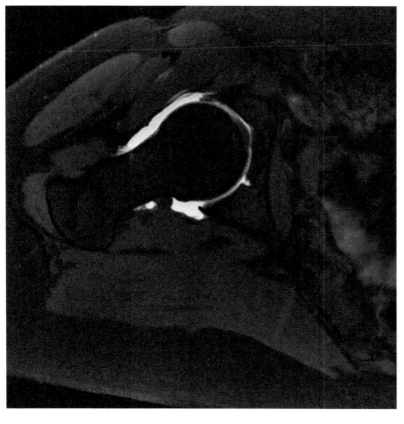

图 14.6   轴位关节造影图像。

弱。当高 TE(至少 30~40ms)时,可以更好地检测软骨病变,因为正常软骨信号会减弱。

在关节成像中,空间分辨率是一个关键参数,并且取决于临床适应证。例如,当检查小盂唇撕裂时,分辨率是最重要的,且利用薄层/层间距和大矩阵是必要的。然而,当病变较大且对比噪声比高时,可以牺牲分辨率或缩短扫描时间来获得更好的信噪比。有时容积采集用没有间隙的十分薄的层厚获得是有价值的,并且关节的结构可能显示在任何平面上。容积采集通常是为了显示解剖,产生主要是 T1 加权的不相干(扰相)GRE 序列是必需的。

这部分已经描述了单侧和双侧检查。大型相位阵列线圈的双侧成像具有许多优势。当使用小 FOV 结合过采样时,可以提供显示关节结构能够接受的分辨率,但也可以利用大 FOV 提供大面积解剖的中等分辨率的图像。对于单侧检查,要求精细的空间分辨率至关重要。髋关节结构大小类似肩部,需要高空间分辨率(像素<0.5mm)。不幸的是,相对大块的肌肉组织和臀部形状原则上要求更大的线圈。因此,可能有必要使用更高的 NEX / NSA 和较长的扫描时间,以达到可接受的信噪比。

灵活选择矩形/非对称 FOV 非常有助于在轴位和矢状位平面调整臀部序列。此外,过采样的灵活应用允许结合大线圈,冠状位和轴位平面内采用小 FOV,也可改善信噪比。

几个序列用于髋关节检查。在 T1 加权图像上,SE 序列通常较 FSE 可提供更好的对比和分辨率。然而,高性能梯度的发展减少了与长 ETL 相关的模糊。组织抑制是骨骼肌肉系统的一个重要成像选择,如正常的脂肪骨髓抑制往往会增强骨性病变的显示。组织抑制技术通常是首选,但 STIR 序列提供了非常均匀的脂肪抑制(且脂肪抑制的程度可以通过改变反转时间来控制),尤其是在旧系统和大 FOV。有一个发展趋势是采用适度短的 TE(35~60ms)采集,对于脂肪抑制 PD 加权 FSE 序列,其具有较高的信噪比,可提高软骨和肌肉之间的 CNR。这种方法的效果仍未知。组织抑制序列前可能需要额外的匀场。

虽然减少带宽序列可提高信噪比同时没有严重的时间损失,对于大部分非脂肪抑制序列,带宽的选择应限制化学位移 1~2 个像素,特别是当产生高分辨率图像时。当应用组织抑制技术时,化学位移伪影罕见,可以使用较窄的带宽。然而,由于减小带宽能提高信噪比和流动敏感性,流动伪影会更加明显。

伪影问题

产生伪影的主要原因是股骨和髂内血管的流动。将预饱和脉冲置于 FOV 的上方和下方很大程度上减少了此类伪影。当对单侧髋关节盂唇撕裂成像时,肠蠕动可能麻烦。在内侧髋关节放置空间预饱和脉冲有效降低这类伪影。GMN 进一步减少流动伪影,但增强了血管的信号并使 TE 最小化,在 T1 加权序列中通常是不利的。然而,GMN 能有效增强 T2 和 T2* 加权图像中滑液的对比(取决于 GMN 应用的方向)。对于 FSE 成像,使用高的接收带宽和(或)短 ETL 减少流动伪影以及使用运动减少技术,如螺旋桨,也是有益的。双侧冠状位的采集,由于使用大 FOV 脂肪抑制可能不均匀。因此,在组织抑制序列前可能需要额外的匀场。另外,可以运用 STIR 序列。使用三点 Dixon 方法,在 1 个序列中采集 4 幅图像的技术(水、脂肪、同相位、失相位),可提供明显的脂肪抑制图像(脂肪和水分离)。

髋关节假体或钉产生显著的磁化率伪影。这有时可能会毁了一幅图像,但不总是这样。不采用 GRE 序列,因为梯度不补偿磁场的不均匀性,从而增加了磁化率伪影。为了使伪影降到最低,选择 SE 或 FSE 序列结合广泛的接收带宽、较短的 TE 和较小的矩阵。伪影有时可以从 ROI 交换的相位和频率编码方向变换,而这可能会导致混淆伪影。然而,依据过采样和对手进行认真定位,使手远离身体的两边,置于胸部,可避免混淆伪影。

当存在金属植入物时不能使用化学抑制技术。其他类型的抑制或 STIR 序列也推荐使用。最近,已研发出金属假体周围的软组织成像方案。这些技术显著减少磁化率伪影,因此,假体附近的炎症可被检测到。

患者关怀

有髋关节假体的患者在检查期间可能会有热感。对这个必须警惕,提供紧急按钮,以防任何不适时使用。由于一些相关序列产生过高的梯度噪声,必须提供耳塞或耳机,以防患者听力受损。

增强扫描

静脉造影几乎不能显示髋关节成像,除非作为间接 MR 关节造影技术(见上肢肩部)。髋关节直接 MR 关节造影是诊断某些髋关节疾病的重要技术,尤其是盂唇撕裂。造影技术包括:

- 冠状位 SE/FSE T2+组织抑制
- 冠状位 SE/FSE T1+组织抑制
- 斜位 SE/FSE T1+组织抑制
- 3D BGRE 或 GRE T1+组织抑制

股骨

基础解剖(图 14.7)

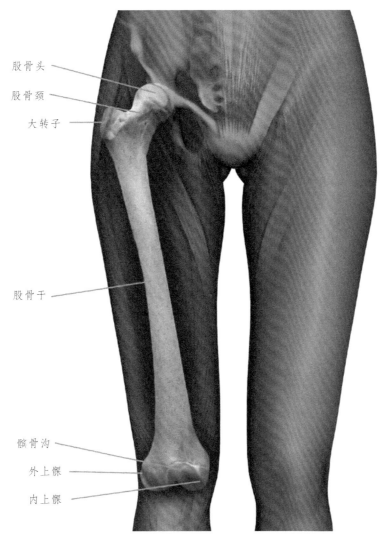

股骨头

股骨颈

大转子

股骨干

髌骨沟

外上髁

内上髁

图 14.7　右侧股骨前面观。(见彩图)

常见适应证

• 怀疑或确诊的骨和软组织病理学评估(肿瘤、感染、肌肉撕裂)

双侧检查被推荐用于所有新病例,而单侧成像可用于随访检查,特别是当一个阵列线圈不可用时。

设备

• 用于双侧或单侧股骨成像的体阵列线圈(弥补前后部位的偏移,覆盖整个股骨)/双侧股骨体线圈/如果只检查一侧股骨,长表面线圈置于股

骨下,且 ROI 定位在股骨后方

- 固定垫和固定带
- 耳塞/耳机

患者定位

患者仰卧于检查床上,双腿伸直,双足处于舒适位置,并用固定垫和固定带固定双足。定位患者,使纵向定位线位于人体正中线,横向定位线穿过膝关节和髋关节中点（ROI 覆盖已知病变处）。如果只有一侧成像,移动患者以尽可能使股骨接近孔径中线。用塑料尺测量横向定位线到各关节的距离,以确保整个股骨位于 FOV 的长轴。如果不行,应依据病变的部位包括膝关节或髋关节。如病变可触及,为方便定位,用富含油或水的东西标记。对于大的肿块或瘢痕,每端放置一个标记。

推荐扫描方案

轴位 / 冠状位 / 多平面 SE / FSE T1 / T2 或 SS-FSE 或不相干(扰相) GRE T1

如果 3 平面定位像不可用,可作为定位像或作为诊断序列。轴位定位像用于在上下方向定位病变,但并不意味着在其他平面包括股骨全长。冠状位定位像用于在左右轴定位病变。从前皮肤表面到后皮肤表面设定中等层厚/层间距。在冠状面上,图像包括股骨全长。

> 轴位定位像:下 100 mm~上 100 mm
> 冠状位定位像:后 50mm ~前 40 mm

矢状位 STIR

设定中等层厚/层间距,包括整个大腿且与股骨长轴平行。如果怀疑双侧病变,另一条腿应重复这个序列。

冠状位 SE/FSE T1

从皮肤表面前后设定中等层厚/层间距,包括整个大腿且定位线平行于股骨长轴。该序列可显示双侧股骨骨髓腔病变的比较和鉴别。

冠状位 / 斜位 SE/FSE T2 + 双侧组织抑制或双侧冠状位 STIR

层面描述同冠状位 SE/FSE T1 序列。

轴位 SE/FSE T1

在冠状位和矢状位图像上设定中等层厚/层间距,覆盖病变的上下。轴位图像用于定位明显解剖部位的病变。骨髓腔破坏并向内伸展,或穿过肌肉组织,并与神经血管束相关是其显著特性。

轴位 SE/FSE T2 +/- 组织抑制

层面描述同轴位 T1 序列。

图像优化

技术问题

由于肌肉和脂肪的位置,该部位具有相对好的固有对比。在肌肉骨骼成像中,TE 影响肌肉信号。很长的 TE 产生 T2 加权图像,肌肉呈低信号。因此信噪比降低,但液体检测提高。组织抑制也可进一步用于增强液体信号;然而,可能需要更大的体素弥补固有信噪比的下降。通过选择适当的 TE,肌肉仍保留信号(1 个灰阶强度),获取 PD 加权图像,且信噪比和空间分辨率可优于 T2 加权图像。此类对比用于检测液体并保留解剖图像。由于液体信号降低,此类加权建议使用组织抑制技术。当使用高 TE(至少 30~40ms)时,可更好地检测软骨病变,因为正常软骨信号降低。

在矢状位和冠状位上采用敏感线圈和中等分辨率成像允许相对快速检查。因此,必要时可花更多的时间获得高分辨率的轴位图像。病变靠近神经血管束或细微的皮质骨破坏,就是应用这类方案的例子。与体线圈相比,表面线圈显著增强信号,但大腿前部的信号下降,常禁止其使用。体阵列线圈必须覆盖整个大腿。在骨肿瘤的评价中,覆盖整个双侧股骨是必要的,以确保跳跃性病变的检测。当使用 FSE 时,通常可实现良好的空间分辨率,因为可以选择大矩阵而不会过度延长扫描时间。

在矢状位和轴位平面采用矩形/非对称 FOV,矩形长轴从右到左或由上而下。组织抑制技术已被广泛应用,尤其在 FSE T2 加权图像上,其中脂肪的信号仍然明亮,且可获得一个类似病理组织的信号。在组织抑制序列前可能需要额外的匀场。在 T2 加权 FSE 中,获得的肌肉信号通常比 SE 序列获得的图像低,从而增强了一些病变。为确保一个新病变的精准定性,在组织活检或部分切除术前需进行 MRI 检查。

伪影问题

化学位移伪影必须保持在一个像素内,特别是在轴位图像中,以清晰显示骨髓和骨皮质的界面以及肌肉的边缘。股动脉的流动伪影是该部位相位伪影的主要来源。将空间预饱和脉冲置于 FOV 的上方和下方,以有效减少流动伪影。GMN 最大限度地减少了伪影,但使 TE 最小化,这在 T1 加权序列中通常是不利的。

患者关怀

在检查股骨时,患者髋关节假体可能会有热感,特别是如果有一个长股骨的组件。应提醒患者如有不适,应立即按下紧急按钮。由于一些相关序列产生过大的梯度噪声,必须提供耳塞或耳机,以防患者听力受损。

增强扫描

在股骨中不常使用对比增强。然而,增强扫描可能有助于显示某些肿瘤的组织特性。

膝关节

基础解剖(图 14.8)

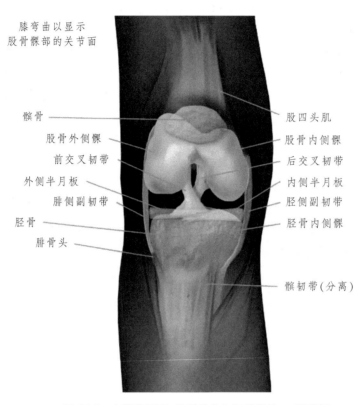

膝弯曲以显示
股骨髁部的关节面

髌骨
股骨外侧髁
前交叉韧带
外侧半月板
腓侧副韧带
胫骨
腓骨头

股四头肌
股骨内侧髁
后交叉韧带
内侧半月板
胫侧副韧带
胫骨内侧髁

髌韧带(分离)

图 14.8 右膝前面观,显示关节和韧带结构。(见彩图)

常见适应证

• 关节内部紊乱(半月板撕裂、交叉韧带撕裂、修复后交叉韧带撕裂、滑囊)
• 髌骨软化和髌骨跟踪随访
• 骨肿瘤及膝关节内骨性损伤
• 几乎可以显示所有其他的膝关节疾病

设备

• 膝关节相位阵列线圈/长的膝关节线圈/与相位组合的一对小圆形线圈/多线圈阵列/大的柔性线圈
• 固定垫
• 耳塞或耳机

患者定位

患者仰卧于检查床上,放松膝关节,线圈内呈轻度屈曲位。用固定垫固定膝关节。为使另一侧腿舒适,线圈可以取消。定位患者,使纵向定位线沿受检腿的正中线,如果膝关节偏移,则随之偏移。横向定位线穿过线圈中心。膝关节置于线圈内,线圈的中心对应于髌骨下缘。

在膝关节检查中,对疼痛、创伤或可疑的关节损伤需要清晰显示膝关节的前交叉韧带。韧带最好从面向适当的解剖平面斜矢状面扫描。如果设备不能倾斜成像,可选择其他技术弥补斜扫描,患者膝关节稍外旋(5°~10°,稍微旋转比过度旋转好)。如果扫描仪仅可采用单一倾斜,从轴位定位像设定矢状位扫描平面沿股骨外侧髁的内侧缘。一个更准确的方法将在"推荐扫描方案"里描述。

推荐扫描方案

轴位 / 多平面相干梯度回波 T2*(图 14.9) 或轴位 PD 组织抑制

如果 3 平面定位不可用,可作为定位像或作为诊断序列。如果膝关节不在等中心,偏移 FOV 使膝关节位于图像正中。设定中等层厚/层间距,横向定位线定位膝关节两侧,以确保正确定位。

轴位定位像:下 10mm ~上 10mm

采用轴位定位像,根据如下所述序列选择清晰的髌骨层面,以确保膝关节位于 FOV 中心。如果采用冠状位或矢状位定位像,膝关节应位于图像正中。

矢状位相干 GRE T2*(图 14.10)或矢状位 / 倾斜 PD + / − 组织抑制

从外侧副韧带到内侧副韧带设定薄层/层间距,旋转 5°~10°使定位线平行于前交叉韧带。图像(图 14.11)包括髌骨上缘到胫骨粗隆下方。矢状位平面用于检查十字韧带、半月板、腘窝囊肿和髌骨肌腱损伤,需要高分辨率成像(像素尺寸<0.45mm)。对于韧带成像,获取矢状位 PD 加权图像而不进行脂肪抑制,韧带呈深灰色而脂肪明亮。对韧带病变的检查,为了提高 CNR,建议 TE 为 45~65ms。

冠状位 FSE PD/T2 +/− 组织抑制 (图 14.12 和图 14.13)

从股骨髁后方到髌骨前设定中等层厚/层间距,且平行于股骨髁的后表面(图 14.14)。图像包括髌骨的上缘到胫骨结节下缘。冠状位平面用于检查半月板病变,采用高分辨率图像 (像素尺寸<0.45mm)和液体的高灵敏度。

冠状位 SE/ 不相干(扰相)GRE T1(图 14.15)

层面描述同冠状位 T2 序列。

这个序列用于显示关节解剖学、半月板撕裂、肌肉组织和复杂的附属韧带。由于设备和序列性能较大的差异,FSE 不应在该处应用,除非 ETL 很短,经过测试,与 SE 或不相干(扰相)GRE 相比,在确定半月板撕裂时该序列更准确。接收带宽的选择应以减少化学位移小于 2 个像素为标准,否则股骨或胫骨软骨可能被掩盖。

轴位 FSE PD/T2 +/− 组织抑制(图 14.16)

从髌骨上缘至胫骨粗隆设定薄层/层间距。薄层轴位对于髌骨运动轨迹问题以及识别髌骨和股骨髁前方软骨损伤是必需的。为了跟踪髌骨轨迹,膝关节可屈曲不同角度重复成像(见第 2 部分"脉冲序列"中的"动态成像")。

辅助扫描序列

轴位 / 矢状位 SE/FSE T1 +/− 组织抑制

如果怀疑是髌腱炎,要求薄层、高分辨率成像。而对于肿瘤检测,脂肪抑制是强制性的。

不同翻转角 3D FSE T2 或 PD + 组织抑制

这些技术确保高分辨率、高灵敏度成像,可在任何平面上重组。当采用不同的翻转角时,比常规 3D FSE 具有更高的信噪比、对比噪声比和更短的采集时间。对于组织抑制 PD 加权成像,TE>35ms 可降低正常髌软骨信号,从而提高病变检测。

3D 相干 GRE PD/T2*+/− 组织抑制(图 14.17)

为在任何平面上显示解剖,需要中等至大量层面定位的薄层扫描以及各向同性数据集。如果解剖和病理评估困难,这一序列特别有用。矢状位扫描必须足够大,从髌骨上缘到胫骨粗隆下缘以包括整个膝关节。

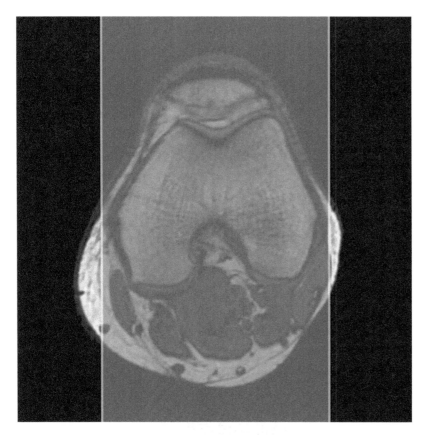

图 14.9　膝关节轴位 T1 加权定位像，显示矢状位成像时扫描层面的边界和定位。

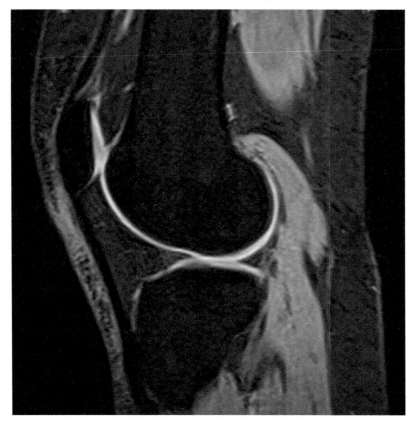

图 14.10　膝关节组织抑制矢状位相干 GRE T2*加权图像。

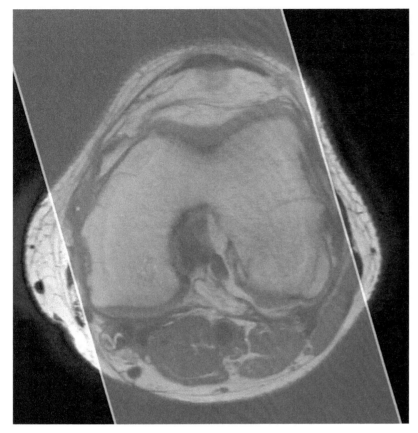

图 14.11　膝关节轴位 T1 加权定位像，显示前交叉韧带矢状位成像时所设定倾斜层面的边界和定位。

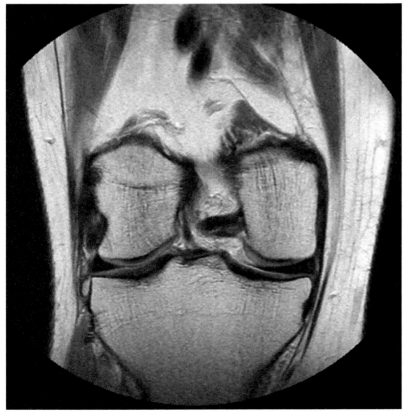

图 14.12　膝关节冠状位 FSE PD 加权图像。

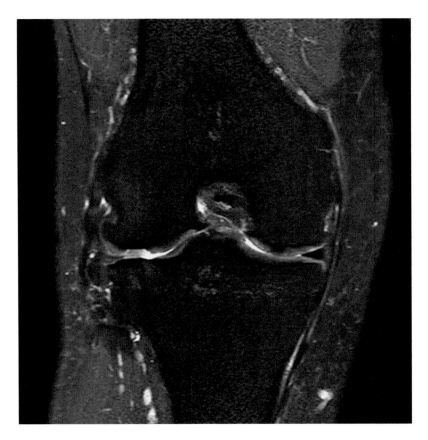

图 14.13   膝关节冠状位 STIR
图像。

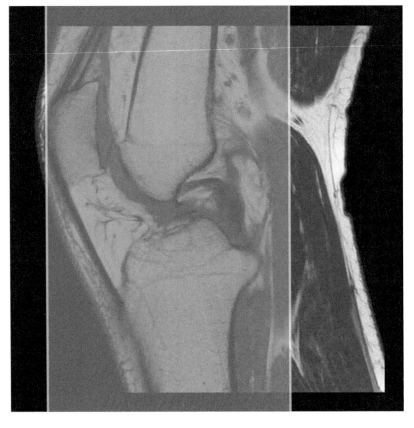

图 14.14   矢状位相干 GRE
图像,显示膝关节冠状位成像
时扫描层面的边界和定位。

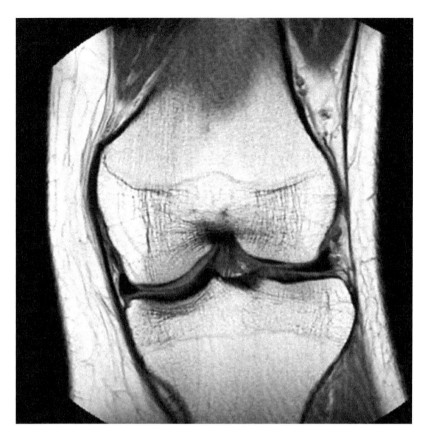

图 14.15　膝关节冠状位 FSE T1 加权图像。

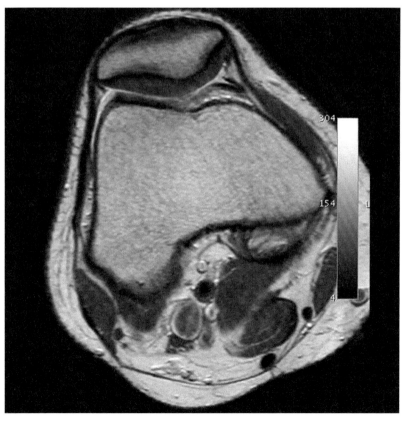

图 14.16　膝关节轴位 FSE PD 加权图像。

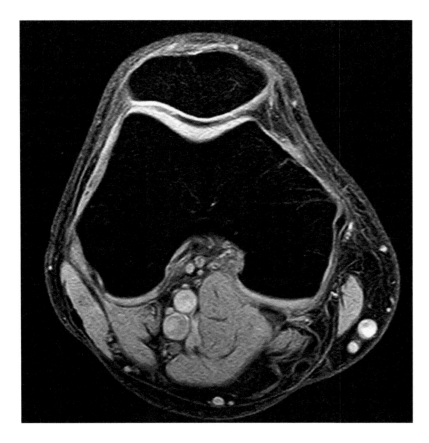

图 14.17　应用组织抑制获得 3D 轴位图像。

还可改用 BGRE。该序列确保髌软骨的高分辨率成像。此外,多个 TE FSE 技术也可用于更好地显示髌软骨的病变特征,采用 T2 图像(量化)。

动态成像(图 14.18)

某些开放型磁共振系统,包括为整形外科成像所设计的小孔径磁体,允许关节动态成像。在膝关节,动态成像对显示髌骨轨迹特别有用,但也可用于运动中对其他结构的成像。

图像优化

技术问题

在肌肉骨骼成像时 TE 影响肌肉信号。很长的 TE 产生 T2 加权图像,肌肉呈低信号。SNR 下降,但是液体检测提高。组织抑制也可用来进一步增强液体信号,但是需要更大的体素来补偿固有 SNR 的降低。通过选择合适的 TE,肌肉仍保持

信号(1 个灰阶强度),图像为质子密度加权。而得到比 T2 加权图像更高的 SNR 与更好的空间分辨率。这种对比方法常用来在保持解剖图像的基础上检测液体。由于液体信号的降低,推荐组织抑制技术使用这种加权方法。当 TE 较长时(至少 30~40ms),因为正常软骨组织的信号降低,能更好地检测软骨损伤。

由于大多数线圈的设计,膝关节的 SNR 通常较好。这些常用的发射和接收线圈确保了最佳且均匀的信号范围。另外,膝关节的肌肉、液体、脂肪成分提供了良好的固有对比。卓越的空间分辨率通常是必要的,尤其是在怀疑有半月板撕裂时。因此,薄层/层间距和大矩阵是必需的。在评估髌后区域时,一个直接覆盖在髌骨的表面线圈能够提供很好的 SNR 并可高分辨率成像。当利用组织抑制技术时,带宽缩小能大幅度提高 SNR,因此要尽可能使用小带宽。此外,在组织抑制序列

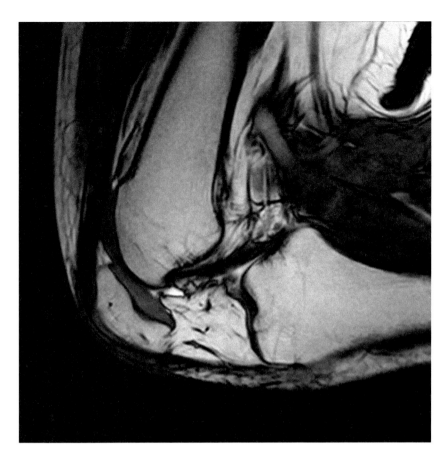

图 14.18　动态研究中弯曲膝关节的矢状位 T1 加权图像。

之前需要进行匀场。

在显示隐匿性骨小梁骨折、外侧和内侧关节积液及血管翳形成时,高分辨率、由弱到强的 T2 加权的脂肪抑制成像是必需的。质子密度脂肪抑制图像能够很好地显示关节软骨和侧副韧带,并且有可能将半月板撕裂充分显示(取决于梯度系统所能提供的短回波间隔的能力)。然而,在显示半月板病理方面,相干 GRE T2* 序列是必要的。

一个具有各向同性数据集的 3D 数据采集系统有助于在任意平面提供解剖的高分辨率显示。一个质子密度加权的相干 GRE 序列最典型的应用是用于显示解剖和半月板撕裂。双 GRE 序列提供了相同的加权,但是在液体方面有更高的信号,能提供与关节囊的良好的对比,可用于显示关节积液。因此,这些序列也更常用于关节损伤的检查,尽管半月板撕裂时的信号会显著降低。

前后方向相位编码轴可采用矩形/非对称的 FOV 来减少扫描时间。

伪影问题

伪影的主要来源是由于腘血管的搏动和患者的移动。在大多数的情况下,将预饱和脉冲置于 FOV 的上方和下方可适当补偿;然而,相位伪影有时会遮盖关节,尤其是在矢状位成像时。交换相位轴使其位于从上至下来移除关节上的伪影。在这些情况下,为了消除大腿和小腿上的伪影,过采样也是必要的。

GMN 进一步将流动伪影最小化,但增强了血管信号,使 TE 最小化,所以,在 T1 加权序列中通常没有优势。然而,GMN 在 T2 和 T2* 加权图像中有效地增加了滑液的对比。容积采集常导致较长的扫描时间,这通常也会导致患者在这段时间内的移动。利用衬垫固定患者并告知患者保持静止也尤为重要。

在有金属植入物的情况下，不能采用化学脂肪抑制技术，而推荐使用 STIR 序列。最近，用于金属植入物附近的软组织成像的新序列也在研发中。因此，明显降低磁化率伪影以及植入物附近的炎症检测也成为可能。

患者关怀

带有金属植入物或假肢的患者可能有些不适。应事先告知这些患者，当感到不适时应及时通知操作者。一些患者或许不能伸展他们的膝关节或不能将其放在下肢线圈内，在这些情况下，需要用一个柔软的能缠绕在膝关节周围的线圈，或一对相位阵列线圈，放置在膝关节内外侧。检查前应去除夹板和支架等物品。

由于一些序列相关的梯度噪声过大，必须提供耳塞或耳机，以防患者听力受损。

增强扫描

静脉注射对比增强虽然有助于一些病理(肿瘤)的分级，但事实上在膝关节成像中不佳。MR 关节造影术用于半月板撕裂和软骨缺陷的诊断，以及残留或复发的半月板撕裂的识别，对识别关节内游离体也有一定作用。将非常稀薄的钆对比剂生理盐水(1:100)注射到关节囊内，在 3 个平面内获取单侧膝关节的高分辨率脂肪抑制 T1 加权图像。

胫骨和腓骨

基础解剖(图 14.19)

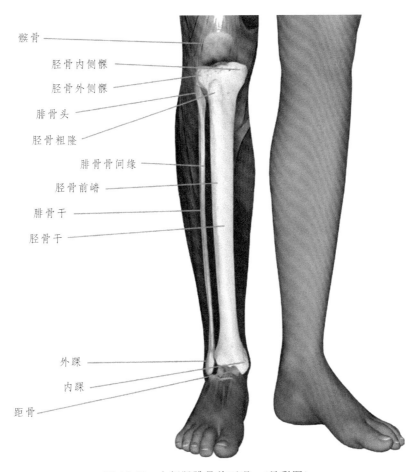

髌骨

胫骨内侧髁

胫骨外侧髁

腓骨头

胫骨粗隆

腓骨骨间缘

胫骨前嵴

腓骨干

胫骨干

外踝

内踝

距骨

图 14.19 右侧胫腓骨前面观。(见彩图)

常见适应证

• 怀疑或已知的软组织和骨骼的病理学评估(肿瘤、感染、肌肉撕裂)。对所有新病例推荐使用双侧检查,而随访检查可采用单侧成像,尤其是缺乏阵列线圈的情况下。

设备

• 体阵列线圈用于双腿或一侧腿部成像/体线圈用于双腿成像/当只检查一侧小腿且 ROI 局限在小腿后部时,长表面线圈可放置在小腿下。

• 固定垫或固定带

• 耳塞/耳机

患者定位

患者腿伸直,仰卧于检查床上,足处于舒适位置,用衬垫和固定带将其固定。定位患者,使纵向定位线位于人体正中线,横向定位线穿过膝与踝的中点(如果已知就覆盖兴趣区)。如果矩形/非对称的 FOV 用于后续成像,垂直定位线位于小腿前后表面的中点。如果仅一侧成像,必须移动患者的腿,尽可能地靠近孔径中线。使用塑料尺测量从横向定位线标记至关节的位置,以确保小腿全长在 FOV 的长轴范围内。如果包括不全,依据病变位置包含膝关节或踝关节。当病变可触及时,用富含油或水的标记定位。对于大的肿块或瘢痕,需要标记每一端。

推荐扫描方案

轴位 / 多平面 SE/FSE/ 不相干(扰相)GRE T1或轴位 SS-FSE T2

如果 3 平面定位难以获得,可作为定位像或者诊断序列。轴位平面定位胫腓骨的前后方向,但并不意味着胫骨的全长是否包括在接下来的序列中。因此,需要冠状位图像,甚至可以取代轴位图像(见下文)。在横向定位线每一侧设定中等层厚/层间距。

轴位定位像:下 50mm~上 50mm

冠状位 SE/FSE/ 不相干(扰相)GRE T1

在左右轴定位病变,也可作为定位像或诊断序列。从小腿或胫腓骨的后面至前面依据垂直定位线设定中等层厚/层间距。图像中包括从踝至膝的全部胫腓骨。

冠状位定位像:后 50mm~前 20mm

冠状位 / 矢状位 STIR 或冠状位 SE/FSE+ 组织抑制(图 14.20)

沿小腿设定中等层厚/层间距及方向,使踝至膝整个胫腓骨包括在图像内。若怀疑双侧病变,则扫描双腿。

冠状位 SE/FSE T1

从小腿后方至前方,沿小腿设定中等层厚/层间距及方向。膝到踝整个胫骨应被包括在图像中。为了比较和识别位于骨髓腔的病变,需检查双侧小腿。

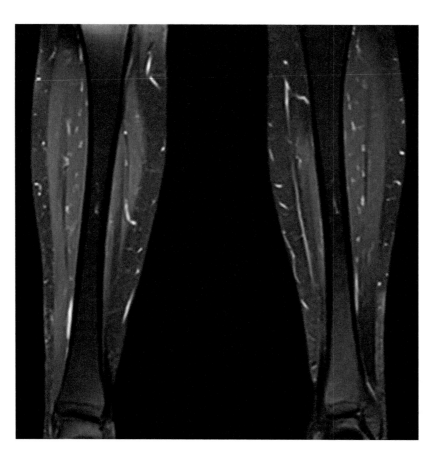

图 14.20　双侧胫骨组织抑制的冠状位 FSE T2。

轴位 SE/FSE T1

在矢状位平面和冠状位平面依据病变的位置设定中等层厚/层间距。轴位图像在定位重要的解剖间隔内的病变时有用。肌肉间隔内或向外延伸的、与血管神经束联合的骨髓腔的破坏，具有显著特点。

轴位 FSE T2+/- 组织抑制

层面描述同轴位 T1 序列。

矢状位 SE/FSE T2+ 组织抑制或单侧 STIR

矢状位图像在定位重要解剖区域内的病变具有价值（3 平面显示病变）。

图像优化

技术问题

由于肌肉和脂肪同位，此部位的固有对比相对较好。TE 在骨骼肌成像中影响肌肉信号。在肌肉严重不足的情况下，若 TE 非常长，则产生 T2 加权图像。因此，SNR 降低，但会提高液体的检测。组织抑制能进一步增强液体信号；但需要更大体素补偿固有 SNR 的下降。选择适当的 TE，使肌肉保持信号（1个灰阶强度），且为 PD 加权图像。因此，SNR 会更高，且空间分辨率会比 T2 加权图像更好。这种对比常用于发现液体且保持解剖图像。组织抑制技术结合这种加权成像能降低液体信号，故常被推荐。软骨病变在长 TE（至少 30~40ms）能被更好地检测，这是因为正常软骨的信号降低了。

中等层厚和分辨率，结合使用灵敏线圈，能在快速检查时得到更高分辨率的图像。一个表面线圈与体线圈相比能从本质上增加信号，但是小腿前部信号降低，有时限制了其应用。当怀疑有肿瘤时，整条腿都必须检查，以确保其他跳跃性病变被检测到。利用体线圈或者补偿体阵列线圈的上下部分，能实现这一目标。良好的空间分辨率是可以实现的，尤其是在使用 FSE 时，能选择大矩阵而不过度延长扫描时间。

单侧小腿成像时，在冠状位和矢状位平面中，使用矩形/非对称的 FOV，矩形长轴与胫腓骨长轴平行。双侧腿轴位成像，使用矩形/非对称的 FOV，矩形长轴从右至左。在垂直轴上确保小腿可见，以便垂直定位线穿过小腿的中部。通过这种方法，胫腓骨都被包含在图像内。如果矩形/非对称的 FOV 能被补偿或者可采用可变的 FOV 时，则不必使用这种方法，就好像是沿较短轴选择 FOV 的尺寸，为了包括所有解剖可延伸相位轴。在 FSE T2 加权图像中，脂肪信号仍然很亮，所以脂肪抑制技术常用于辨别脂肪和病变。在利用组织抑制技术时，带宽的降低可提高 SNR，因此也要尽可能地利用。在使用组织抑制序列之前需要额外匀场。

伪影问题

相位伪影源于腘窝、胫后动脉和隐静脉的流动。将空间预饱和脉冲置于成像部位的上方和下方能有效减少这类伪影。在轴位 FSE 和矢状位成像时，流动伪影常令人烦恼。GMN 能将问题最小化，但它增加了血管信号，缩短了 TE，所以，在 T1加权序列中常没有优势。

化学位移伪影必须控制在一个像素内，尤其是在轴位图像中，这样才能清楚地描绘出骨髓和骨皮质间的界面及肌肉间隔的边界。通常使用脂肪抑制技术，尤其在脂肪信号表现为与病变信号类似的高信号的 FSE T2 加权图像中。在 T2 FSE中，肌肉信号表现得比 SE 图像中低，因此，一些病变的信号明显增加。为了准确表征新发病变，MRI必需在组织活检或部分切除术之前使用。

患者关怀

患者需要被适当固定来避免移动伪影。由于一些相关序列的梯度噪声过大，必须提供耳塞或耳机，以防患者听力受损。

增强扫描

增强扫描在胫腓骨中并不常规使用，但对显示某些肿瘤的组织特征很有用。

踝部

基础解剖(图 14.21)

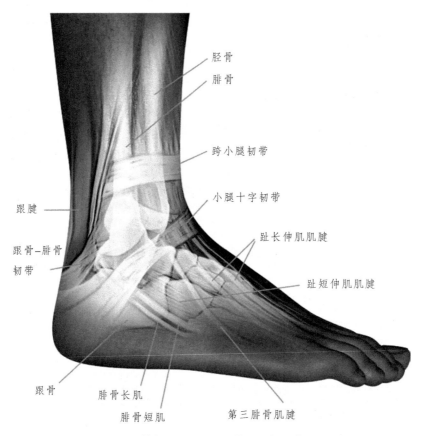

胫骨

腓骨

跨小腿韧带

小腿十字韧带

跟腱

趾长伸肌肌腱

跟骨-腓骨
韧带

趾短伸肌肌腱

跟骨

腓骨长肌

腓骨短肌

第三腓骨肌腱

图 14.21　足和踝外侧观的矢状位图像显示各韧带。(见彩图)

常见适应证

- 评估原因不明的踝部疼痛
- 肌腱炎(尤其是胫后)
- 排除剥脱性骨软骨炎
- 跟腱断裂或撕裂
- 距骨缺血性坏死
- 踝关节创伤后评估
- 软组织异常
- 可用于外侧复杂韧带的评估

设备

- 膝相位阵列线圈/下肢线圈/一对组合成多阵列的圆形小线圈/柔性线圈
- 固定垫或固定带
- 耳塞/耳机

患者定位

　　患者仰卧于检查床上,使其足部和踝部固定在线圈内。足背屈使足背面垂直于检查床,且用固定垫固定好位置。也可抬高足部和踝部,使垂直定位线位于踝部水平,以确保踝部沿垂直轴位于等中心。定位患者,使纵向定位线位于人体正中线,横向定位线穿过踝部水平,且与线圈中心保持一致。另一侧的足部常用固定垫和固定带固定在线圈旁。

推荐扫描方案

矢状位 / 多平面 SE/FSE/ 不相干（扰相）GRE T1

若无法获得 3 平面定位，可作为定位像，或者在踝部被准确定位于中心时可作为诊断序列。从踝部的侧面至踝部中间，依据纵向定位线各边设定中等层厚/层间距(跟腱需要薄层)。从跟骨下缘至胫骨远端包括在图像内。矢状位平面可对前后方向和上下方向的偏移量正确定位。

矢状位定位像：左 25mm~右 25mm

轴位 SE/FSE T1

设定薄层/层间距,包括自跟腱起点至跟骨底部，要求两个序列来提供足够的覆盖范围（图 14.22）。此序列提供了踝部的韧带、脉管系统、神经、肌肉等清晰的解剖图像。由于 FSE 序列混合了前向回波，因此，难以区分肌腱炎和部分肌腱撕裂,所以 SE 序列更适合评价肌腱损伤。

轴位 FSE PD/T2+/- 组织抑制

层面描述同轴位 T1 序列。

此序列对肌腱损伤分级和识别关节积液有用。组织抑制技术常用于显示细微的骨小梁破坏和软骨。

矢状位 SE/FSE T1/PD (图 14.23)

从踝部外侧到中间部分设定薄层/层间距。图

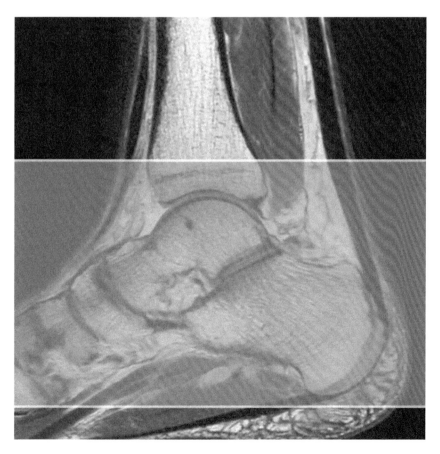

图 14.22 踝部轴位成像，矢状位 PD 加权图像显示扫描层面的边界和定位。

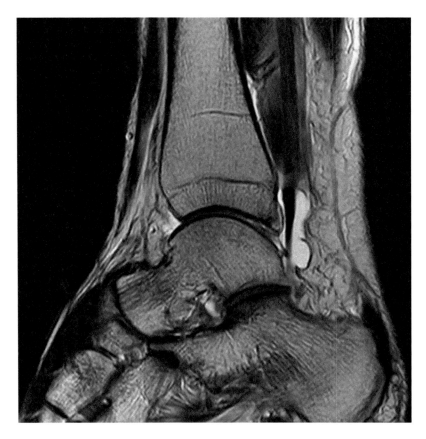

图 14.23　矢状位 PD 加权图像。

像包括从足底至胫骨末端的整个足部和踝部。此序列对于显示肌腱和评估踝部骨性结构是必要的。

矢状位 FSE/ 相干 GRE T2/T2* +/− 组织抑制或 STIR（图 14.24）

层面描述同矢状位 T1 序列。

显示关节积液和足跟或跗骨骨折。

冠状位 SE T1 或 FSE PD/T2 +/− 组织抑制（图 14.25）

从跟腱至距骨近端底部(图 14.26)设定薄层/层间距。此序列能显示副韧带,且可以延伸显示胫后肌腱远端部分。肌腱损伤或慢性疼痛更常用 T1 加权图像。双重回波序列对急性损伤和疑似骨软骨缺损有用。

辅助扫描序列

3D 不相干（扰相）/ 相干 GRE T1/PD/T2* （图 14.27）

通过关节设定薄层和中等层数的位置,从胫骨远端的上方至足底下方。

快速不相干 / 相干 GRE/SS-FSE/GRE-EPI/ SE-EPI

踝部动态成像可用于评估半脱位和其他损伤。

图像优化

技术问题

在肌肉与骨骼成像时,TE 影响肌肉信号。当肌肉严重不足时,如果 TE 很长,则会产生 T2 加

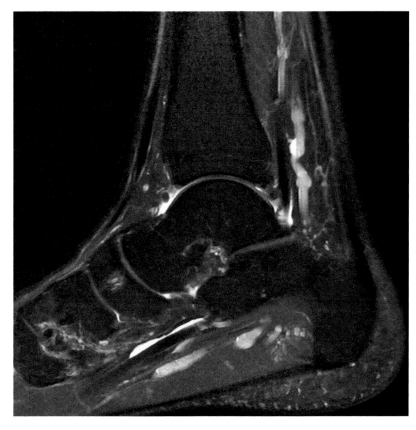

图 14.24 踝部组织抑制矢状位 FSE T2 加权图像。

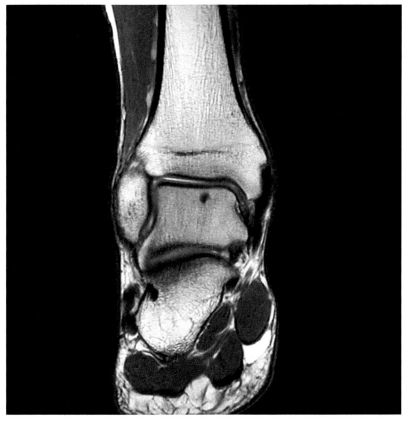

图 14.25 踝部冠状位 FSE PD 加权图像。

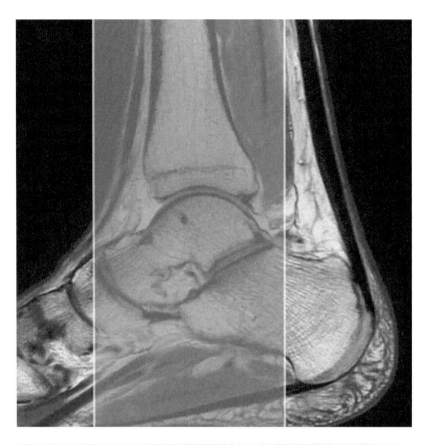

图 14.26 踝部冠状位成像，矢状位 PD 加权图像显示扫描层面的边界和定位。

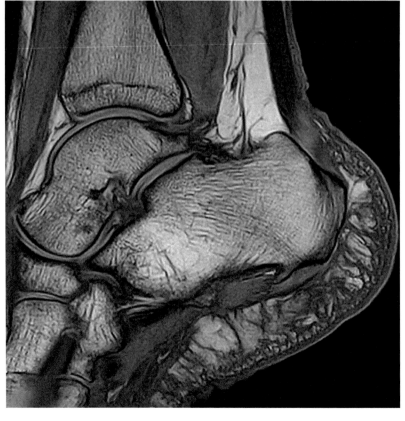

图 14.27 踝部高分辨率矢状位不相干(扰相)T1 加权图像。

权图像。SNR 因此降低,但液体的检测会提高。组织抑制也可用于进一步增强液体信号;但是需要更大的体素补偿固有 SNR 的下降。通过选择合适的 TE,使肌肉信号仍旧保持(1 个灰阶强度),并产生 PD 加权图像。此时的 SNR 会更高,空间分辨率也比 T2 加权图像要好。这种对比用于检测液体并保留解剖图像。推荐将组织抑制技术与此加权方式结合来降低液体信号。软骨病变在长 TE (至少 30~40ms)时能被更好地检测到,这是因为正常软骨的信号降低。

踝部通常是高 SNR,主要是因为大多数线圈的设计。这些发送和接收线圈确保最佳的、均匀的信号覆盖范围。此外,踝部的肌肉、液体和脂肪成分提供了良好的固有对比。卓越的空间分辨率很重要,尤其是在检查像跟腱等细微结构时。因此,也要求有薄层/中等层厚/层间距和大矩阵。

一个具有各向同性的 3D 数据采集系统在任意平面内对提供高分辨率的解剖图像很有帮助。一个质子密度加权的相干 GRE 序列是最典型的应用。双 GRE 序列提供了相同的加权,但是在显示关节积液时的液体信号更高,能提供关节软骨的良好对比。因此,这些序列也更常用于关节损伤的检查。前后方向相位编码轴允许使用矩形/非对称 FOV 来减少扫描时间。

伪影问题

伪影主要来源于胫后血管。将空间预饱和脉冲置于 FOV 的上方和下方可有效减少这类伪影。交换频率/相位方向导致流动伪影沿着动脉而不是关节(注:需要相位过采样)。GMN 能进一步将流动伪影最小化,但增加了血管信号,并使 TE 最短,所以,在 T1 加权的序列中通常没有优势。但它在 T2 和 T2* 加权图像中有效地增加了滑液的对比。

如果相位方向是前后方向,那么在矢状位成像时,虽然位于线圈内但在 FOV 外的足趾的混淆伪影可能会掩盖相关的解剖结构。位于 FOV 中前方的空间预饱和脉冲或过采样能减少这类问题。可能在组织抑制序列之前需要额外匀场。如果脂肪抑制不佳,则需要在组织抑制序列之前进行额外的匀场。此外 STIR 更方便。像三点 Dixon 这样的技术实现了均匀的水脂分离。

当肌腱的方向与主磁场呈 55° 时,肌腱的信号强度在短 TE 序列下会明显增强,这一现象称为"魔角"。正常情况下,常规的 MRI 序列下,肌腱产生的信号十分微弱甚至没有信号产生,这是因为肌腱由平行排列的胶原纤维束组成。这一各向异性的结构产生了一个局部静磁场,当它叠加到静磁场时,增加了自旋-自旋相互运动,大大缩短了 T2 弛豫率,以致肌腱产生低的信号强度。然而,在自旋失相率增加时,弛豫率与主磁场和肌腱长轴间的角度成比例。正是由于这种关系,当角度为 55° 时,由肌腱结构各向异性造成的额外自旋失相降低到零。因此,在这一角度,T2 弛豫时间增加,在使用短 TE 的情况下能产生高信号。增加的信号能在正常肌腱中模拟类似肌腱炎的病理情况。这就好像在腕关节中见到的一样,在许多肌腱中也能见到,尤其是在冈上肌腱和跟腱。魔角的作用可通过肌腱的重新定位(90°角)或增加 TE(由于肌肉信号在长 TE 中会降低,故 TE 也不可过长)来消除。

患者关怀

带有金属螺丝或义齿的患者可能会有些不适。事先应告知患者当这种情况发生时要及时通知操作者。在检查前去除夹板和背带。由于一些序列的梯度噪声过大,必须提供耳塞或耳机,以防患者听力受损。

增强扫描

尽管增强扫描对肿瘤分级有用,但不常用于评估关节疾病。直接 MR 关节造影有时用于踝关节,用来识别韧带撕裂和增加踝关节撞击综合征的敏感性。在评估骨软骨病变的稳定性和描述游离体时也有一定作用。

足

常见适应证

- 评价骨和软组织异常(肿瘤、感染)
- 诊断常规 X 线摄影未显示的骨创伤
- 骨肿瘤
- Morton 神经瘤
- 跗骨联合
- 糖尿病足

设备

- 下肢线圈/头线圈/柔性表面线圈/形为多线圈阵列的小线圈
- 泡沫固定垫和固定带
- 耳塞/耳机

患者定位

　　由于足的非正交轴,在不用倾斜扫描的情况下,很难得到正确的冠状位和矢状位图像。当足部背屈,有可能获得正确的矢状位图像,但由于跗骨的弯曲,有时也较难获得冠状位图像。当检查患者踝部而跗骨是兴趣区时,以及检查足趾和跖骨,而保留足部的特殊图像,这或许是可取的。患者定位时,踝部通常在下肢或者头线圈内。利用这些线圈可确保足趾不会向前突出到线圈外。在患者足部较大时,上述情况可能发生,此时可以使用表面线圈提供足够的覆盖范围。患者俯卧并将足部跖屈,使用柔性表面线圈或者双线圈阵列,能使前足的检查有效和舒适。固定足部和线圈时,采用交叉固定带和海绵是必需的。

　　如果患者俯卧,提高足部和线圈,使得足部长轴位于横向定位线水平。如果足部在表面线圈上平放,提高线圈和足部,使纵向定位线在垂直轴上穿过足部中线。这在增加患者舒适度的同时,也确保足部每一部分是等中心的,由于不需要补偿,简化了后续成像。如果需要,用固定垫和

固定带固定患者,并使其尽可能感到舒适。

推荐扫描方案

扫描平面定位

　　这些方案适合以下解剖平面。轴位平面与足部长轴垂直,显示跖骨横断面。冠状位平面与前后位 X 线摄影相似,跖骨相互靠近。

　　注:这些平面取决于患者体位,或许与其他教科书上使用的术语不一致,或许不符合扫描仪上正交平面的标签。

轴位 SE/FSE/ 不相干(扰相)GRE T1

　　若无法获得 3 平面定位, 可作为定位像,以便评价跗骨和跖骨的曲率。在横向定位线的每一边设定中等层厚/层间距。

下 20mm~上 20mm

轴位 SE/FSE T1

　　设定薄层/层间距,包含足趾末端至跗骨,在良好的分辨率下提供足部清晰的解剖图像 (图 14.28)。SE 序列更适合评估肌腱损伤,但是短 ETL FSE 序列能在可接受的扫描时间内提供更好的空间分辨率。

轴位 FSE PD/T2+/− 组织抑制

　　层面描述同轴位 T1 序列。

　　这些序列显示关节积液、肿块及标本。附加的脂肪抑制可显示跖骨应力性骨折的细微骨小梁。

　　在软组织成像中 (即 Morton 神经瘤),使用 T2 加权图像(TE>65ms)。

矢状位 SE/FSE T1/PD(图 14.29)

　　从足部侧面到中间设定薄层/层间距,包含了

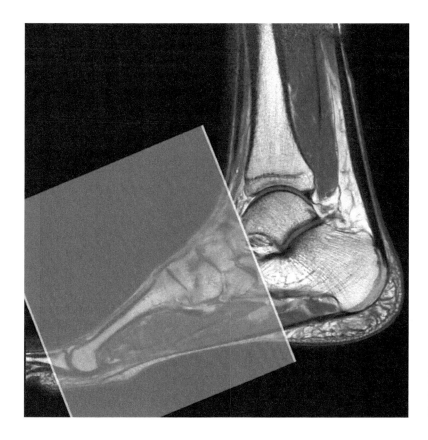

图 14.28　足部轴位成像，矢状位 FSE PD 加权图像显示扫描层面的边界和定位。

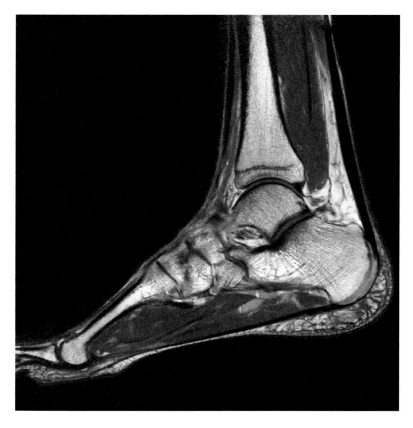

图 14.29　足部矢状位 FSE PD 加权图像。

足底至胫骨末端(图 14.30)。

矢状位 FSE PD T2/STIR/ 相干 GRE T2/T2*+ 组织抑制(图 14.31)

层面描述同矢状位 T1 序列。

显示积液、感染和距骨或跗骨骨折。

在软组织成像中（即 Morton 神经瘤），使用 T2 加权图像(TE>65ms)。

辅助扫描序列

冠状位 SE T1 或 FSE PD/T2+ 组织抑制

当轴位图像显示距骨之间有明显病理改变时，这一扫描平面要优先于矢状平面(图 14.32)。

矢状位 3D 相干 GRE PD/T2*

作为一个各向同性数据集，这一序列或许对评定任意平面的解剖和病理有用。矢状位层面应该包括从足趾到胫骨末端的整个足部。

可变重聚焦翻转角的 3D FSE

在更短的采集时间内，提供比常规 3D FSE 更高的分辨率和良好的 SNR。

图像优化

技术问题

与可用线圈相比，因为足部较小，因此，足部成像比较费力，只能权衡 SNR 和分辨率。柔性线圈、简单阵列和专用线圈能弥补这些固有的困难。多个 NEX/NSA 常被用来获取最佳 SNR。卓越的空间分辨率是必需的，尤其是在检查像距骨、趾骨等细小结构时。因此，要求薄层/层间距以及大的矩阵。此外，还需要在组织抑制序列之前额外匀场。

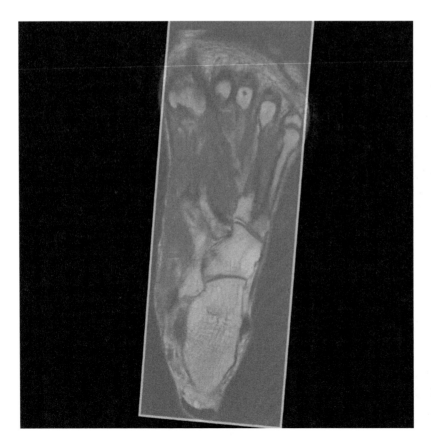

图 14.30 足部冠状位 FSE PD 加权定位像，显示足部矢状位成像时扫描层面的边界和定位。

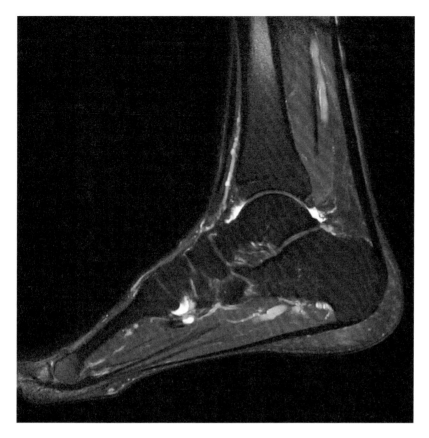

图 14.31　足部组织抑制的矢状位 FSE PD 加权图像。

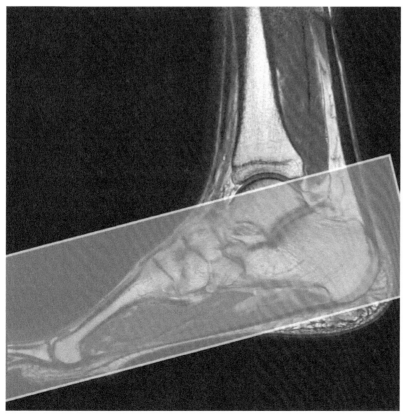

图 14.32　足部矢状位 FSE T2 加权图像,显示足部冠状位成像时扫描层面的边界和定位。

伪影问题

在这一部位几乎没有流动伪影,明智的做法是将空间预饱和脉冲置于 FOV 的上方,以减少任何起源于血管末端的流动。GMN 可使流动伪影最小化,但同时也会增加血管信号,降低 TE,所以在 T1 加权序列中不具优势。然而,GMN 能在 T2 和 T2* 加权图像中有效增加滑液的对比(取决于应用 GMN 的方向)。对于像足趾这种小区域会产生运动伪影,可以使用运动/流动不敏感的 FSE 序列,如 PROPELLER。正是由于这些解剖位置的复杂性,脂肪抑制不均匀。需要在组织抑制序列之前额外匀场。此外,STIR 也是不错的选择。

患者关怀

仔细固定患者,以减少运动伪影。足部的定位对后续正交平面内的成像至关重要,因此建议使用固定垫和固定带来支撑足部。由于一些序列的梯度噪声过大,必须提供耳塞或耳机,以防患者听力受损。

增强扫描

增强扫描在足部检查中并不常规使用,但有时能显示糖尿病足、Morton 神经瘤和一些肿瘤。

血管成像

基础解剖(图 14.33 和图 14.34)

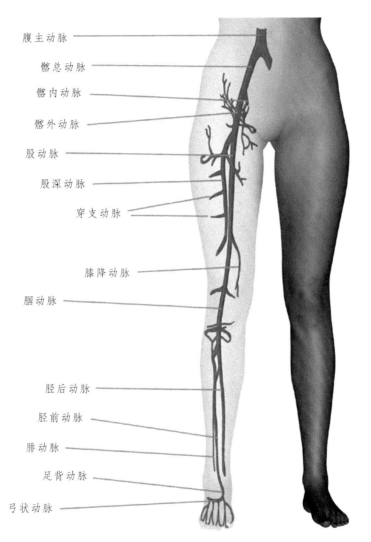

　　腹主动脉
　　髂总动脉
　　髂内动脉
　　髂外动脉
　　股动脉
　　股深动脉
　　穿支动脉
　　膝降动脉
　　腘动脉
　　胫后动脉
　　胫前动脉
　　腓动脉
　　足背动脉
　　弓状动脉

图 14.33 　右腿血管供应。(见彩图)

常见适应证

* 评估外周血管疾病,包括狭窄和闭塞
* 定位径流血管或定位闭塞血管及其旁路血管
* 评估正常静脉血管(在冠状动脉旁路移植前确定最佳手术位点)

　　在开始之前明确检查目的是必需的。如果目的是为了检查整个外周血管,速度比分辨率和多重 FOV 更重要,调整合适的序列来显示动脉或静脉的流动。如果检查目的是为移植找到胫骨的径流血管,合适的线圈和技术是不同的。这里所述的技术是整条腿的动脉 X 线造影。运用这些关键要素和自身的经验去研发更多的专业技术。

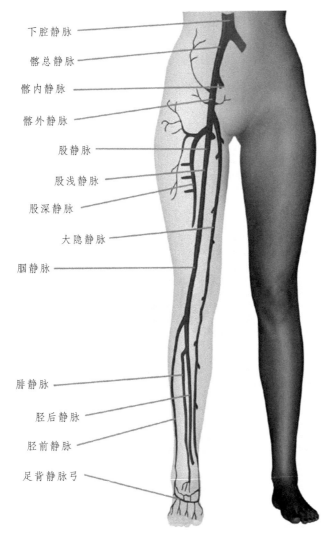

下腔静脉

髂总静脉

髂内静脉

髂外静脉

股静脉

股浅静脉

股深静脉

大隐静脉

腘静脉

腓静脉

胫后静脉

胫前静脉

足背静脉弓

图 14.34 右腿静脉图。(见彩图)

设备

- 体相位阵列线圈/多线圈阵列/表面线圈/体线圈
- 固定垫和固定带
- 如果需要定位标记
- 耳塞/耳机

患者定位

患者仰卧于检查床上,双腿尽可能地伸入磁体。双下肢用泡沫垫固定。腿上不同部位需要不同的序列,从足或者骨盆开始扫描均可。如果足上有重要的脉管系统,需把足平放在线圈上,并在膝下垫泡沫垫以维持姿势。这样可以确保足内

部血管与轴位平面垂直,在 TOF-MRA 序列中,得到最佳图像对比是必需的。患者需再次伸展双腿以成像其他较低的四肢血管。

定位患者,以使纵向定位线位于人体正中线,横向定位线位于兴趣区中心。有必要确保每层图像之间有重叠。硫酸铜或油标记物贴于患者的下肢,或比各个序列的长轴覆盖范围进床少50mm。或者,当获得第一张图像后,将患者送回到标记处。移动检查床至重叠成像的最上层。使用胶带在患者身上标记这个位置,然后再重新定好线圈,以使标记合乎线圈有用部位的最末端。在新的线圈中心做标记,以确保相邻层面间至少有 2.5cm 的重叠。股骨和骨盆成像改用体线圈。

推荐扫描方案

冠状位不相干 GRE T1

如果 3 平面定位不可用时作为定位像。使用一个大的 FOV 以实现最大覆盖。在垂直定位线两边设定中等层厚/层间距。

后 40mm～前 40mm

轴位 2D TOF-MRA

考虑到许多相互矛盾的因素，为周围血管的 MRA 研发一个可行的 2D TOF 序列是一项复杂的任务。大多数制造商提供推荐扫描方案优化操作方法和后处理软件。当完全理解这项技术时，应从这些方案开始并修改它们，而不是从头开始。薄层重叠序列采集获得 GRE 层面，空间预饱和带置于动脉血管远端层面，或静脉血管近端。层面设定在线圈的有效容积内。至关重要的是，

采集方向与血液流动的方向相反（例如：腿部动脉是从足到头）。通过移动线圈到新的位置，以展现多个层面，直到显示需要的脉管系统。相邻层面之间必须有重叠，以免丢失重要的病理学特征。在 X 线血管造影术中，这些图像被后处理后能提供脉管系统的斜面观和前面观（图 14.35 至图 14.37）。

图像优化

技术问题

使用好的表面线圈增加了小腿的信噪比。当骨盆使用体线圈成像时，由于使用大 FOV，固有的 SNR 和 CNR 通常足够了。然而，由于检查的时间过长，尽量选择小矩阵，以减少扫描时间，结果常造成分辨率的下降。为了增强血管对比，常选择轴位层面，以使血流方向垂直于扫描层面。GMN 的使用使血管进一步增强。MT 很少使用，因

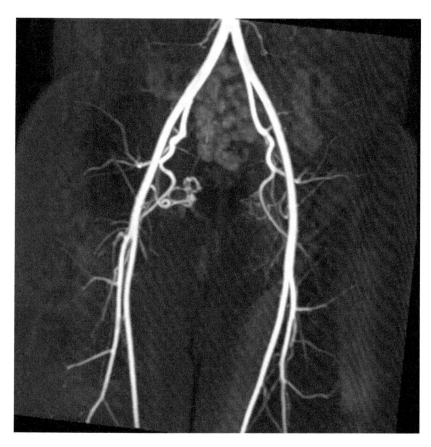

图 14.35　髂血管对比增强 MRA 显示动静脉畸形（首过）。

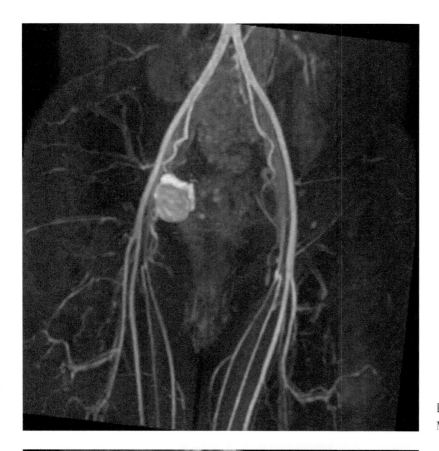

图 14.36 髂血管对比增强 MRA 显示动静脉畸形(其次)。

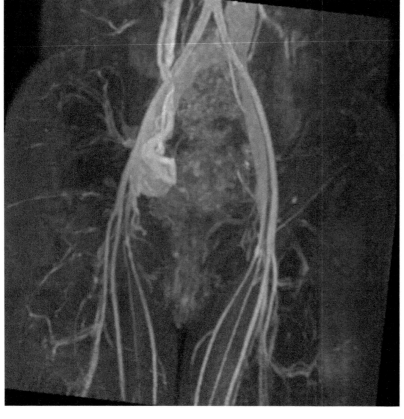

图 14.37 髂血管对比增强 MRA 显示动静脉畸形 (再其次)。

为它会增加脂肪的相对信号,从而干扰后处理图像。将空间预饱和带置于血流的源头,使成像叠加抵消无用信号。将其置于 FOV 的上方以饱和动脉血流,并显示静脉解剖,置于 FOV 的下方则饱和静脉血流而显示动脉解剖。正确设定预饱和带很重要。这些饱和带的位置不正确,导致图像质量差,甚至会造成血管成像错误。

采用 3D FSE 序列时,良好的小腿静脉成像需要仔细定位患者,以避免小腿上的压力限制静脉的血液流动。俯卧定位是减少小腿压力的另一种方法。此外,由于翻转角严重影响序列的血流灵敏度,应该更好地描绘血管。大的血管,如腘动脉,用大的翻转角比较好,而较小的分支血管使用较小的翻转角更好。

心电图触发装置能通过消除搏动伪影和于终末流率最大时固定信号,可增强外周 2D 序列 TOF-MRA 图像质量。血流在外周血管是三相的,且其通过心脏后方向会变。

伪影问题

在连续的轴位图像上,身体的移动会导致血管出现在不同的位置,并在后处理图像中导致阶梯状伪影。相位伪影有时也很麻烦,通过缩短 TE 或使用心电图触发序列能减少相位伪影。在 TOF-MRA 序列中,脂肪信号常抑制不够,从而影响图像。组织抑制脉冲能减少无用的信号,但时间的补偿不能接受。当脂肪和水的信号彼此在相位之外时,使用 TE 常会充分地抑制背景信号。

血管信号可能会沿着血管轴规律地改变,形成"活动百叶窗"伪影,类似于大块 3D TOF-MRA。然而,在外周 2D TOF-MRA 中出现,其机制完全不同。它常常是由于活动预饱和块太靠近扫描平面所致。当血流逆流时,血液在成像前流入饱和带。血流向上流也会造成这个结果,在层面采集前获取图像,血流流进当前的层面。如果层面采集顺序与血流方向不相反时也会出现。

2D TOF-MRA 序列被证实,当后方有血管环或有反流时会降低血管信号。后者常常是动脉末梢闭塞。远端肢体动脉闭塞的反流来自侧支供血,但采用这个技术不能显示。如果检查的目标是准确地显示闭塞血管的长度(例如:考虑做血管成形术或术后修复),需使用对血流方向不敏感的 PC-MRA。

新的各向同性高分辨率 3D 非对比增强 MRA 序列常被使用。它们使用心电图触发装置,依据在舒张末期和收缩末期之间动脉信号差异产生对比。在舒张末期,动脉血是静止的,产生像静止组织和静脉的信号。在收缩末期,动脉血是流动的,由于是湍流所以不产生信号(也就是说,只有静止的组织和静脉产生信号,由于静脉血不会受湍流影响)。在非对比增强 MRA 采集的末端,舒张末期容量和收缩末期容量的差值以产生动脉容量。这种采集方法的一个优势是比 2D 和 3D TOF 采集有更大的覆盖范围。

患者关怀

当全部下肢的血管在层面重叠成像时,检查需要 1 小时以上。因此,应让患者尽可能地舒适,并应告知其检查时间。检查开始前让患者去一趟厕所是明智的。应确保下肢充分固定好,因为检查中任何移动都会导致伪影。由于一些序列的梯度噪声过大,必须提供耳塞或耳机,以防患者听力受损。

增强扫描

小剂量的对比剂(0.25~1mmol/kg)缩短血液的 T1 时间,因此,在 TOF-MRA 序列中能增强流动血液的信号。这项技术的拓展,时间分辨 MRA 或在注射对比剂时动态成像现已顺利地应用于外周血管的检查中。一系列的方法正在研发中,如具有最高性能系统可进行采集的线圈、序列以及协调测定范围,这需要优质的硬件以及软件的改进。

这个技术与 X 线血管造影术相似。很短的 TR 序列导致大多数组织信号饱和,除了那些非常短的 T1 时间,例如血和钆的混合物。用这种方法能显示血管内腔的轮廓。短 TE(1~2ms)用来减少血流的影响,明显湍流的血管产生空信号。K 空间中心部位的采集,与静脉注射有关的,是对比剂团注通过动脉系统的首过时间。接着采集显示静脉。具有很短的 TR 和 TE 的 3D 冠状位 GRE 序列,需采用高性能阵列线圈。冠状平面能在大范围里使用快速序列,然后进行图像的后处理。为从增强图像中减影,在注射前常采集"Mask"扫描。这能进一步降低背景的信号,而且在多次注射对比剂时是必需的(尤其在足成像时,用中立位/跖屈位检查腘动脉压迫综合征时)。从后来采集数据进行首过动脉减影,能很好地区分静脉循环。扫描时间对于团注对比剂的到达时机是关键。这可以通过导航扫描完成扫描初期的激发,依据单个位置的小剂量时间进行轴位快速序列扫描,或根据简单的经验估计。

知识点

- TE 在 MSK 成像中是很重要的参数。TE 决定了 T2 对比,影响肌肉的信号,决定软骨的对比($>30{\sim}40ms$)。
- 在 MSK 成像中,为了减少移动伪影,可使用沙袋、皮带或刀锋序列/螺旋桨序列。
- 脂肪抑制的不均一性是 MSK 成像中的一个问题。为了减少这个不均一性,可使用额外的匀场、STIR 或三点 Dixon 技术。
- 为了减少金属植入物的伪影,不要使用 GRE 序列,而是使用更高的接收宽带取代;短 TE、SE 或者 FSE 序列、三点 Dixon 技术;金属伪影减少序列(MARS)。
- 在 MSK 成像中,为了减少化学位移伪影,可改变接收带宽和频率矩阵,使每个像素的带宽$>0.44(3.0T)$或$>0.22(1.5T)$。
- 为减少流动伪影,使用预饱和带,改变频率/相位方向,或者使用 GMN。

(吕桑英 谢斯敏 王骏 刘小艳 胡玉川 吴虹桥

林海霞 译)

索 引

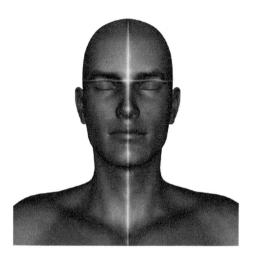

图 1.2

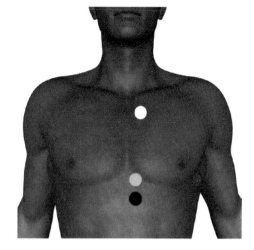

图 5.1

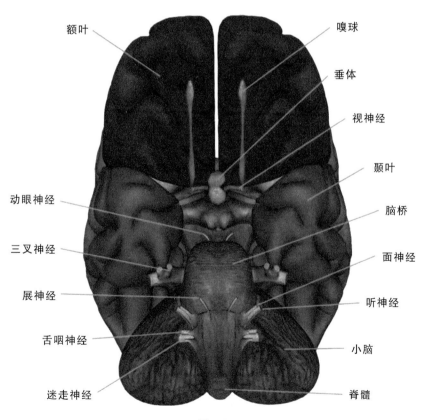

图 8.1

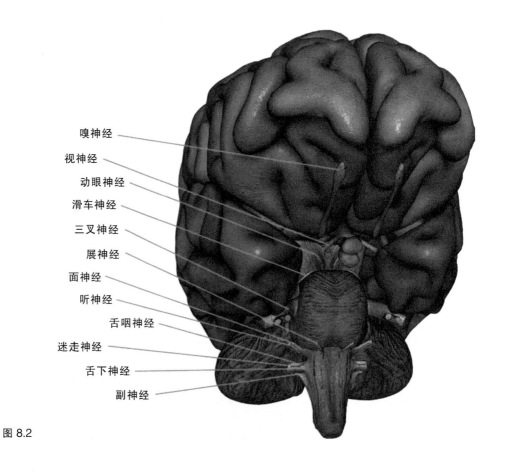

嗅神经
视神经
动眼神经
滑车神经
三叉神经
展神经
面神经
听神经
舌咽神经
迷走神经
舌下神经
副神经

图 8.2

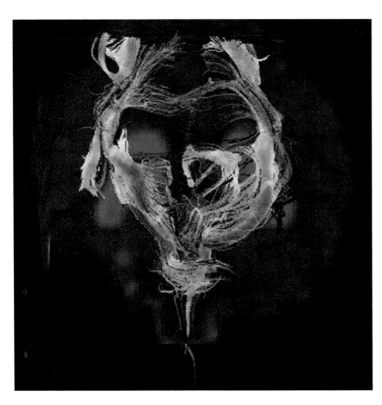

图 8.18

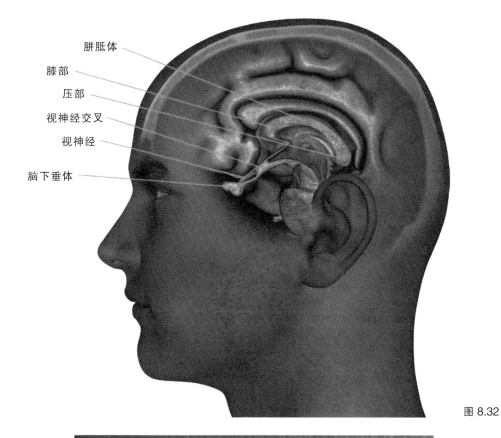

胼胝体
膝部
压部
视神经交叉
视神经
脑下垂体

图 8.32

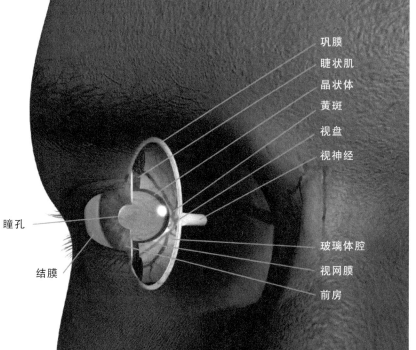

巩膜
睫状肌
晶状体
黄斑
视盘
视神经

瞳孔

玻璃体腔
视网膜
结膜
前房

图 8.36

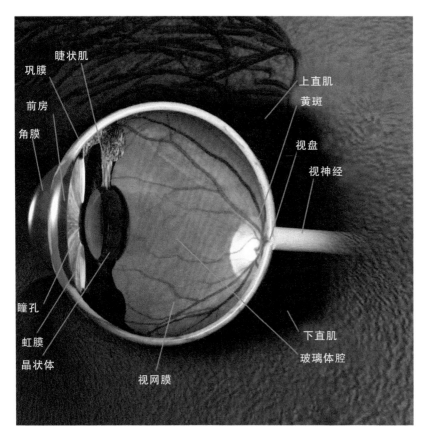

睫状肌

巩膜

前房

角膜

上直肌

黄斑

视盘

视神经

瞳孔

虹膜

晶状体

视网膜

下直肌

玻璃体腔

图 8.37

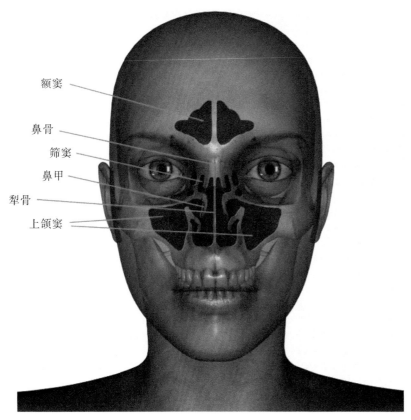

额窦

鼻骨

筛窦

鼻甲

犁骨

上颌窦

图 8.42

iv

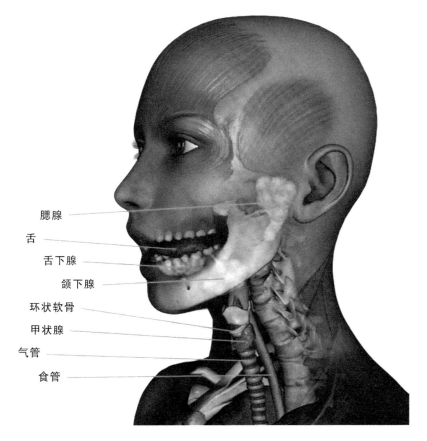

腮腺
舌
舌下腺
颌下腺
环状软骨
甲状腺
气管
食管

图 8.45

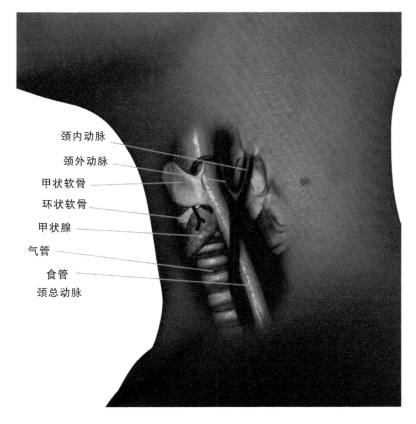

颈内动脉
颈外动脉
甲状软骨
环状软骨
甲状腺
气管
食管
颈总动脉

图 8.52

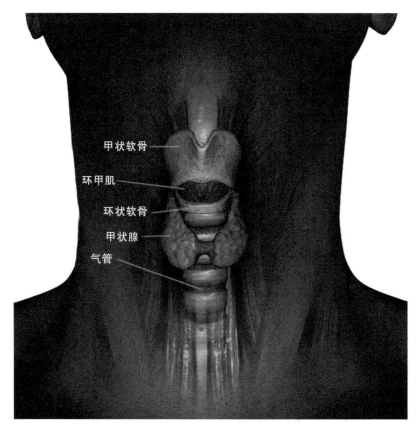

甲状软骨

环甲肌

环状软骨

甲状腺

气管

图 8.53

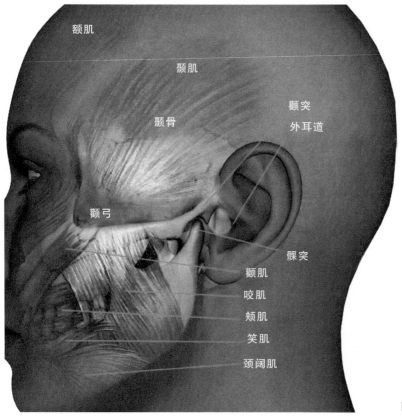

额肌

颞肌

颞骨

颧突

外耳道

颧弓

髁突

颧肌

咬肌

颊肌

笑肌

颈阔肌

图 8.55

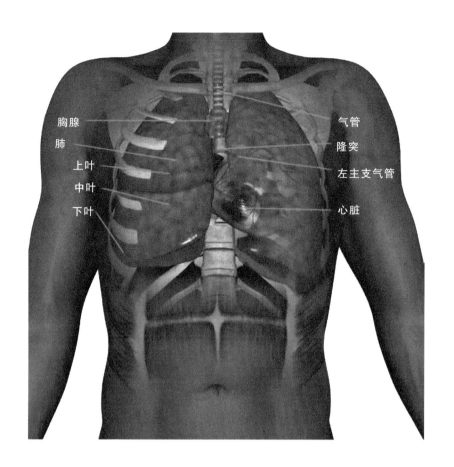

胸腺　　　　　　　　　　　　气管
肺　　　　　　　　　　　　　隆突
上叶　　　　　　　　　　　左主支气管
中叶
下叶　　　　　　　　　　　心脏

图 10.1

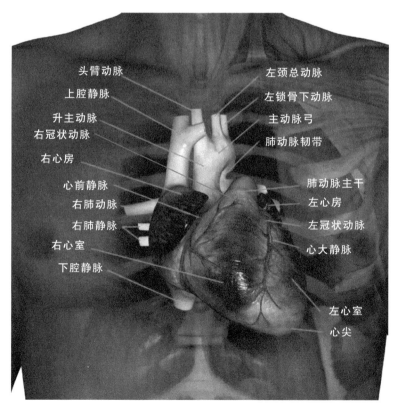

头臂动脉　　　　　　　　左颈总动脉
上腔静脉　　　　　　　　左锁骨下动脉
升主动脉　　　　　　　　主动脉弓
右冠状动脉　　　　　　　肺动脉韧带
右心房
心前静脉　　　　　　　　肺动脉主干
右肺动脉　　　　　　　　左心房
右肺静脉　　　　　　　　左冠状动脉
右心室　　　　　　　　　心大静脉
下腔静脉
　　　　　　　　　　　　左心室
　　　　　　　　　　　　心尖

图 10.9

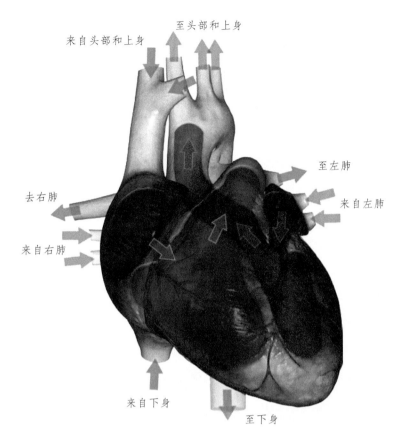

来自头部和上身　　至头部和上身

至左肺

去右肺

来自左肺

来自右肺

来自下身

至下身

图 10.10

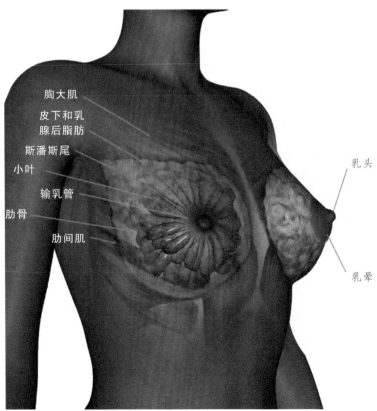

胸大肌

皮下和乳
腺后脂肪

斯潘斯尾

小叶

输乳管

肋骨

肋间肌

乳头

乳晕

图 10.23

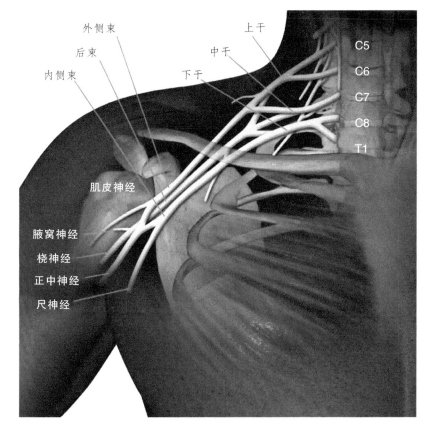

外侧束
后束
内侧束
上干
中干
下干
C5
C6
C7
C8
T1
肌皮神经
腋窝神经
桡神经
正中神经
尺神经

图 10.30

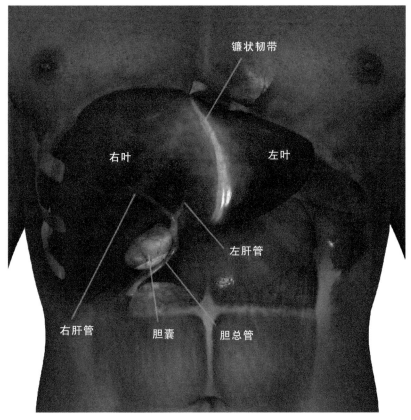

镰状韧带
右叶
左叶
左肝管
右肝管
胆囊
胆总管

图 11.1

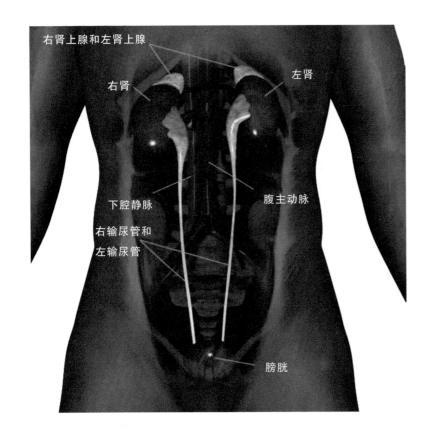

右肾上腺和左肾上腺

右肾

左肾

下腔静脉

腹主动脉

右输尿管和

左输尿管

膀胱

图 11.8

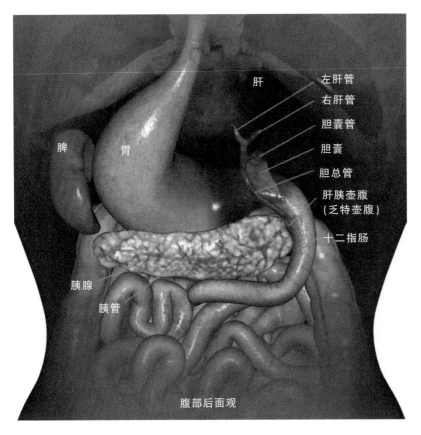

肝

左肝管

右肝管

胆囊管

胆囊

胆总管

肝胰壶腹
(乏特壶腹)

十二指肠

脾

胃

胰腺

胰管

腹部后面观

图 11.15

X

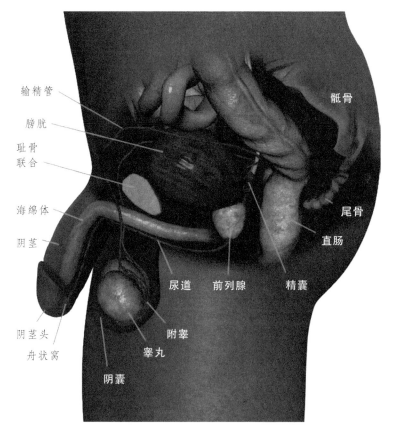

输精管
膀胱
耻骨联合
海绵体
阴茎
阴茎头
舟状窝
阴囊
睾丸
附睾
尿道
前列腺
精囊
直肠
尾骨
骶骨

图 12.1

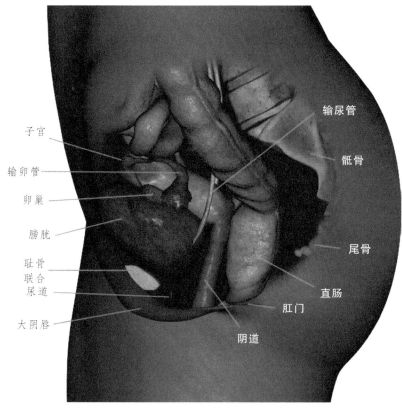

子宫
输卵管
卵巢
膀胱
耻骨联合
尿道
大阴唇
阴道
肛门
直肠
尾骨
骶骨
输尿管

图 12.10

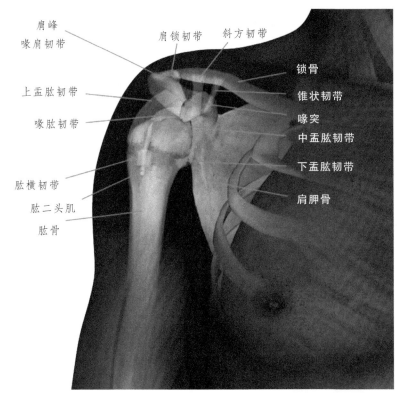

肩峰
喙肩韧带
肩锁韧带
斜方韧带
锁骨
上盂肱韧带
锥状韧带
喙肱韧带
喙突
中盂肱韧带
下盂肱韧带
肱横韧带
肩胛骨
肱二头肌
肱骨

图 13.1

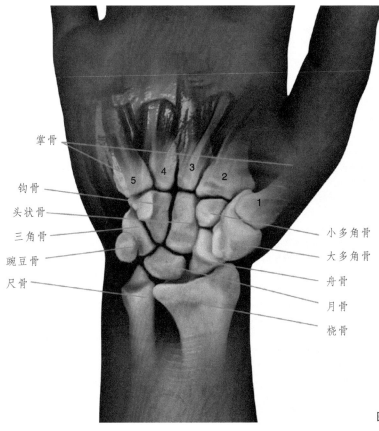

掌骨
钩骨
头状骨
三角骨
豌豆骨
尺骨
小多角骨
大多角骨
舟骨
月骨
桡骨

图 13.23

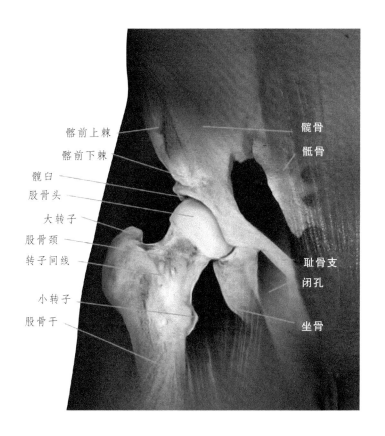

髂前上棘　　　　　　　　　髋骨
髂前下棘　　　　　　　　　骶骨
髋臼
股骨头
大转子
股骨颈
转子间线　　　　　　　　　耻骨支
　　　　　　　　　　　　　闭孔
小转子
股骨干　　　　　　　　　　坐骨

图 14.1

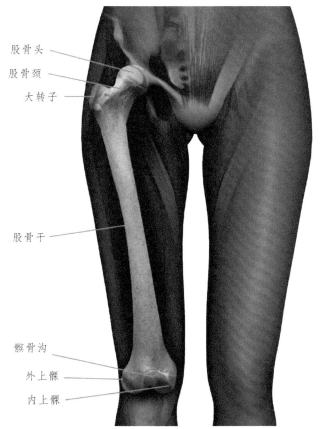

股骨头
股骨颈
大转子

股骨干

髌骨沟
外上髁
内上髁

图 14.7

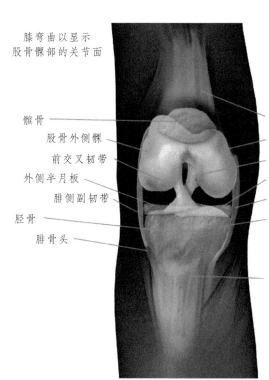

膝弯曲以显示
股骨髁部的关节面

髌骨

股骨外侧髁

前交叉韧带

外侧半月板

腓侧副韧带

胫骨

腓骨头

股四头肌

股骨内侧髁

后交叉韧带

内侧半月板

胫侧副韧带

胫骨内侧髁

髌韧带(分离)

图 14.8

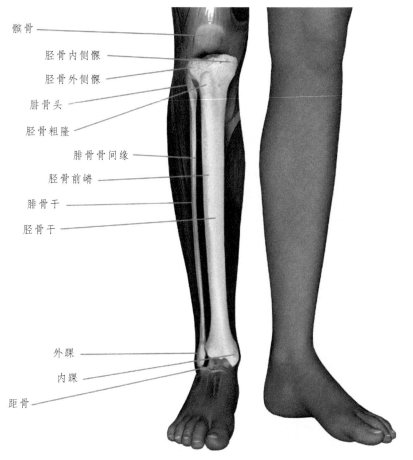

髌骨

胫骨内侧髁

胫骨外侧髁

腓骨头

胫骨粗隆

腓骨骨间缘

胫骨前嵴

腓骨干

胫骨干

外踝

内踝

距骨

图 14.19

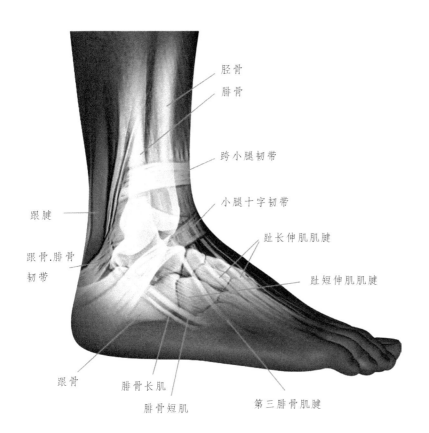

胫骨

腓骨

跨小腿韧带

小腿十字韧带

跟腱

趾长伸肌肌腱

跟骨.腓骨
韧带

趾短伸肌肌腱

跟骨

腓骨长肌

腓骨短肌

第三腓骨肌腱

图 14.21

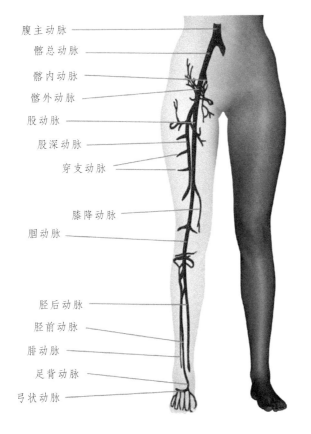

腹主动脉

髂总动脉

髂内动脉

髂外动脉

股动脉

股深动脉

穿支动脉

膝降动脉

腘动脉

胫后动脉

胫前动脉

腓动脉

足背动脉

弓状动脉

图 14.33

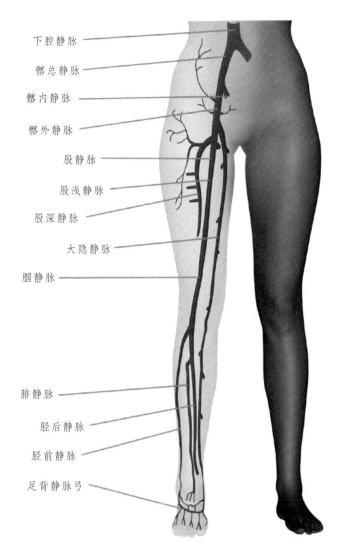

下腔静脉

髂总静脉

髂内静脉

髂外静脉

股静脉

股浅静脉

股深静脉

大隐静脉

腘静脉

腓静脉

胫后静脉

胫前静脉

足背静脉弓

图 14.34